新世纪全国高等中医药院校规划教材配套教学用书

U0869051

中医学基础习题集

（第二版）

主　编　张登本（陕西中医学院）
副主编　郑洪新（辽宁中医药大学）
皮明钧（湖南中医药大学）
孙理军（陕西中医学院）
张安玲（山东中医药大学）
李翠娟（陕西中医学院）

中国中医药出版社
·北　京·

图书在版编目（CIP）数据

中医学基础习题集/张登本主编．—北京：中国中医药出版社，2003.8（2022.11 重印）

新世纪全国高等中医药院校规划教材配套教学用书

ISBN 978－7－80156－471－9

Ⅰ．中…　Ⅱ．张…　Ⅲ．中医医学基础－中医学院－习题　Ⅳ．R22

中国版本图书馆 CIP 数据核字（2003）第 048817 号

中国中医药出版社出版

北京经济技术开发区科创十三街 31 号院二区 8 号楼

邮政编码　100176

传真　010-64405721

廊坊市祥丰印刷有限公司印刷

各地新华书店经销

开本 850×1168　1/16　印张 17.25　字数 390 千字

2008 年 3 月第 2 版　2022 年 11 月第 9 次印刷

书号　ISBN 978－7－80156－471－9

定价　49.00 元

网址　www.cptcm.com

服务热线　010-64405510

购书热线　010-89535836

维权打假　010-64405753

微信服务号　zgzyycbs

微商城网址　https://kdt.im/LIdUGr

官方微博　http://e.weibo.com/cptcm

天猫旗舰店网址　https://zgzyycbs.tmall.com

如有印装质量问题请与本社出版部联系（010-64405510）

新世纪全国高等中医药院校规划教材配套教学用书

《中医学基础习题集》（第二版）编委会

主　编　张登本（陕西中医学院）

副主编　郑洪新（辽宁中医药大学）

皮明钧（湖南中医药大学）

孙理军（陕西中医学院）

张安玲（山东中医药大学）

李翠娟（陕西中医学院）

编　委　（以姓氏笔画为序）

王　莉（江西中医学院）

苏　颖（长春中医药大学）

李如辉（浙江中医药大学）

张丽萍（广西中医学院）

林齐鸣（成都中医药大学）

孟静岩（天津中医药大学）

贺晓慧（宁夏医学院中医学院）

梅晓云（南京中医药大学）

崔应珉（河南中医学院）

穆俊霞（山西中医学院）

前　　言

为了全面贯彻国家的教育方针和科教兴国战略，深化教育教学改革，全面推进素质教育，培养符合新世纪中医药事业发展要求的创新人才，在全国中医药高等教育学会、全国高等中医药教材建设研究会组织编写的“普通高等教育‘十一五’国家级规划教材（中医药类）、新世纪全国高等中医药院校规划教材（新二版）”（习称“八版教材”）出版后，我们组织原教材编委会编写了与上述规划教材配套的教学用书——习题集，目的是使学生对已学过的知识，以习题形式进行复习、巩固、强化，也为学生自我测试学习效果、参加考试提供便利。

习题集所命习题范围与现行全国高等中医药院校本科教学大纲一致，与上述规划教材一致。习题覆盖教材的全部知识点，对必须熟悉、掌握的“三基”知识和重点内容以变换题型的方法予以强化。内容编排与相应教材的章、节一致，方便学生同步练习，也便于与教材配套复习。题型与各院校各学科现行考试题型一致，同时注意涵盖国家执业中医师、中西医结合医师资格考试题型。命题要求科学、严谨、规范，注意提高学生分析问题、解决问题的能力，临床课程更重视临床能力的培养。为方便学生全面测试学习效果，每章节后均附有参考答案和答案分析。“答案分析”可使学生不仅“知其然”，而且“知其所以然”，使学生对教材内容加深理解，强化已学知识，进一步提高认知能力。

书末附有模拟试卷，分本科 A、B 试卷和硕士研究生入学考试模拟试卷，有“普通、较难、难”三个水准，便于学生对自己学习效果的自我测试，同时可提高应考能力。

本套习题集供高等中医药院校本科生、成人教育学生、执业医师资格考试人员及其他学习中医药人员与教材配套学习和应考复习使用。学习者通过对上述教材的学习和本套习题集的习题练习，可全面掌握各学科的知识和技能，顺利通过课程考试和执业医师考试，为从事中医药工作打下坚实的基础。

由于考试命题是一项科学性、规范化要求很高的工作，随着教材和教学内容的不断更新与发展，恳请各高等中医药院校师生在使用本套习题集时，不断总结经验，提出宝贵的修改意见，以使本套习题集不断修订提高，更好地适应本科教学和各种考试的需要。

出版者

2007 年 8 月

编写说明

《中医学基础习题集》是与新世纪全国高等中医药院校规划教材《中医学基础》（第二版）配套的教学和应试用书。本习题集供全国各高等中医药院校中药类专业本科生、成人教育的本科生、专科及高职生、执业药师资格考试及其他学习中医药的人员使用。本书可以使大学在校的药学专业学生，或学习中医药学专业的人员，或中医药从业人员对已学过的中医基础知识以习题的形式进行复习、巩固和强化，也可作为各类中药专业人员职称晋升时专业应试之用。

为了便于学习和使用，本书编写体例以《中医学基础》（第二版）的章节为序，各章均分“试题”和“参考答案”两部分。题型设有选择题型和非选择题型两类，总题量为2223题。现将各题型的命题思路及应试者的“答题指南”作如下简要说明。

一、选择题型：选择题型有 A_1 型、A_2 型、B_1 型、X 型四类。

1. A_1 型题：单项最佳选择题。其中最常用的是标准型，每道试题由一个题干和5个备选答案组成。备选答案中只有一个是最佳选择，称为正确答案，其余4个皆为干扰答案。干扰答案可能是完全不正确或部分正确，或相互排斥的答案。这类试题具有比较意义，在答题时应当找出最佳的或最恰当的备选答案，排除似乎有道理而实际不恰当的选择。本题型还有“以上都不是”型（备选答案E为“以上都不是”）和否定型（题干中有“除了”或哪项是错误的），但这两型用量较少。答题要求：从5个备选答案中选择1个最佳答案。

2. A_2 型题：病历摘要型最佳选择题。试题结构是一个叙述性主体（简要病历）作为题干和5个备选答案组成。也有标准型、“以上都不是”型和否定型，后两型用量少。此型题干第1、2、3、5章中未用。答题要求：从5个备选答案中选择1个最佳答案。

3. B_1 型题：本类题的基本结构是先列出5个备选答案，备选答案后提出2道试题。这种题的5个备选答案在逻辑上是同一种类型的（如同是五脏、病因、病机、治法等），两道试题也是同一类型的问题。本题型每两道题相连，算两道题。答题要求：要求应试者为每一道试题选择一个与其关系密切的答案。在一组试题中，每个备选答案可以选用一次，也可以选用两次，也可以一次也不选用。

4. X 型题：多项选择题。每道题由1个题干和5个备选答案组成。备选答案中有2~5个是正确答案，其余为干扰答案。备选答案是同一类型的，并且是相关的。答题要求：应试者应从5个备选答案中选择2~5个正确答案，如果多选或少选1个正确选项，或者错误选项均不能得分。

二、词语解释题：本题型是体现《中医学基础》课程特点的一类题型，是中医学基础范畴的名词术语，如藏象、阴阳、五行等，其概念内容明确，答案要点清楚。主要测试对基本概念的掌握情况。答题要求：要求直接解释和回答，无需辅助说明，表述一定要准确到位。

三、填空题：此类题型题目简明，答案要点明确，每题的空格数不超过2个，以括号的形式标出。答题要求：请在准确把握要测试问题的要领后，在每个题目中的括号内填上正确内容，所填答的内容必须要简练明白，直截了当。

四、简答题：题目简明，答案要点明确。主要测试对基本内容的掌握程度。答题要求：要求应试者必须抓住要点，简要叙述。

五、论述题：题目有一定的综合性和思考性，通过此型题可以考查学生对问题的综合分析能力和对所学知识的综合运用能力。答题要求：要求应试者回答此类问题时必须突出重点，抓住要点，按问题的层次展开，分析透彻，论述合理。要照顾所论述问题的相关层面。

本题库的编委都是《中医学基础》一书的编委，均为多年来一直从事本学科教学工作的有丰富教学经验和命题经验的专家、教授，本书是他们艰辛耕耘的果实，每一试题或每一参考答案都融入了他们辛勤的汗水，尽管如此，未尽人意之处难免有之，敬祈读者诸君不吝赐正是荷！

编　者

2008年1月于咸阳

目　录

绪　论

习题

一、选择题

（一）A_1 型题

1. 中医学的指导思想是（　　）
   A. 阴阳学说　B. 五行学说
   C. 精气学说　D. 整体观念
   E. 辨证论治

2. 中医学的理论核心是（　　）
   A. 阴阳学说
   B. 五行学说
   C. 精气学说
   D. 脏腑经络的生理病理
   E. 辨证论治

3. 中医学的诊疗特点是（　　）
   A. 治病求本　B. 辨证论治
   C. 辨证求因　D. 四诊八纲
   E. 以上都不是

4. 下列哪 论著的作者是秦越人（　　）
   A. 《伤寒论》　B. 《金匮要略》
   C. 《中藏经》　D. 《难经》
   E. 《针灸甲乙经》

5. 下列哪部著作的成书奠定了中医理论的基础（　　）
   A. 《伤寒杂病论》
   B. 《黄帝内经》
   C. 《千金要方》
   D. 《中藏经》
   E. 《诸病源候论》

6. 我国现存医学文献中最早的一部典籍是（　　）
   A. 《难经》
   B. 《伤寒杂病论》
   C. 《黄帝内经》
   D. 《神农本草经》
   E. 《中藏经》

7. 中医学中成功地运用辨证论治的第一部医著是（　　）
   A. 《针灸甲乙经》
   B. 《伤寒杂病论》
   C. 《小儿药证直诀》
   D. 《黄帝内经》
   E. 《难经》

8. 下列哪部著作补充了《黄帝内经》的不足（　　）
   A. 《伤寒论》
   B. 《金匮要略》
   C. 《诸病源候论》
   D. 《难经》
   E. 《脾胃论》

9. 确立六经辨证论治纲领的医家是（　　）
   A. 张介宾　B. 华佗
   C. 钱乙　D. 陈无择
   E. 张机

10. 中医学第一部病因病机证候学专书是（　　）
    A. 《伤寒杂病论》
    B. 《黄帝内经》
    C. 《诸病源候论》
    D. 《神农本草经》
    E. 《中藏经》

11. 在病因学方面，提出著名“三因致

病说”的医家是(　　)

A. 王清任　B. 华佗

C. 张介宾　D. 陈无择

E. 巢元方

12. 将诊脉方法加以推广的医家是(　　)

A. 巢元方　B. 陈无择

C. 张机　D. 王清任

E. 王叔和

13. 被称为“寒凉派”的代表医家是(　　)

A. 朱震亨　B. 张从正

C. 王清任　D. 叶桂

E. 刘完素

14. 被后人称为“滋阴派”的代表医家是(　　)

A. 朱震亨　B. 刘完素

C. 叶桂　D. 吴瑭

E. 薛生白

15. 被后人称为“补土派”的代表医家是(　　)

A. 李中梓　B. 李杲

C. 陈无择　D. 叶桂

E. 刘完素

16. 被后人称为“攻邪派”的代表医家是(　　)

A. 王清任　B. 吴有性

C. 李杲　D. 张从正

E. 朱震亨

17. 重视命门学说的代表医家是(　　)

A. 朱震亨　B. 李杲

C. 张介宾　D. 张机

E. 吴瑭

18. 创立“卫气营血”辨证理论的医家是(　　)

A. 吴瑭　B. 薛生白

C. 王孟英　D. 吴有性

E. 叶桂

19. 在温病学方面，创立以“三焦为核心”辨证论治方法的医家是(　　)

A. 朱震亨　B. 吴瑭

C. 吴有性　D. 刘完素

E. 薛生白

20. 现存最早的药物学专著是(　　)

A.《神农本草经》

B.《炮炙论》

C.《新修本草》

D.《本草纲目》

E.《本草图经》

21. 最早的药物加工专著是(　　)

A.《神农本草经》

B.《炮炙论》

C.《新修本草》

D.《本草纲目》

E.《本草图经》

22. 最早由国家政府颁行药典的时代是(　　)

A. 隋朝　B. 唐朝

C. 宋朝　D. 明朝

E. 清朝

23. 首倡药物“归经”理论的医家是(　　)

A. 张机　B. 孙思邈

C. 刘完素　D. 张元素

E. 李时珍

24. 在国内外药学界影响最深远、成就最大的药学著作是(　　)

A.《神农本草经》

B.《炮炙论》

C.《新修本草》

D.《本草纲目》

E.《本草图经》

25.《本草拾遗》的作者是(　　)

A. 张机　B. 李时珍

C. 陈藏器　D. 李中梓

E. 赵学敏

26. 第一部由国家组织编著的大型方书是(　　)

A.《千金要方》

B.《千金翼方》

C.《外台秘要》

D.《太平圣惠方》

E.《普济方》

27. 第一部由国家颁布的处方规范著作是(　　)

A.《太平圣惠方》

B.《太平惠民和剂局方》

C.《普济方》

D.《千金要方》

E.《医方集解》

28. 现存最早的针灸学专著的作者是(　　)

A. 张机　　B. 华佗

C. 皇甫谧　　D. 王叔和

E. 陶弘景

29. 以“火热立论”的医家是(　　)

A. 刘完素　　B. 张从正

C. 李杲　　D. 朱震亨

E. 钱乙

30. 认为“病由邪生，邪去则正安”，并主张用药以攻邪为主的医家是(　　)

A. 刘完素　　B. 张从正

C. 李杲　　D. 朱震亨

E. 钱乙

31. 提出“内伤脾胃，百病由生”观点，治疗用药以补脾胃为主的医家是(　　)

A. 刘完素　　B. 张从正

C. 李杲　　D. 朱震亨

E. 陈无择

32. 首倡相火理论，治病以滋阴降火为主的医家是(　　)

A. 刘完素　　B. 张从正

C. 李杲　　D. 朱震亨

E. 陈无择

33. 集汉以前药物学研究之大成的著作是(　　)

A.《神农本草经》

B.《黄帝内经》

C.《难经》

D.《新修本草》

E.《本草纲目》

34. 中医学认为，构成人体的中心是(　　)

A. 五脏　　B. 六腑

C. 奇恒之府　　D. 形体官窍

E. 经络

35. 中医学认识疾病和治疗疾病的基本思路是(　　)

A. 整体观念　　B. 恒动观念

C. 同病异治　　D. 异病同治

E. 辨证论治

36. 中医学将心及其功能活动归属火，属于下列哪种思维方法特点(　　)

A. 司外揣内　　B. 整体思维

C. 援物比类　　D. 形象思维

E. 直觉思维

37. 中医学对肝脏主升、主动、喜条达恶抑郁特性的认识，体现了下列哪种思维方法特点(　　)

A. 司外揣内　　B. 整体思维

C. 援物比类　　D. 形象思维

E. 直觉思维

（二）B_1 型题

A. 汉代　　B. 晋魏时期

C. 唐代　　D. 宋代

E. 明清时期

1. 现存最早的药典是由哪一朝代颁行的(　　)

2. 药物配伍禁忌的“十八反”、“十九畏”最早提出的时代是(　　)

A.《新修本草》

B.《本草拾遗》

C.《食疗本草》

D.《经史证类备急本草》

E.《海药本草》

3. 开创世界药物著作图文对照方法先例的是(　　)

4. 唐慎微所著的是(　　)

A.《神农本草经》

B.《炮炙论》

C.《本草纲目拾遗》

D.《本草图经》

E.《新修本草》

5. 清代医家赵学敏所撰的著作是(　　)

6. 由宋代政府组织编撰的是(　　)

A.《本草图经》

B.《海药本草》

C.《食疗本草》

D.《千金要方》

E.《针灸大成》

7. 唐代孟诜所著的是(　　)

8. 李珣所撰的第一部舶来药物专著是(　　)

A.《医林改错》

B.《医方集解》

C.《成方切用》

D.《温病条辨》

E.《普济方》

9. 清代汪昂所著的方书是(　　)

10. 王清任对瘀血理论的发展有突出贡献，他的代表作是(　　)

A.《神农本草经》

B.《本草经集注》

C.《食疗本草》

D.《新修本草》

E.《本草纲目》

11. 第一部食用药物专著是(　　)

12. 最早运用自然分类法对所载药物进行分类的著作是(　　)

A.《黄帝内经》

B.《难经》

C.《伤寒杂病论》

D.《中藏经》

E.《千金要方》

13. 最早提出“君、臣、佐、使”组方原则的论著是(　　)

14. 被尊为“方书之祖”的著作是(　　)

A. 张机　　B. 秦越人

C. 皇甫谧　　D. 孙思邈

E. 王惟一

15.《千金要方》被称为第一部医学百科全书，其作者是(　　)

16. 率先铸造针灸铜人模型的是(　　)

A. 我国江南人体腠理多稀疏

B. “天暑衣厚则腠理开，故汗出”

C. “平旦人气生，日中阳气隆”

D. “旦慧、昼安、夕加、夜甚”

E. “日西则阳气已虚，气门乃闭”

17. 季节气候对人体生理的影响可表现为(　　)

18. 昼夜晨昏对人体疾病的影响多为(　　)

(三) X 型题

1. 确立中医学术体系的论著是(　　)

A.《黄帝内经》

B.《难经》

C.《五十二病方》

D.《伤寒杂病论》

E.《神农本草经》

2. 被尊称为“金元四大家”的是(　　)

A. 刘完素　　B. 张元素

C. 钱乙　　D. 李杲

E. 张从正

3. 明清时期对温病学形成和发展作出

突出贡献的医家有(　　)

A. 张介宾　　B. 吴有性

C. 叶桂　　D. 赵献可

E. 吴瑭

4. 力倡命门学说，为温补学派的创立作出突出贡献的医家是(　　)

A. 张介宾　　B. 吴有性

C. 叶桂　　D. 赵献可

E. 王清任

5. 下列属于《中医学基础》主要内容的是(　　)

A. 整体观念　　B. 哲学基础

C. 诊法辨证　　D. 病因学说

E. 病机学说

6. 对中医理论体系建立影响最大的古代哲学思想有(　　)

A. 整体观念　　B. 阴阳学说

C. 五行学说　　D. 辨证论治

E. 精气学说

7. “证”从哪几方面揭示了病理变化的本质(　　)

A. 疾病的原因　　B. 病变的部位

C. 疾病的性质　　D. 邪正关系

E. 疾病的传变

8. 中医学有诸多的特征，但其中最基本最主要的特点是(　　)

A. 恒动观念　　B. 辩证观念

C. 整体观念　　D. 思辩观念

E. 辨证论治

9. 下列哪些观点能体现中医学的整体思想(　　)

A. 人体是一个以五脏为中心，通过经络的联系而构成的有机整体

B. 中医学是以“有诸内必形诸外”为理论依据进行察病的

C. 中医学诊治用药强调结合机体内外因素进行全面考虑

D. 中医养生原则之一是强调顺应自然

E. 中医学对局部病变的治疗，不是头痛医头，脚痛医脚

10. 在中药学发展中贡献突出的医家有(　　)

A. 张机　　B. 陶弘景

C. 苏敬　　D. 唐慎微

E. 李时珍

11. 中医学的思维方法特点，主要有(　　)

A. 司外揣内　　B. 整体思维

C. 援物比类　　D. 形象思维

E. 直觉思维

二、词语解释

1. 中医学
2. 中医理论体系
3. 整体观念
4. 辨证论治
5. 证候
6. 同病异治
7. 异病同治
8. 疾病
9. 司外揣内
10. 形象思维

三、填空题

1. 《黄帝内经》记载的食道与肠管长度的比值为________，与现代解剖学的相关内容相近似。

2. 东汉张机所著的________是第一部论述辨证论治的专书。

3. 《神农本草经》收录药物________种，其中多数为《中华人民共和国药典》所收录。

4. 晋代王叔和的《脉经》详述______种脉象诊法。

5. 唐末昝殷所著的________是现存最早的妇科专书。

6. 宋代________所撰的《小儿药证直诀》是现存最早的儿科专著。

7. 明代杨继洲的________是研习针灸的重要文献。

8. 世界上最早的法医专著是________，刊行于金代。

9. 唐朝政府颁行的《新修本草》又名________，是世界上最早的药典。

10. 《本草纲目》采用________法将收载的药物分为16部62类。

11. 辨证论治的精神实质是________进行解决的法则。

12. 中医治病注重________的异同，其次才是病的异同。

四、简答题

1. 什么是中医理论体系？其形成的因素是什么？

2. 中医基础医学的理论基础和哲学理论各是什么？

3. 何谓“金元四大家”？所代表的学术流派各是什么？

4. 明清时期最突出的学术成就是什么？为此作出了贡献的著名医家是谁？

5. 唐代药物学发展的主要成就是什么？

6. 宋代药物学发展的主要成就是什么？

7. 明清时期药物学发展的主要成就是什么？

8. 《黄帝内经》在方剂学方面的成就是什么？

9. 张机对方剂学发展的主要贡献是什么？

10. 何谓整体观念？体现在哪几方面？

11. 如何理解人是一个有机的整体？

12. 什么是辨证？辨证与论治的关系是什么？

五、论述题

1. 试论中医理论体系的形成。

2. 简述“金元四大家”在中医基础医学发展中的学术贡献。

3. 简述历代中药学发展的主要成就。

4. 简述历代方剂学发展的主要成就。

5. 试论历代针灸学发展的主要成就。

6. 试论人与自然环境的统一性。

7. 试论人与社会环境的统一性。

8. 举例说明辨证与辨病的关系。

答案

一、选择题

（一）A_1型题

1. D　答案分析：中医学是一个具有独特理论的医学体系，这一理论体系的各个方面都充分体现着整体认识的方法，因此说“整体观念”是其指导思想。

2. D　答案分析：在备选答案中，阴阳学说、五行学说、精气学说（又称气一元论或元气论）是中医学的哲学基础，而辨证论治是中医学对疾病的认识和诊治的方法，只有“脏腑经络的生理病理”才是中医学的理论基础和核心。

3. B　答案分析：“治病求本”仅指治疗疾病的总的思路；“辨证求因”是中医学认识病因的思维方法；“四诊八纲”属于中医学观察疾病和分析疾病的方法。“辨证论治”是认识疾病和治疗疾病的过程，所以才是中医学的“诊疗特点”。

4. D　答案分析：秦越人被尊称为“扁鹊”，由于他对医学的贡献突出，因此成书于两汉之际的《难经》便托名于他。而《金匮要略》和《伤寒论》合称为《伤寒杂病论》是东汉张机所著，《中藏经》托名三国时代华佗；皇甫谧撰《针灸甲乙经》。

5. B　答案分析：《黄帝内经》撷取了秦汉以前的人文科学、自然科学和哲学成就，在阴阳、精气、五行学说的指导下，总结了当时人类的医学成就，使长期积累的医药知识系统化、理论化，确立了中医学的理论原则，因此该书奠定了中医理论的基础。

6. C　答案分析：《黄帝内经》成书于西汉，该书系统论述了人体的生理、病理，疾病的诊断治疗和养生预防，其他四部医书以及整个中医理论体系都是在此基础上发展起来的，所以说《黄帝内经》是现存最早的医学典籍。

7. B　答案分析：东汉张机所著的《伤寒杂病论》是一部成功运用辨证论治的专著。张机总结了汉及以前的临床经验，创造性地融理、法、方、药于一体，辨证明确，立法严谨，组方精当，并创立了六经辨证论治的思路。

8. D　答案分析：成书于两汉之际的《难经》从脉法、奇经八脉、五脏的解剖等方面补充和发展了《黄帝内经》，并与之共同奠定了中医学的理论基础。

9. E　答案分析：东汉的著名医家张机在继承《黄帝内经》学术成就的基础上，结合他自己的临床经验，创立了外感病的六经辨证论治纲领。

10. C　答案分析：隋朝巢元方在《诸病源候论》中对内、外、妇、儿、五官诸科病证的病源、症状及其形成机理的研究相当深刻，因而是我国现存最早的第一部病因病机证候学专著。

11. D　答案分析：宋代陈无择在《三因极一病证方论》中，把复杂的致病因素归纳为外因、内因、不内外因三类，首次提出了“三因致病说”，发展了《内经》和《金匮要略》的病因理论。

12. E　答案分析：晋代王叔和的《脉经》详论24脉法，使《内经》、《难经》确立的诊脉方法得到实施和推广。

13. E　答案分析：金元时代的刘完素（河间）强调火热病机，临床用药时以寒凉为主，因而后世尊其为“寒凉派”的代表。

14. A　答案分析：金元时代的朱震亨（丹溪）倡导“相火论”，提出“阳常有余，阴常不足”观点，治病以滋阴降火为主，是“滋阴派”的代表。

15. B　答案分析：金元时代的李杲（东垣）提出“内伤脾胃，百病由生”的观点，治疗用药以补脾胃为主，故被尊为“补土派”的代表。

16. D　答案分析：金元时代的张从正（子和）认为病由邪生，邪去正安，治病用药以祛邪为主，故尊称为“攻邪派”的代表。

17. C　答案分析：明代张介宾（景岳）等对《难经》所倡的命门理论有所发挥，从而丰富了藏象学说的内容。

18. E　答案分析：清初叶桂（天士）在《温热论》中阐明了温病的发生发展规律，创立了温病的卫气营血辨证理论。

19. B　答案分析：清代吴瑭（鞠通）在《温病条辨》中提出了三焦辨证理论，使温病学得到了进一步完善。

20. A　答案分析：成书于东汉末期的《神农本草经》是现存最早的药物学专著，载药365种，最早提出药物“四性五味”理论，奠定了中药学发展的基础。

21. B　答案分析：南北朝雷氏的《炮炙论》首次专论药物炮制加工方法，反映了此前药物加工的水平。

22. B　答案分析：李勣、苏敬等主编的《新修本草》是世界上最早的药典，比欧洲《纽伦堡药典》早800多年。是显庆四年由唐朝政府颁行的。

23. D　答案分析：金元时代的张元素

（洁古）等人重视药物气味厚薄和升降浮沉的关系研究，在此基础上倡导了药物“归经”、“引经”的观点。

24. D　答案分析：明代李时珍所著的《本草纲目》载药1892种，附图1100余幅，其成就最大，在国内外的影响最深远。

25. C　答案分析：《本草拾遗》是唐代陈藏器继《唐本草》之后所撰写的，详细地描述了药物品类的鉴别方法，补充了大量民间所用的药物。

26. D　答案分析：第一部由宋朝政府组织编撰并颁行的方书是《太平圣惠方》，载方16834首。

27. B　答案分析：《太平惠民和剂局方》是由宋朝政府“太医局熟药所”颁行的处方规范著作，虽然载方800首，但却是第一部成药典籍。

28. C　答案分析：晋代皇甫谧在继承《内经》、《难经》有关针灸学成就的基础上，撰写了《针灸甲乙经》，成为现存最早的针灸学专著。

29. A　答案分析：金元时代刘完素认为“六气皆能化火”、“五气过极皆能化火”、“气有余便是火”，他论述病机常以“火热立论”。

30. B　答案分析：金元时代张从正认为，疾病的发生是由邪气所致，邪去则正安，所以用药以汗、吐、下攻邪之法为治。

31. C　答案分析：金元时代李杲强调脾胃在发病中的重要作用。力倡“百病皆由脾胃衰而生”的观点。

32. D　答案分析：朱震亨认为人体“阳常有余，阴常不足”，创造性地阐发了相火理论。

33. A　答案分析：《神农本草经》是集汉以前药物学研究之大成，其在研究每味药物的性能、主治的基础上，首次提出了药物“四性五味”的药性理论。

34. A　答案分析：中医学认为，人体是一个有机的整体，这个整体是在心的主宰作用下，以五脏为中心，通过经络“内属于脏腑，外络于肢节”的联系作用而成为有机的整体。

35. E　答案分析：中医学对疾病的理性认识过程就是“辨证”，治疗疾病的过程就是“论治”，所以说“辨证论治”是中医认识疾病和治疗疾病的基本思路。

36. C　答案分析：援物比类是运用形象思维，根据被研究对象与已知对象在某些方面的相似或类同，从而认为两者在其他方面也可能相似或类同，并由此推测被研究对象某些性状特点的认知方法。中医学采用此方法，把人体的脏腑组织功能特性按照五行各自特性相配归属，由于心及其功能活动与“火”相类，故将其归属火。

37. D　答案分析：形象思维是将各种感官所获得并储存于大脑中的客观事物的信息，运用分析、比较、归类、抽象、综合、概括等方法，加工成为能反映事物本质或共性规律的一系列意象，运用这些意象为基本单元，再通过联想、类比等思维形式，形象地反映客观事物本质和规律的思维过程。中医学对肝脏主升、主动、喜条达恶抑郁特性的认识，即是根据五行学说，采用形象思维而得来的。

（二）B_1 型题

1. C　答案分析：由唐朝李勣和苏敬主持编写的药物专著是《新修本草》，又称《唐本草》。

2. D　答案分析：由于宋代应用的药物种类大幅度增加，人们对药物的药理作用研究更加深入，于是将药物配伍禁忌总结为“十八反”和“十九畏”，并首先记载于公元975年刊行的《开宝本草》之中。

3. A　答案分析：唐代李勣、苏敬主编的《新修本草》载药844种，附有药物图谱并加以文字说明，开创了世界药物史上图文对照的先例。

4. D　答案分析：宋代蜀中世医唐慎微在继承历代本草研究成就的基础上，广集民间验方和用药经验，收录古文、经史杂家、佛教道藏中记载的有关药物知识，著成规模空前的《经史证类备急本草》，载药1558种，有很高的文献价值。

5. C　答案分析：清代杰出医家赵学敏撰著《本草纲目拾遗》，是一部很有研究价值的名著。

6. D　答案分析：北宋政府组织重修本草，先后刊行了《开宝本草》、《嘉祐补注本草》、《本草图经》。

7. C　答案分析：唐至五代时期，孟诜所著的《食疗本草》补充了食用药物。

8. B　答案分析：唐代李珣收集了海外舶来药物并加以研究，著成了第一部舶来药物专著《海药本草》，扩大了药物研究的范围。

9. B　答案分析：清代名医汪昂所著的《医方集解》，对每一方剂的证治机理和组方原则作了详细的阐发。

10. A　答案分析：清代王清任重视解剖，所著《医林改错》修正了前人某些错误认识，并发展了瘀血致病的理论。

11. C　答案分析：《食疗本草》是唐至五代的孟诜所著，是一部专载食用药物的专著。

12. E　答案分析：《本草纲目》首次运用自然分类法将所载的1892种药物分为16部62类。

13. A　答案分析：《黄帝内经》虽然载方13首，但却首次提出了“君臣佐使”的组方原则，为后世所遵循，奠定了方剂学发展的基础。

14. C　答案分析：按照辨证论治原则组方疗病者，当首推张机的《伤寒杂病论》，载方269首，按照《内经》提出的“君臣佐使”原则，组方严谨，为后世组方的典范，故尊其为“方书之祖”。

15. D　答案分析：唐代孙思邈所撰的《千金要方》和《千金翼方》，可称为第一部医学百科全书。

16. E　答案分析：北宋王惟一于公元1026年铸造两具针灸铜人模型，并撰《铜人腧穴针灸图经》。

17. B　答案分析：由于盛夏天气炎热，人体气血趋向于体表，皮肤松弛，汗孔开张出汗散热，所以说：“天暑衣厚则腠理开，故汗出”体现了气候对人体生理的影响。

18. D　答案分析：由于人体气血有昼夜晨昏的变化，所以病理情况下的一般变化规律是“旦慧、昼安、夕加、夜甚”。

（三）X型题

1. A、B、D、E　答案分析：中医理论体系形成于先秦两汉时期，《黄帝内经》、《难经》、《伤寒杂病论》、《神农本草经》分别从基础理论、临床辨证、治疗原则以及处方用药方面奠定了中医理论的基础。

2. A、D、E　答案分析：金元时期的刘完素、张从正、李杲三人和朱震亨被尊称为“金元四大家”。

3. B、C、E　答案分析：明代的吴有性著《温疫论》，为中医传染病学的发展作出了重要贡献。清代叶桂创立的卫气营血辨证，吴瑭创立三焦辨证，他们为温病学的建立作出了突出贡献。

4. A、D　答案分析：明代温补学派的代表医家赵献可、张介宾等力倡命门学说，丰富了藏象学说内容。

5. B、C、D、E　答案分析：《中医学基础》的主要内容有哲学基础、人体结构与功能、病因、病机、诊法、辨证、养生、防治、康复。

6. B、C、E　答案分析：任何一门科学都必须以一定的哲学思想为指导，中医学凭借着精气学说、阴阳学说、五行学说建构了自己的理论体系。

7. A、B、C、D　答案分析：证候从疾病的原因、病变的部位、疾病的性质和邪正关系诸方面揭示特定阶段的病理本质。

8. C、E　答案分析：中医理论体系有诸多特征，其中整体观念和辨证论治是最基本、最重要的特点。

9. A、B、C、D、E　答案分析：中医学的整体观念体现和贯穿于中医学对人体结构、生理功能、病理变化、诊法辨证、养生防治各方面的理性认识之中。

10. B、C、D、E　答案分析：晋代陶弘景的《神农本草经集注》，总结了魏晋时期药物学发展成就；唐代李勣、苏敬等人所撰的《新修本草》为世界上最早由政府颁布的药典；宋代唐慎微著有规模空前的《经史证类备急本草》有很高的文献价值；明代李时珍的《本草纲目》在国内外都有很大的影响。

11. A、B、C、D、E　答案分析：中医学的思维方法特点，主要有司外揣内、整体思维、援物比类、形象思维、直觉思维五个方面。

二、词语解释

1. 中医学，是指在中华民族传统文化深刻影响下形成的，专门研究人体生理功能、病理变化、疾病的诊断、治疗，以及养生、康复的一门知识体系。

2. 中医理论体系是指由中医的基本概念、基本原理以及运用中医特有的逻辑思维所得出的科学结论构成的医学体系。

3. 所谓整体观念，是指关于人体自身的完整性以及人与自然和社会环境统一性的认识方法。

4. 辨证论治是中医学认识疾病和治疗疾病的基本思路。辨证，是通过四诊所搜集的症状、体征等资料进行分析，辨清其原因、性质、部位及邪正关系，概括为某种证候的识病过程。论治是指根据辨证的结果，采取相应治疗方法进行治病的过程。

5. 证候简称为“证”，是对疾病发展过程中某一阶段病理本质的概括。证候从疾病的原因、性质、部位，以及邪正关系方面揭示该阶段的病理本质。

6. 所谓同病异治，就是指同一疾病，在其发展演变过程中出现了不同的病机（即不同的证候），于是就采用不同的方法进行治疗。

7. 所谓异病同治，是指不同类型的疾病在其发展演变过程中出现了相同的病机（即相同的证候），就可采用相同的方法进行治疗。

8. 疾病，简称为“病”，是指有特定的病因、发病形式、病变机理、病传规律和转归的病理过程。

9. 司外揣内是指通过观察事物的外在表象，以推测、分析其内在变化规律的方法，又称作“以表知里”。

10. 形象思维又称为意象思维，是将各种感官所获得并储存于大脑中的客观事物的信息，运用分析、比较、归类、抽象、综合、概括等方法，加工成为能反映事物本质或共性规律的一系列意象，运用这些意象为基本单元，再通过联想、类比等思维形式，形象地反映客观事物本质和规律的思维过程。

三、填空题

1. 1∶ 35

2. 《伤寒杂病论》

3. 365

4. 24

5. 《经效产宝》

6. 钱乙
7. 《针灸大成》
8. 《洗冤录》
9. 《唐本草》
10. 自然分类
11. 不同质的矛盾用不同质的方法
12. 病机（或“证候”）

四、简答题

1. 答：中医理论体系是由中医学的基本概念、基本原理，以及运用中医特有的逻辑思维所推演的科学结论构成的医学体系。这一理论体系形成的因素主要有：①以古代解剖知识为基础；②长期对疾病的认识和治疗经验的积累；③社会科学、自然科学知识的渗透；④古代哲学理论的影响。

2. 答：中医的基础医学，主要是研究中医学的基本概念、基本理论、基本规律，因而中医的基础医学是以脏腑经络、气血津液、病因病机的理论为基础。其哲学理论主要是精气学说、阴阳学说和五行学说。

3. 答：“金元四大家”是指对刘完素（河间）、张从正（子和）、李杲（东垣）、朱震亨（丹溪）四位著名医家的尊称。他们分别是“寒凉派”、“攻下派”（也叫攻邪派）、“补土派”（也叫脾胃派）、“滋阴派”的代表。

4. 答：明清时期在中医学理论方面最突出的成就有命门学说和温病理论。其中赵献可、张介宾等人所倡立的命门学说，丰富了藏象学说内容。吴有性、叶桂、吴瑭等人为温病学理论的建立作出了突出的贡献。此外，王清任则发展了瘀血致病的理论。

5. 答：药物学在唐代有较大的发展，各地应用的药物达千种之多。其中最突出的是唐显庆四年，政府颁行了由李勣、苏敬主持编写的《新修本草》，又称《唐本草》。该书是世界上最早的由政府制订的药典，比欧洲《纽伦堡药典》早800多年。该书收载药物844种，附有药物图谱，开创了世界药物学著作图文对照的先例。唐代还有《本草拾遗》、《食疗本草》、《海药本草》等药物专著。

6. 答：宋代应用的药物种类大幅度地增加，重视道地药材和质量规格，尤其是对生药鉴别及药物生长环境的研究有了很大的发展。这一时期将药物配伍禁忌总结为“十八反”、“十九畏”。北宋政府组织重修本草，并先后刊行了《开宝本草》、《嘉祐补注本草》、《本草图经》。这一时期又有唐慎微编撰的《经史证类备急本草》，有很高的文献价值。该书后经宋政府修订更名为《重修政和经史证类备急本草》，载药1746种，成为当时最完备的本草专著，在中药史上有极重要的地位。

7. 答：明清时期有大量的本草著作涌现，其中成就最大、影响深远的莫过于李时珍的《本草纲目》，载药1892种，绘图1100余幅，附方11000余首，并采用先进的自然分类方法将收载的药物分为16部62类。清代赵学敏的《本草纲目拾遗》，是这一时期很有研究价值的药物学专著。

8. 答：《黄帝内经》虽然载方仅13首，但其剂型却有汤、丸、酒、膏诸类，尤其是首次提出了“君、臣、佐、使”和“大、小、缓、急、奇、偶、复”七方的组方原则，为方剂学的形成和发展奠定了理论基础。

9. 答：张机（仲景）所著的《伤寒杂病论》共载方269首（除去重复者），总结了汉以前临床实践经验，创造性地融理、法、方、药于一体，辨证明确，君臣佐使配伍严谨，组方全面而精当，是后世乃至今日处方用药的圭臬，因而是书被尊为“方书之祖”，并以此形成了“经方学派”。

10. 答：所谓整体观念，是关于人体自

身的完整性及人与自然和社会环境统一性的认识。这一认识方法在中医学理论中主要体现在人是一个有机整体，人与自然环境的统一性，以及人与社会环境的统一性三个方面。

11. 答：中医学的整体观念认为人是一个有机的整体。就形体结构而言，人体是一个以五脏为中心，通过经络的联络作用而构成的有机整体。在生理活动方面，结构上的整体性和基本物质的同一性，决定了各种不同功能之间的密切相关性。相互协调，互相制约，共同完成人体的生命活动。在病理方面，认为任何一个局部的病变均可影响整体，因而在诊断上通过分析脉、舌等外在表现就可对内脏乃至整体的病理变化作出判断。治病也主张通过整体调治。可见中医理论在研究形体结构、生理病理、疾病的诊治方面均贯穿着整体思维。

12. 答：所谓辨证，是通过分析四诊所搜集的症状、体征等资料，辨清其原因、性质、部位及邪正关系，概括为某种证候的过程。辨证是论治的前提和依据，论治是检验辨证是否正确的方法。

五、论述题

1. 答：中医学理论体系的形成有诸多因素，主要有四个方面：其一，以古代解剖学知识为基础。《内经》、《难经》中就运用当时的解剖技术对人体脏腑、形体的形态认识达到了相当的水平，为藏象学说的形成奠定了形态学基础，如果没有人体的解剖知识，完全不了解内脏形态位置而试图确定内脏名称，研究其生理病理，那是完全不可能的。其二，长期对疾病的认识和治疗经验的积累，为中医理论体系的形成奠定了丰富而坚实的实践基础。其三，社会科学、自然科学知识的渗透。各种文化学术流派为中医学理论体系奠定了坚实的社会科学和人文科学的基础，同时也广泛地吸纳了天文、历法、气象学、地理学、物候学方面的科学知识，并将其与医学知识有机联系在一起。其四，古代哲学理论的影响。在中医理论体系的建立过程中，有意识地运用了精气学说、阴阳学说、五行学说等哲学理论，使医疗实践经验升华到理性的医学理论。

2. 答："金元四大家"在中医学的发展进程中做出了突出的贡献，其中刘完素以火热立论，认为"六气皆从火化"，"五志过极皆能化火"，"气有余便是火"，因而用药擅长于寒凉，所以被尊称为"寒凉派"的代表，他的学术思想对温病学派的创立具有很大的影响。张从正认为疾病皆生于邪气，邪去则正安，故治病力主攻邪，对攻邪的汗、吐、下三法有所发挥，被称为"攻邪派"。李杲认为"内伤脾胃，百病由生"，治疗用药总以调补脾胃为务，对脾胃理论的形成有突出贡献，故称其为"补土派"。朱震亨首倡相火理论，用药以滋阴降火为主，故为"滋阴派"的代表。他们的学术立场虽然有别，但却从不同角度丰富和发展了中医学的理论。

3. 答：东汉成编的《神农本草经》，载药365种，首次提出了"四性五味"的重要理论，为中药学的发展奠定了理论基础。南北朝的《炮炙论》，反映了此前药物加工水平。唐代的《新修本草》是世界上最早由政府颁行的药典，并开创药物研究图文对照方法。这一时期还产生了最早的食物药专著《食疗本草》和舶来药物专著《海药本草》。宋代总结了"十八反"、"十九畏"等药物配伍禁忌，刊行了《开宝本草》、《嘉祐本草》、《本草图经》及《重修经史证类备急本草》等有影响的专著。金元时期，由张元素、李杲等首倡了"归经"、"引经"观点。明代李时珍《本草纲目》的成就最大、影响最深远。清代赵学敏《本草纲目拾遗》是一部很有研究价值的名著。

4. 答：方剂学是专门研究方剂配伍规律及临床应用的学科。《五十二病方》是最早的方书，载方280余首。《内经》虽然载方13首，但却提出了“君、臣、佐、使”和“大、小、缓、急、奇、偶、复”七方的组方原则，奠定了方剂学的理论基础。《伤寒杂病论》载方269首，但组方全面、严谨而精当，是后世处方用药的臬圭，为“方书之祖”。唐代的《千金要方》和《外台秘要》，记载了唐以前方书内容。宋代有《太平圣惠方》、《圣济总录》和《太平惠民和剂局方》，均为政府主持编撰的有影响的大型方书。明代有资料最丰富的《普济方》。清代出版的《医方集解》和《成方切用》是代表了清代方剂学成就的专著。

5. 答：《黄帝内经》以前就有《足臂十一脉灸经》和《阴阳十一脉灸经》等重要文献，反映了针灸学的古朴风貌。《内经》则论述了经络、腧穴、针法、灸法内容，对汉以前针灸学成就进行全面的总结，奠定了针灸学的理论基础。《难经》完善和补充了“奇经八脉”及针法的内容。晋代皇甫谧的《针灸甲乙经》是第一部针灸学专著，确定了349个腧穴部位、主治和刺治方法。王惟一撰《铜人腧穴针灸图经》，元代《十四经发挥》等对针灸理论的发展有重要影响。杨继洲的《针灸大成》是研习针灸学的重要文献，吴谦的《医宗金鉴·刺灸心法要诀》是第一部针灸学教材，对针灸学的发展和推广产生了积极的作用。

6. 答：人不仅与自然环境有着物质的同一性，而且自然环境中存在着人类赖以生存的必需条件。在生理方面，人体通过内在的调节机能，保持着与自然界的统一，如炎夏天气炎热，故汗孔开张而多汗；严冬天气寒冷而人体少汗，即属于人对自然的适应性生理变化。自然环境对疾病的发生和病理变化也有影响，如不同季节的多发病，不同地区的地方性疾病等。在治疗用药时也要结合自然气候及地域特点。人体也能积极主动地适应自然，有限地改造自然。以上诸方面均体现了人与自然环境的统一性。

7. 答：人生活在社会群体之中，社会环境、生活条件、社会地位、经济状况的差异对人们身心机能可以产生诸多的影响。社会的进步、物质条件的改善，无疑给人们健康带来更多的益处。但随着社会的进步，日益剧烈的竞争，生态环境的破坏，会给人们带来更多的精神压力和新病种的产生，这就是中医学重视人与社会环境的原因所在。

8. 答：中医学在重视辨证论治的同时，也十分重视辨病。中医辨病治疗有更久的历史，早于《内经》的《五十二病方》即是如此。《伤寒杂病论》中用大黄牡丹皮汤治疗肠痈，用甘麦大枣汤治疗脏躁。《内经》用兰草汤治疗脾瘅，用半夏秫米汤治疗失眠等即是其例，均体现了专病专方的辨病治疗原则。由于病与证的关系十分复杂，为了正确处理病与证的关系，所以中医学有“同病异治”和“异病同治”的方法。当同一疾病在发展演变过程中出现了不同的证候时，就采用不同的方法进行治疗，此即所谓“同病异治”，如水肿病，存在着虚、实不同的病理变化，病位有在肺、在脾、在肾的差异，因而就会有不同证候类型的水肿，治疗方法也就不同。对于不同的疾病，在其变化过程中出现了相同的证候时，就可采用相同的治疗方法，此即所谓“异病同治”，如泄泻、水肿、哮喘等不同的疾病可出现肾阳虚的共同病理本质，因而都可采用温补肾阳之法治之。

第一章　阴阳五行

第一节　阴阳学说

习题

一、选择题

（一）A_1 型题

1. 阴阳的最初涵义是指（　）
   A. 日月　B. 动静
   C. 天地　D. 昼夜
   E. 寒热

2. “阴阳者，天地之道也，万物之纲纪”体现了阴阳的什么特性（　）
   A. 相关性　B. 普遍性
   C. 可分性　D. 转化性
   E. 规定性

3. 《内经》认为“阴中有阴，阳中有阳”，体现了阴阳的哪一特性（　）
   A. 相关性　B. 普遍性
   C. 可分性　D. 转化性
   E. 规定性

4. “阴阳互藏”关系体现了阴阳的哪一特性（　）
   A. 相关性　B. 普遍性
   C. 可分性　D. 转化性
   E. 规定性

5. 中医学将人体具有温煦、推动、兴奋作用的物质及其功能确定为阳，这一认识体现了阴阳的哪一特性（　）
   A. 相对性　B. 普遍性
   C. 可分性　D. 转化性
   E. 规定性

6. 属于阴中之阴的时间段是（　）
   A. 上午　B. 前半夜
   C. 下午　D. 后半夜
   E. 以上都不是

7. 属于阳中之阴的时间段是（　）
   A. 上午　B. 前半夜
   C. 下午　D. 后半夜
   E. 以上都不是

8. 属于阳中之阳的时间段是（　）
   A. 下午　B. 后半夜
   C. 前半夜　D. 上午
   E. 以上都不是

9. 属于阴中之阳的时间段是（　）
   A. 上午　B. 前半夜
   C. 下午　D. 后半夜
   E. 以上都不是

10. “寒者热之”的治病方法是阴阳哪一关系的具体应用（　）
    A. 对立制约　B. 互根互用
    C. 消长平衡　D. 相互转化
    E. 相互交感

11. “阳不胜其阴，阴不胜其阳”的病机体现了阴阳的什么关系（　）
    A. 对立制约　B. 互根互用
    C. 消长平衡　D. 相互转化
    E. 相互交感

12. “阴在内，阳之守也；阳在外，阴之使也。”主要说明了阴阳的哪一关系（　）

A. 对立制约　B. 互根互用
C. 消长平衡　D. 相互交感
E. 相互转化

13. 下列哪一项不能体现阴阳互根的关系(　　)
A. 阳在外，阴之使也
B. 独阴不生，孤阳不长
C. 阴在内，阳之守也
D. 重阴必阳，重阳必阴
E. 阴损及阳，阳损及阴

14. 阳损及阴，阴损及阳，是阴阳哪一关系在病理方面的体现(　　)
A. 对立制约　B. 互根互用
C. 互相转化　D. 消长平衡
E. 阴阳自和

15. "无阳则阴无以生，无阴则阳无以化"所说明的阴阳关系是(　　)
A. 对立制约　B. 相互转化
C. 互根互用　D. 消长平衡
E. 阴阳交感

16. "寒极生热，热极生寒"，体现了阴阳的哪一关系(　　)
A. 相互交感　B. 对立制约
C. 消长平衡　D. 相互转化
E. 消长平衡

17. 言人身脏腑之阴阳，则肾为(　　)
A. 阳中之阳　B. 阳中之阴
C. 阴中之阳　D. 阴中之阴
E. 阴中之至阴

18. 言人身脏腑之阴阳，则肝为(　　)
A. 阳中之阳　B. 阳中之阴
C. 阴中之阳　D. 阴中之至阴
E. 阴中之阴

19. 言人身脏腑之阴阳，则肺为(　　)
A. 阳中之阴　B. 阳中之阳
C. 阴中之阴　D. 阴中之阳
E. 阴中之至阴

20. 言人身脏腑之阴阳，则心为(　　)
A. 阳中之阴　B. 阳中之阳
C. 阴中之阴　D. 阴中之至阴
E. 阴中之阳

21. 脾的阴阳属性是(　　)
A. 阳中之阳　B. 阳中之阴
C. 阴中之阳　D. 阴中之阴
E. 阴中之至阴

22. 在医学领域中，下列何项功能属阳(　　)
A. 滋润　B. 抑制
C. 凝聚　D. 收敛
E. 推动

23. 在医学领域中，下列何项功能属阴(　　)
A. 推动　B. 温煦
C. 滋润　D. 兴奋
E. 升散

24. 根据阴阳学说，下列属阳的是(　　)
A. 寒凉　B. 凝聚
C. 兴奋　D. 闭阖
E. 向下

25. 下列属阳的事物是(　　)
A. 青、白　B. 晦暗
C. 黄、赤　D. 呼吸微弱
E. 声音低怯

26. 下列属阴的事物是(　　)
A. 黄、赤　B. 青、白
C. 鲜明　D. 呼吸有力
E. 声高气粗

27. 脉之属阳者是(　　)
A. 沉　B. 涩
C. 滑　D. 小
E. 细

28. 脉之属阴者是(　　)
A. 浮　B. 大
C. 洪　D. 涩
E. 滑

29. 预防和治疗疾病的基本原则是(　　)

A. 补益正气　　B. 补虚泻实
C. 清除邪气　　D. 泻阴损阳
E. 调理阴阳

30.《内经》中提出“春夏养阳，秋冬养阴”的养生原则，旨在强调(　　)

A. 阴阳与四时的关系
B. 春夏重在保养阳气
C. 秋冬重在保养阴气
D. 保养阴气的重要性
E. 调养四时阴阳的重要性

31. 阳偏胜形成的证候是(　　)

A. 实证　　B. 里证
C. 实热证　　D. 实寒证
E. 表证

32. 阴偏胜形成的证候是(　　)

A. 实寒证　　B. 实热证
C. 虚寒证　　D. 虚热证
E. 表证

33. “热者寒之”的治疗方法主要适用于(　　)

A. 表证　　B. 虚热证
C. 里证　　D. 实热证
E. 实寒证

34. 阴邪盛而导致的实寒证，其治疗方法是(　　)

A. 实者泻之　　B. 虚者补之
C. 寒者热之　　D. 热者寒之
E. 阴病治阳

35. “阳病治阴”的方法适用于(　　)

A. 阳偏盛证　　B. 阴偏盛证
C. 阴偏衰证　　D. 阳偏衰证
E. 阴阳俱衰证

36. “阴病治阳”的方法适用于(　　)

A. 实热证　　B. 虚寒证
C. 实寒证　　D. 虚热证
E. 阴阳两虚证

37. “益火之源，以消阴翳”的治法最适用于(　　)

A. 阴盛则寒之证
B. 阳虚则寒之证
C. 阴盛伤阳之证
D. 阴损及阳之证
E. 以上都不是

38. “壮水之主，以制阳光”是指(　　)

A. 阴病治阳　　B. 阳病治阴
C. 阴中求阳　　D. 阳中求阴
E. 补阴扶阳

39. 在补阳时适当配以补阴药的方法，称为(　　)

A. 阴中求阳　　B. 阳中求阴
C. 阴病治阳　　D. 阳病治阴
E. 阴阳双补

40. 以补阴药为主，适当配伍补阳药的方法属于(　　)

A. 阴中求阳　　B. 阳中求阴
C. 阴病治阳　　D. 阳病治阴
E. 平补阴阳

41. 属于阴的味是(　　)

A. 酸　　B. 辛
C. 甘　　D. 淡
E. 以上都不是

42. 属于阳的味是(　　)

A. 酸　　B. 苦
C. 咸　　D. 辛
E. 涩

（二）B_1 型题

A. 阳中之阳　　B. 阴中之阳
C. 阳中之阴　　D. 阴中之阴
E. 阴中之至阴

1. 在不同时间段的阴阳属性划分中，前半夜属(　　)

2. 以脏腑部位来划分其阴阳属性，则肝是(　　)

A. 实热证　　B. 实寒证
C. 虚热证　　D. 虚寒证
E. 真寒假热证

3. 阴虚所致的证候是(　　)

4. 阳盛所致的证候是(　　)
A. 阴不足则阳相对亢盛
B. 阳有余以致阴液受损
C. 阴消亡则阳无所依
D. 阳不足则阴相对有余
E. 阴邪有余以致阳气受损

5. “阴盛则阳病”的含义为(　　)

6. “阳盛则阴病”的含义为(　　)
A. 热极似寒，寒极似热
B. 寒极生热，热极生寒
C. 阴胜则寒，阳胜则热
D. 阴虚则热，阳虚则寒
E. 阴损及阳，阳损及阴

7. 可以用阴阳互根解释的是(　　)

8. 可以用阴阳转化解释的是(　　)
A. 实热证　　B. 实寒证
C. 虚热证　　D. 虚寒证
E. 寒热错杂证

9. “益火之源，以消阴翳”的适应证是(　　)

10. “壮水之主，以制阳光”的适应证是(　　)
A. 阴中求阳　　B. 阳中求阴
C. 阳病治阴　　D. 阴病治阳
E. 补阴补阳

11. 补阴时适当配以补阳药即是(　　)

12. “壮水之主，以制阳光”即是(　　)
A. “壮水之主，以制阳光”
B. “益火之源，以消阴翳”
C. “阳得阴助而生化无穷”
D. “阴得阳升而泉源不竭”
E. 阴阳双补

13. “阴病治阳”即(　　)

14. 阴中求阳能使(　　)

(三) X 型题

1. 阴阳的相对性表现在(　　)
A. 阳制约阴
B. 阴根于阳
C. 阴消则阳长
D. 事物的无限可分性
E. 阴阳相互转化

2. 下列各项属性为阴的有(　　)
A. 发散　　B. 抑制
C. 明亮　　D. 晦暗
E. 温煦

3. 下列各项属性为阳的有(　　)
A. 温煦　　B. 滋润
C. 抑制　　D. 推动
E. 升腾

4. 从夏至冬的气候变化是(　　)
A. 阴长阳消　　B. 热极生寒
C. 阳消阴长　　D. 由阴转阳
E. 寒极生热

5. 阴阳偏衰的治疗原则是(　　)
A. 补其不足　　B. 实者泻之
C. 虚则补之　　D. 损者益之
E. 损其有余

6. 根据阴阳互根原理确定的治法是(　　)
A. 阳病治阴　　B. 阳中求阴
C. 阴病治阳　　D. 阴中求阳
E. 泻阳益阴

7. 根据阴阳制约原理确定的治法是(　　)
A. 热者寒之　　B. 阴中求阳
C. 阴病治阳　　D. 寒者热之
E. 阳中求阴

8. 在药物的五味中，属阴的是(　　)
A. 甘　　B. 咸
C. 酸　　D. 苦
E. 辛

9. 据五脏部位分阴阳，属阴的脏是(　　)

A. 心　　B. 肺

C. 肝　　D. 脾

E. 肾

10. 八纲中以阴阳为总纲，其余六纲中属阴的是(　　)

A. 里　　B. 表

C. 寒　　D. 实

E. 虚

二、词语解释

1. 阴阳
2. 阴阳交感
3. 阴阳互根
4. 阴阳互用
5. 阴阳自和
6. 阴阳互藏
7. 阳损及阴
8. 阴损及阳
9. 阳中求阴
10. 阴中求阳
11. 阳病治阴
12. 阴病治阳

三、填空题

1. 对中医学理论形成影响最大的哲学思想有精气学说和________。

2. 阴阳是对自然界相互关联的________的属性概括。

3. 阴阳的特定性质有相关性、________和属性的规定性。

4. 阴阳的相对性表现在________及随着划分属性的前提的改变而改变三个方面。

5. 中医学将人体具有________作用的物质及其功能规定为阳。

6. 中医学将人体具有________作用的物质及其功能规定为阴。

7. 阴阳的对立制约是指阴阳双方存在着________的关系。

8. 阴阳互用，是指阴阳双方________的关系。

9. 阴阳消长关系存在着________和此长彼亦长、此消彼亦消四个方面的表现形式。

10. “阳胜则热”，是指机体在阳邪作用下，呈现出________的病理状态。

11. “阴虚则热”是指阴液亏虚，而致阳________的病理状态。

12. 阴阳互损是以阴阳的________为前提的。

13. 阴阳互损包括________两个方面。

14. 唐朝王冰用________方法治疗阳虚所致的虚寒证。

15. 唐朝王冰用________方法治疗阴虚所致的虚热证。

四、简答题

1. 何谓阴阳？有何特性？

2. 什么是阴阳的相对性？这一特性表现在哪几方面？

3. 如何理解阴阳的规定性？

4. 阴阳的相互关系表现在哪些方面？

5. 阴阳的互根互用包涵哪几方面的关系？

6. 如何全面理解阴阳的消长平衡关系？

7. 何谓阴阳的相互转化？举例说明。

8. 阴阳学说在医学中的应用主要有哪几方面？

9. 为什么说“人生有形，不离阴阳”？

10. 如何应用阴阳学说解释人体的生理活动？

11. 用阴阳学说解释病理有哪些主要内容？

12. 如何全面理解阴阳偏盛所致的病理变化？

13. 何谓阴阳互损？其发生的前提是什么？结局如何？

14. 如何理解“善诊者察色按脉，先别阴阳？”

15. 如何对阴阳偏盛所致病证进行治疗？

16. 如何对药物的性味进行阴阳属性划分？

五、论述题

1. 试论古代哲学对中医理论体系的构建作用。

2. 简述阴阳学说对中医理论形成的影响。

3. 试论阴阳的特性。

4. 举例说明阴阳的相对性及其意义。

5. 举例说明阴阳的规定性及其意义。

6. 简述阴阳消长平衡的内涵及其表现形式。

7. 简述阴阳互根互用关系及其意义。

8. 简述阴阳学说在解释人体病理变化方面的应用。

9. 简述阴阳学说在疾病诊断中的应用。

10. 简述阴阳学说在指导疾病治疗中的应用。

答案

一、选择题

（一）A_1 型题

1. D　答案分析：阴阳的最初涵义是非常朴素的，最初人们将日出后的白昼称为阳，将日入后的黑夜称为阴。

2. B　答案分析：用阴阳对立统一运动规律可以广泛地认识宇宙万物的发生、发展与联系，所以说“阴阳者，天地之道也，万物之纲纪”体现了阴阳的普遍性。

3. C　答案分析：阴阳的可分性是指属阴或属阳的事物，还可再分为阴阳两个方面。所以“阴中有阳，阳中有阴”就体现了这一特性。

4. C　答案分析：“阴阳互藏”是指阴阳双方中的任何一方都蕴涵有另一方，因此阴阳可分性可以体现“阴阳互藏”关系。

5. E　答案分析：中医学根据自身理论的需要，将人体具有温煦、兴奋、推动作用的物质及其功能规定为阳，这一认识体现了阴阳的规定性。

6. B　答案分析：黑夜属阴，前半夜为阴中之阴，后半夜为阴中之阳。

7. C　答案分析：白昼属阳，上午为阳中之阳，下午为阳中之阴。

8. D　答案分析：白昼属阳，下午为阳中之阴，上午为阳中之阳。

9. D　答案分析：黑夜属阴，前半夜为阴中之阴，后半夜为阴中之阳。

10. A　答案分析：寒证属阴，热药属阳，“寒者热之”是指用热性药物治疗寒性病证的方法，所以体现了阴阳的对立制约关系。

11. A　答案分析：“阳不胜其阴，阴不胜其阳”是指阴或阳的任何一方对另一方制约不足而致的病机，所以体现了阴阳的对立制约关系。

12. B　答案分析：这段原文认为，在内的阴精是阳气的物质基础，在外的阳气又能促进阴精的化生。因而体现了阴阳互根互用关系。

13. D　答案分析：“重阴必阳，重阳必阴”经文是对阴阳转化关系的概括，不属于阴阳互根关系之列。

14. B　答案分析：当阴阳的互根互用不足时，任何一方的减少都可造成另一方的不足。因此阴损及阳，阳损及阴是互根互用关系在病理中的体现。

15. C　答案分析：阴阳互为其根，互为其用。阴是阳的生化之源，阳是阴的生成之力，故“无阳则阴无以生，无阴则阳无以化”体现了阴阳的互根互用关系。

16. C　答案分析：寒属阴，热属阳，“寒极生热，热极生寒”是阴阳转化关系在气候变化方面的体现。

17. D　答案分析：肾位于属阴的膈下腹中，又为属阴的水脏，故肾为“阴中之阴”脏。

18. C　答案分析：肝位于属阴的膈下腹中，但其性喜条达而主升属阳，故为“阴中之阳”脏。

19. A　答案分析：肺位于属阳的上焦胸中，但肺气以清肃下降为主属阴，故为“阳中之阴”脏。

20. B　答案分析：心位于属阳的膈上胸中，主一身阳气，通于夏气属阳，故为阳中之阳。

21. E　答案分析：脾位于属阴的膈下腹中，通应于长夏之气，长夏属至阴，故谓脾为“阴中之至阴”。

22. E　答案分析：阴阳学说认为，人体推动等功能的属性为阳。

23. C　答案分析：阴阳学说认为，人体滋润等功能的属性为阴。

24. C　答案分析：阴阳学说认为，人体兴奋等功能的属性为阳。

25. C　答案分析：五色主病规律认为黄色、赤色主热证，故属阳。

26. B　答案分析：五色主病规律认为青色、白色均主寒证，故属阴。

27. C　答案分析：在对脉象的阴阳属性归类中，滑脉属阳。

28. D　答案分析：在对脉象的阴阳属性归类中，涩脉属阴。

29. E　答案分析：调理阴阳，使之保持或恢复动态平衡，是预防疾病和治疗疾病的根本原则之一。

30. E　答案分析：中医养生学认为顺应自然界的阴阳变化规律能调理人体的阴阳，故“春夏养阳，秋冬养阴”旨在强调调养四时阴阳的重要性。

31. C　答案分析：阳偏盛时机体的机能亢奋，产热过剩，故表现为实热证特点。

32. A　答案分析：阴偏盛时机体感受阴邪，机能障碍，产热功能受到抑制，故表现为实性寒证。

33. D　答案分析：“热者寒之”是指用寒凉药物治疗热性病证的方法，故其适应证为实热证。

34. C　答案分析：“寒者热之”是指用温热药物治疗寒性病证的方法。故阴邪盛所致的实寒证要用此法治之。

35. C　答案分析：据“阴虚则热”的病机原理，阴虚所致的证候属虚热证，当用“阳病治阴”的滋阴降火法治之，故此法适用于“阴偏衰证”。

36. B　答案分析：据“阳虚则寒”的病机原理，阳虚所致的证候属虚寒证，当用“阴病治阳”的温阳益火法治之，故此法适用于虚寒证。

37. B　答案分析：王冰的“益火之源，以消阴翳”法是补阳的治法，故适应于“阳虚则寒”之证。

38. B　答案分析：王冰的“壮水之主，以制阳光”法是通过滋阴壮水以制约偏盛之阳，此法也就是《内经》的“阳病治阴”之法。

39. A　答案分析：张介宾说：“善补阳者，必于阴中求阳，则阳得阴助而生化无穷。”

40. B　答案分析：张介宾说：“善补阴者，必于阳中求阴，则阴得阳升而源泉不竭。”

41. A　答案分析：在药物五味的属性划分时，酸味属阴。

42. D　答案分析：在药物五味的属性划分时，辛味属阳。

（二）B_1 型题

1. D　答案分析：黑夜属阴，故前半夜为阴中之阴。

2. B　答案分析：肝位于属阴的膈下腹中，但有喜条达，主升的属阳特性，故为"阴中之阳"脏。

3. C　答案分析：虚热证的病机是"阴虚"，故曰"阴虚则热"。

4. A　答案分析：实热证的病机是"阳盛"，故曰"阳盛则热"。

5. E　答案分析："阴盛"指阴邪有余，"阳病"指阳气受损而不足。

6. B　答案分析："阳盛"指阳邪偏盛，"阴病"指阴液受损而不足。

7. E　答案分析：阴和阳互为其根，因此在病理情况，阳损可以及阴而致阴虚，阴损可以及阳而致阳虚。所以"阴损及阳，阳损及阴"可以用阴阳互根理论加以解释。

8. B　答案分析：阴和阳在一定条件下可以向其各自相反的方面转化，所以属阳的热可以转化为属阴的寒，反之亦然。所以"寒极生热，热极生寒"可以用阴阳转化理论加以解释。

9. D　答案分析：王冰"益火之源，以消阴翳"的治疗方法适用于阳虚阳不制阴而致的虚寒证。

10. C　答案分析：王冰"壮水之主，以制阳光"的治疗方法适用于阴虚阴不制阳而致的虚热证。

11. B　答案分析：张介宾说："善补阴者，必于阳中求阴，则阴得阳升而源泉不竭。"所以补阴时适当配以补阳药即是"阳中求阴"之法。

12. C　答案分析："壮水之主，以制阳光"治法的适应证为阴虚所致的虚热证，《内经》认为当用"阳病治阴"之法治之。

13. B　答案分析：阴病治阳之法即王冰的"益火之源，以消阴翳"法，适应于阳虚所致的虚寒证。

14. C　答案分析：张介宾说："善补阳者，必于阴中求阳，则阳得阴助而生化无穷。"

（三）X 型题

1. D、E　答案分析：阴阳的相对性主要表现在事物的无限可分性和相互转化两个方面。

2. B、D　答案分析：根据事物的阴阳属性划分原则，抑制的、晦暗的属阴。

3. A、D、E　答案分析：中医学认为，凡是具有温煦、推动、升腾等作用的事物属性为阳。

4. A、B、C　答案分析：从夏至冬，气候由热转凉变寒，是阳消阴长，也即阴长阳消的过程，也是由夏之热极转化为寒凉的"热极生寒"转化过程。

5. A、C、D　答案分析：补其不足、损者益之、虚则补之都属不足之虚性病证的治疗原则，故可用于阴阳偏衰所致病证的治疗。

6. B、D　答案分析：阳中求阴和阴中求阳治法是张介宾根据阴阳互根理论制订的治疗方法。

7. A、C、D　答案分析：寒者热之、热者寒之、阴病治阳方法都是在阴阳制约原理指导下制订的治法。

8. B、C、D　答案分析：根据五味的阴阳属性划分原则，酸、苦、咸（涩）之味均属阴。

9. C、D、E　答案分析：由于肝、脾、肾三脏位居属阴的膈下腹中，故均属阴。

10. A、C、E　答案分析：根据八纲的阴阳属性划分原则，里、虚、寒三纲属阴。

二、词语解释

1. 所谓阴阳，是对自然界相互关联的某些事物或现象对立双方的属性概括，即涵有对立统一的概念。

2. 所谓阴阳交感，是指阴阳二气在运动中相互影响，相互交流，并由此产生各种相应的变化和反应。

3. 所谓阴阳互根，是指阴和阳互为根据、互为前提的关系，任何一方都不能脱离另一方而单独存在，任何一方都是以对方的存在为己方存在的前提和条件。

4. 所谓阴阳互用，是指在阴阳相互依存的基础上，阴阳双方会出现相互促进、相互资助的关系。

5. 所谓阴阳自和，是指阴阳双方在运动变化中自动维持协调平衡的能力和趋势。

6. 所谓阴阳互藏，是指相互对立的阴阳双方，任何一方中都蕴涵有另一方，即阳中蕴涵有阴，阴中蕴涵有阳。

7. 所谓阳损及阴，是指阳虚到一定程度时，无力促进阴的化生，使阴亦随之不足的病理过程。

8. 所谓阴损及阳，是指阴虚到一定程度时，不能滋养于阳，使阳亦随之化生不足的病理过程。

9. 阳中求阴是治疗阴虚证的方法。是在补阴的同时加用补阳药物，以增强补阴的效果。

10. 阴中求阳是治疗阳虚证的方法。是指在补阳的同时加用滋阴药物，以增强补阳的效果。

11. 阳病治阴是指用滋阴药物治疗阴虚阳亢所致虚热证的方法。又叫“滋阴降火”法。王冰称为“壮水之主，以制阳光”。

12. 阴病治阳是指用补阳药物治疗阳虚阴盛所致虚寒证的方法，又叫温阳法。王冰称为“益火之源，以消阴翳”。

三、填空题

1. 阴阳学说、五行学说
2. 某些事物和现象对立双方
3. 普遍性、相对性
4. 可分性、转化性
5. 温煦、兴奋、推动
6. 滋润、凝聚、抑制
7. 相互斗争、约束、拮抗
8. 相互资助、相互促进
9. 此消彼长、此长彼消
10. 机能亢奋，产热过剩
11. 相对偏盛，机能相对亢奋，产热相对过剩
12. 互根互用关系
13. 阳损及阴、阴损及阳
14. “益火之源，以消阴翳”
15. “壮水之主，以制阳光”

四、简答题

1. 答：阴阳是对自然界相互关联的某些事物或现象对立双方的属性概括，即涵有对立统一的概念。阴阳的特性主要表现在相关性、普遍性、相对性以及属性的规定性四个方面。

2. 答：所谓阴阳的相对性，是指各种事物或现象以及事物内部对立双方的阴阳属性不是绝对的、一成不变的，而是相对的。阴阳的相对性表现在可分特性、相互转化，以及随着划分属性的条件或前提改变时，阴阳属性也随之改变三个方面。

3. 答：阴阳的规定性体现在两个方面：一是事物阴阳属性的不可反称性。阴阳学说对事物属性的这种规定，在前提不变的情况下，已确定的属性是不变的，如寒与热的属性，寒被规定为阴，就不能反称为阳；反之，热被规定为阳，同样也不能反称为阴。二是中医学根据自身的需要，将人体内具有

温煦、推动、兴奋作用的物质及其功能规定为阳，而将人体内具有滋润、凝聚、抑制作用的物质及其功能规定为阴。

4. 答：阴阳的相互关系是阴阳学说的最核心、最基本的内容，具体言之，阴阳的相互关系主要为阴阳的相互交感所引发的对立制约、互根互用、消长平衡和相互转化关系。

5. 答：对阴阳的互根互用关系可从以下三方面加以理解：一是阴阳互藏。所谓阴阳互藏是指相互对立的阴阳双方，任何一方中都蕴涵有另一方，即阳中蕴涵有阴，阴中蕴涵有阳；二是阴阳互根，是指阴和阳互为根据、互为前提的关系，任何一方都不能脱离另一方而单独存在，任何一方都是以对方的存在为己方存在的前提和条件；三是阴阳互用，是指在阴阳相互依存的基础上，阴阳双方会出现相互促进、相互资助的关系。

6. 答：阴阳的消长平衡，是指对立互根的阴阳双方处于不断增长和消减的运动变化之中，并在彼此消长的运动过程中保持着动态平衡。这一过程包括了阴阳的相互消长和阴阳的协调平衡两个方面。阴阳的消长只是阴阳运动变化的一种形式，引起阴阳消长变化的根本原因在于阴阳的对立制约和阴阳的互根互用。在阴阳对立制约的基础上，阴阳双方可以产生此长彼消和此消彼长的两种消长过程。在阴阳互根互用的前提下，如果阴阳之间相互促进、相互为用的作用增强时，就会产生此长彼长变化；如果相互为用的作用减弱时，就会产生此消彼消的变化。事物的阴阳双方在彼此消长运动中趋于协调平衡。

7. 答：所谓阴阳的相互转化，是指对立统一的阴阳双方，在一定条件下可以向其各自相反的方面转化，阳可以转化为阴，阴可转化为阳。例如四季气候，上半年由冬至春及夏，气候由寒转热；下半年由夏至秋及冬，气候由热转寒，就属“寒极生热，热极生寒”的阴阳转化过程。

8. 答：阴阳学说在医学中的应用主要有以下六个方面：用以说明人体的组织结构；解释人体的生理功能；解释人体的病理变化；指导疾病的诊断；指导疾病的防治；用以归纳药物的性能等。

9. 答：“人生有形，不离阴阳”是《内经》对阴阳学说在说明人体组织结构方面应用的高度概括。根据阴阳对立统一的观点和阴阳可分特性，将人体结构划分为对立统一的若干部分，就大体结构而言，躯壳为阳，内脏为阴。上部、体表、皮毛、外侧为阳，下部、深层、骨肉、内侧属阴。五脏属阴，六腑属阳。五脏中的心、肺在膈上胸中为阳，肝、脾、肾在膈下腹腔为阴，每一脏腑又有阴、阳两个方面。因此《内经》说：“人生有形，不离阴阳。”

10. 答：人体的生理活动可以广泛地运用阴阳学说加以说明。就寐寤而言，白昼人体的阳气旺盛，阳主兴奋，故醒寤兴奋；黑夜人的阴气旺盛，阴对阳的制约加强，故进入睡眠状态。就物质代谢而言，精微物质属阴，产生的相关功能为阳。由精微物质转换为机能的过程，是阳长阴消；脏腑机能又促进了精微物质的化生，此为阴长阳消的过程。

11. 答：用阴阳学说解释病理主要有四方面内容：①阴阳偏盛：即“阳胜则热”，“阴胜则寒”，“阳胜则阴病”，“阴胜则阳病”。②阴阳偏衰：“阳虚则寒”，“阴虚则热”。③阴阳互损：有阳损及阴和阴损及阳。④阴阳转化：阳证转化为阴证，阴证转化为阳证。此外，还有阴阳格拒和阴阳亡失的病理变化。

12. 答：阴阳偏盛所致的病理变化主要表现在四个方面：①阳胜则热：是指在阳邪的作用下，机体的阳气偏盛，机能亢奋，产热过剩的病理，临床表现为实热证。②阳胜则阴病：这种病机是“阳胜则热”病机的发展，此时阳胜特征仍然存在，并有阴液损伤的病理。③“阴胜则寒”：指在阴邪作用下，人体阴气偏盛，机能障碍，产热相对减弱的病理，临床表现为实寒证。④“阴胜则阳病”：这是“阴胜则寒”病机的发展，在原来病机特点的基础上又有阳气受损的病理。

13. 答：阴阳互损是指阴或阳的任何一方，当其虚损到一定程度时就会涉及另一方面的病理过程。阴阳互损是在阴阳互根互用关系的前提下发生。虽然有阳损及阴和阴损及阳两个方面，但其结局只有一个，即是阴阳两虚。

14. 答：“善诊者，察色按脉，先别阴阳。”这是《内经》对阴阳学说在指导诊断方面应用的高度概括。就四诊资料而言，凡色泽鲜明的，声音洪亮有力的，呼吸声高气粗的，脉象呈浮、大、洪、滑的都属阳。反之凡色泽晦暗的，声音低微无力的，呼吸微弱的，脉象呈沉、小、细、涩的皆属阴。就证候的阴阳属性而言，凡表证、热证、实证属阳，里证、寒证、虚证属阴。所以说：“善诊者，察色按脉，先别阴阳。”

15. 答：对于阴阳偏盛所致的病证，就要运用损其有余，也叫实则泻之的原则指导治疗。阳偏盛所致的实热证，就要用属阴的寒凉药物抑制其偏亢之阳，才能消除其热，此即“热者寒之”。阴偏盛所致的实寒证，就要用属阳的温热药物抑制其偏盛之阴，才能消散其寒，此即“寒者热之”。

16. 答：药物的性质有寒、热、温、凉，其中热性、温性属阳，寒性、凉性属阴。药味有酸、苦、甘、辛、咸、淡、涩，其中辛、甘、淡味属阳，酸、苦、咸、涩属阴。

五、论述题

1. 答：哲学是关于世界观的学问，是人们对物质世界（包括自然科学、人类科学、社会和思维科学）最一般规律的理性认识。中国古代哲学是中国古代的世界观和方法论，是人们用以解释物质世界的发生、发展、变化规律的知识基础。任何一门自然科学的形成和发展，都必然地要接受一定哲学思想的支配。中医学在其理论建构过程中毫无例外地受到当时先进的具有唯物辩证思想的精气学说、阴阳学说和五行学说的影响，把零散的、原始的、初级的医疗实践经验，通过归纳总结和分析研究，使之逐步地系统化，将感性的医疗知识升华到理性的医学理论，使之成为比较完整系统的医学理论体系。这些哲学思想被广泛地运用到中医理论的各个层面，并且与医学内容融为一体。可以毫不夸张地说，如果没有这些哲学思想的影响，就不可能构建目前所能认识的中医学的理论体系。

2. 答：阴阳学说是研究阴阳的内涵及其运动规律，并用以阐释宇宙万物的发生、发展、变化规律的哲学理论。阴阳学说在中医理论的建构过程中发挥了十分重要的作用，广泛地运用阴阳的相互交感、对立制约、互根互用、消长平衡和相互转化关系，解释人体的组织结构、生理功能、病理变化，指导疾病的诊断、防治及养生康复等，在各个层面，与医学内容紧密地融为一体。因此说，阴阳学说虽属哲学范畴，但却成为中医理论体系中不可分割的组成部分。

3. 答：阴阳的特定性质主要有四个方面：其一，相关性。相关性也称为关联性，是指用阴阳所分析的对象应当是同一范畴、同一层面的事物或现象，只有相关联的事物，或同一事物内部的两个方面，才可以用阴阳加以解释和分析。如上与下、冷与热是相关联的，就可用阴阳去归纳。而上与冷、下与热就是不相关联的，因而就不能用阴阳进行归纳。其二，普遍性。普遍性也称广泛性，是指阴阳被广泛地用以解释天地间的万事万物，故《内经》有“阴阳者，天地之道也，万物之纲纪”之论，就充分体现了阴阳的普遍性。其三，相对性。是指各种事物或现象及事物内部对立双方的阴阳属性不是绝对的、一成不变的，而是相对的。其相对性又表现在阴阳的可分性、阴阳的相互转化，以及划分事物阴阳属性前提或条件改变时，事物的阴阳属性也会随之改变等方面。其四，规定性。阴阳的规定性又体现在事物阴阳属性的不可反称性（即不可反称性），以及中医学根据自身理论的需要，对人体特定的物质及其功能进行阴和阳属性的规定。

4. 答：阴阳的相对性，是指各事物及其内部双方的阴阳属性是相对的而不是绝对的。其相对性表现在三个层面：其一，阴阳的可分性。阴阳的可分性是指属阴或属阳的事物内部还可再分为阴阳两个方面。这一特性用以解释人体结构，即躯壳为阳，内脏为阴，而属阴的内脏中，六腑属阳，五脏属阴。属阴的五脏中心、肺为阳脏，肝、脾、肾为阴脏，每一脏腑又有阴、阳两个方面，如心阴、心阳，肾阴、肾阳等。其二，事物的阴阳属性在一定条件下可以转化。如人体气化活动中，物质属阴，脏腑机能属阳，二者可以转化。其三，当划分事物阴阳属性的前提改变时，事物的阴阳属性亦随之改变。例如肺在上焦属阳，肝居下焦属阴。如果以脏腑之气的升降运动规律来划分其阴阳属性，则肺气以降为主属阴，肝气上升主动则属阳。上述三方面均体现了阴阳的相对性。

5. 答：阴阳的规定性表现在两个方面：一是事物阴阳属性的不可反称性。这是指在划分事物阴阳属性前提不变的情况下，所规定事物的阴阳属性是不变的。就中医理论而言，划分事物阴阳属性的前提有：①物质的温度，如冷热；②气象变化，如晴、阴；③时间段，如昼夜、冬夏；④方位空间，如上下、内外；⑤物体的性状，如有形、无形；⑥运动状态，如升降、出入。二是中医理论中严格规定的阴和阳。中医理论根据自身的需要，将人体内具有温煦、推动、兴奋作用的物质及其功能规定为阳，而将人体内具有滋润、凝聚、抑制作用的物质及其功能规定为阴。正因为有这种规定，中医理论中将相应物质及其功能不足称为“阳虚”，或“阴虚”，就用特定的药物通过“补阳”或“补阴”加以调治。因此中医理论中的阴虚、阳虚、补阴、补阳都具有在严格规定性之下的特定内涵。

6. 答：所谓阴阳的消长平衡，是指对立互根的阴阳双方处于不断增长和消减的运动变化之中，并在彼此消长的运动过程中保持着动态平衡。这一过程包括了阴阳的相互消长和阴阳的协调平衡两个方面。在相互消长中又有两种情况：①存在着对立制约关系中的彼此消长。具体言之，有此长彼消，如“阳胜则阴病，阴胜则阳病”者是。也有此消彼长，如春夏季节，阴寒之气减少的同时阳热之气增加，所以气候由寒转热者是。②阴阳互根互用中的彼此消长。具体言之有此长彼亦长，如进食后胃肠消化吸收了属阴的精微物质，同时也增加了属阳的体能，即属于阴长阳亦长。也有此消彼亦消，如饥饿状态下，属阴的精微物减少的同时，属阳的体能亦随之减退，即属于阴消阳亦消。在阴阳的协调平衡关系中，阴阳通过彼此消长的运动，稳定在一定限度内的和谐、匀平状态。这种状态又称为“阴阳自和”。

7. 答：阴阳互根互用关系表现在三个层面：其一，阴阳互藏。是指相互对立的阴阳双方，任何一方中都蕴涵有另一方，即阳中蕴涵有阴，阴中蕴涵有阳。其二，阴阳互根。是指阴和阳互为根据、互为前提的关系，任何一方都不能脱离另一方而单独存在，任何一方都是以对方的存在为己方存在的前提和条件。其三，阴阳互用。是指在阴阳相互依存的基础上，阴阳双方会出现相互促进、相互资助的关系。阴阳互根互用关系的意义在于：①是确定事物阴阳属性的依据。阴阳互根关系决定了事物的关联性，事物只有存在着相互依存的关联性才能划分其阴阳属性。②是事物发展变化的条件。只有相互关联的事物之间才具有相互促进、共同发展变化的条件和动力。不相关联的事物就不具备相互促进的条件。正因为如此，调理阴阳治则中的“阳中求阴、阴中求阳”之法就是以此为理论依据制订的。③是阴阳转化的内在根据。能够相互转化的事物必须以互根为基础，否则就不可能发生转化。

8. 答：就发病机理而言，关系到正气与邪气两个方面。阴阳学说认为人体正气有阴精和阳气之分，病因有阴邪和阳邪之别。在病邪的作用下，机体的阴阳失调会产生偏盛、偏衰、互损、转化、格拒、亡失诸方面的病理变化。就阴阳偏盛而言，就会有“阳胜则热”（实热证的病机）、“阳胜则阴病”（热证伴有伤津的病机），“阴胜则寒”（实寒证的病机）、“阴胜则阳病”（寒证伴有伤阳的病机）等不同的病理状态。就“阴阳偏衰”而言，就有“阳虚则寒”（虚寒证的病机）、“阴虚则热”（虚热证的病机）的病理变化。就阴阳互损言之，由于阴阳互根互用，所以有“阳损及阴”、“阴损及阳”两种病理过程，二者均可发展为阴阳两虚证。就阴阳转化言之,在一定条件下,阳证可以转化为阴证、阴证可以转化为阳证。此外还有阴阳亡失中的亡阴、亡阳,以及阴阳格拒中的“阳盛格阴”(真热假寒证的病机)和“阴盛格阳”(真寒假热证的病机)的不同病理。

9. 答：阴阳学说在指导疾病诊断方面的应用主要表现在两个方面。一是根据阴阳的特性对四诊资料进行阴阳属性归类，如凡属色泽鲜明的、声音高亢洪亮有力的、呼吸音急促有力的、排出物色黄质稠的、口渴喜冷饮的、脉数有力、浮、大、洪、滑的均属阳，而色泽晦暗的、声音低微断续无力的、呼吸低微的、排出物色淡质稀的、不渴或渴喜热饮的、脉迟无力、沉、小、细、涩的均属阴。二是对所辨证候进行阴阳属性归类，如表证、实证、热证属阳证，里证、虚证、寒证属阴证等。所以《素问·阴阳应象大论》高度概括说：“善诊者，察色按脉，先别阴阳。”

10. 答：用阴阳学说指导疾病的治疗，主要表现在治则治法的确立和药物的选择方面。阴阳失调的病理虽然有多种，但以阴阳的偏盛和阴阳的偏衰为最基本的病理变化，对阴阳偏盛所致病证的治疗原则是“损其有余”（也叫“实则泻之”），若阳偏盛所致的实热证，其具体治法为“热者寒之”；若阴偏盛所致的实寒证，其具体治法是“寒者热之”。对阴阳偏衰所致病证的治则是“补其不足”（也叫“虚则补之”），若“阳虚则寒”而致的虚寒证，当用“阴病治阳”之法；若“阴虚则热”而致的虚热证，当用“阳病治阴”之法。对阴阳偏衰之久病者，可据阴阳互根的原理，分别采用阳中求阴和阴中求阳之法治之。对药物的选择要据寒凉之性的药物属阴，温热之性药物为阳，以及辛、甘、淡味药属阳，酸、苦、咸、涩之味的药属阴的原则，针对不同病情选择不同阴阳属性的药物进行组方治疗。

第二节　五行学说

习题

一、选择题

（一）A_1 型题

1. 五行学说中“木”的特性是(　　)

A. 炎上　　B. 稼穑
C. 润下　　D. 从革
E. 曲直

2. 下列哪一项不属于五行之“金”(　　)

A. 六腑之大肠　　B. 五体之皮毛
C. 五志之恐　　D. 五化之收
E. 五色之白

3. 下列除哪项外，均属五行之“土”(　　)

A. 五脏之脾　　B. 六腑之胃
C. 五志之悲　　D. 五官之口
E. 五气之湿

4. 下列属于母子关系的是(　　)

A. 水和火　　B. 土和金
C. 金和木　　D. 木和土
E. 金和火

5. 下列归属五行之“土”的是(　　)

A. 目　　B. 舌
C. 口　　D. 鼻
E. 耳

6. 下列归属于五行之“金”的是(　　)

A. 筋　　B. 脉
C. 肉　　D. 皮
E. 骨

7. 下列归属于五行之“水”的是(　　)

A. 恐　　B. 脉
C. 肉　　D. 皮
E. 怒

8. 在五行学说中，“长夏”的五行属性是(　　)

A. 木　　B. 火
C. 土　　D. 金
E. 水

9. 五脏中的“脾”属土，主要采用的是下列何种方法归类的(　　)

A. 取象比类法　　B. 推演络绎法
C. 以表知里法　　D. 试探法
E. 反证法

10. 五官中的“目”属木，主要采用的是下列何种方法归类的(　　)

A. 比较　　B. 演绎
C. 类比　　D. 试探
E. 反证

11. 下列五行生克关系中哪项表述是错误的(　　)

A. 木克土　　B. 火生土
C. 火克水　　D. 金生水
E. 金克木

12. 按五行生克的关系，肝为脾之(　　)

A. 母　　B. 子
C. 所胜　　D. 所不胜
E. 以上都不是

13. 按五行生克规律，木的所不胜之子是(　　)

A. 木　　B. 火
C. 土　　D. 金
E. 水

14. 下列不属五行相生关系传变的是(　　)

A. 肝火犯肺　B. 肾病及肝
C. 心病及肝　D. 脾病传肺
E. 肺病及肾

15. “肝火犯肺”属于(　　)
A. 子病犯母　B. 相克
C. 相乘　D. 相侮
E. 母病及子

16. 脾病传肾属于(　　)
A. 相克　B. 相侮
C. 母病及子　D. 相乘
E. 子病及母

17. 按五行生克规律，肺的“所不胜”之脏是(　　)
A. 脾　B. 心
C. 肾　D. 肝
E. 以上都不是

18. 按五行生克规律，肾的“所不胜”之脏是(　　)
A. 心　B. 肝
C. 脾　D. 肺
E. 膀胱

19. 按五行生克规律，肝的“所胜”之脏是(　　)
A. 心　B. 肺
C. 肾　D. 胆
E. 脾

20. 在五行学说中，不属肝病诊断依据的是(　　)
A. 面色青　B. 喜食酸味
C. 易怒　D. 目赤
E. 脉洪

21. 在五行学说中，不属心病诊断依据的是(　　)
A. 面色赤　B. 喜笑无常
C. 喜食酸味　D. 舌赤
E. 脉洪

22. 在五行学说中，不属脾病诊断依据的是(　　)
A. 面色萎黄　B. 口泛甜味
C. 唇淡无华　D. 多唾
E. 肌肉消瘦

23. 在五行学说中，不属肾病诊断依据的是(　　)
A. 面见黑色　B. 善恐
C. 易骨折　D. 流涎
E. 耳聋

24. 在五行学说中，不属肺病诊断依据的是(　　)
A. 面色白　B. 易悲
C. 爪甲枯槁　D. 鼻塞
E. 流涕

25. 属于五行相生规律传变的是(　　)
A. 木旺乘土　B. 土虚木乘
C. 木火刑金　D. 水不涵木
E. 土虚水侮

26. 按五行生克乘侮的关系，肾病及脾者属于(　　)
A. 母病及子　B. 子病犯母
C. 相乘　D. 相侮
E. 相克

27. 脾病及肝在五行学说中属于(　　)
A. 相乘　B. 反侮
C. 母病及子　D. 相克
E. 子病犯母

28. 根据五行生克乘侮规律，肺病及肝的病理传变属于(　　)
A. 相乘　B. 相侮
C. 母病及子　D. 子病及母
E. 相克

29. 下列属于相侮传变规律的是(　　)
A. 心病及脾　B. 脾病及肝
C. 脾病及心　D. 脾病及肾
E. 肾病及肺

30. 下列属于“子病犯母”传变规律的是(　　)
A. 脾病及肺　B. 脾病及肾

C. 肝病及肾　　D. 肝病及心

E. 肺病及心

31. 下列属于“母病及子”传变规律的是(　　)

A. 肺病及肾　　B. 肝病及肾

C. 心病及肝　　D. 肺病及心

E. 脾病及肾

32. 据五行相克理论确立的治法是(　　)

A. 培土生金　　B. 滋水涵木

C. 金水相生　　D. 佐金平木

E. 益火补土

33. 据五行相生理论确定的治法是(　　)

A. 佐金平木法　B. 扶土抑木法

C. 引火归元法　D. 培土制水法

E. 金水相生法

34. 泻南补北法适用于(　　)

A. 肾阴虚而相火妄动

B. 心阴虚而心阳亢

C. 肾阴虚而心火旺

D. 肾阴虚而肝阳上亢

E. 肾阳虚损而心火浮越

35. 滋水涵木法适用于(　　)

A. 肾阴不足而肝阳偏亢

B. 脾肾阳虚证

C. 心肾不交证

D. 肺肾阴虚证

E. 心脾两虚证

36. 佐金平木法的适应证是(　　)

A. 肝旺脾虚证　B. 肝火犯肺证

C. 心脾两虚证　D. 肝肾阴虚证

E. 肺肾阴虚证

37. 扶土抑木法的适应证是(　　)

A. 肝旺脾虚证　B. 肝火犯肺证

C. 心肝火热证　D. 脾肾阳虚证

E. 心肾不交证

38. 金水相生法的适应证是(　　)

A. 肝脾不调证　B. 肺肾阴虚证

C. 肺脾气虚证　D. 脾肾阳虚证

E. 肝肾阴虚证

(二) B_1 型题

A. 酸　　B. 苦

C. 甘　　D. 辛

E. 咸

1. 五味的五行归类中属于“金”的味是(　　)

2. 五味的五行归类中属于“水”的味是(　　)

A. 青　　B. 赤

C. 黄　　D. 白

E. 黑

3. 根据五行归类属于“土”的颜色为(　　)

4. 根据五行归类属于“火”的颜色为(　　)

A. 思　　B. 怒

C. 悲　　D. 恐

E. 喜

5. 在五志的五行归类中属于“火”的情志是(　　)

6. 在五志的五行归类中属于“木”的情志是(　　)

A. 肝　　B. 心

C. 脾　　D. 肺

E. 肾

7. 面青、嗜食酸味、脉弦，病多在(　　)

8. 面赤、口苦、脉数，病多在(　　)

A. 肺病影响心　B. 肺病影响肝

C. 肺病影响肾　D. 肺病传脾

E. 脾病传肾

9. 属于母病及子的是(　　)

10. 属于子病犯母的是(　　)

A. 相乘　　B. 相侮

C. 相克　　D. 母病及子

E. 子病犯母

11. 脾病及肾属于(　　)

12. 肺病及心属于(　　)

A. 滋水涵木法　B. 益火补土法

C. 培土生金法　D. 金水相生法

E. 抑木扶土法

13. 温肾阳以补脾阳的治法是(　　)

14. 用泻肝健脾法治疗肝旺脾虚证的方法又称(　　)

A. 升发、条达　B. 温热、升腾

C. 清洁、肃降　D. 生化、承载

E. 寒润、下行

15. 火的特性，近代引申为(　　)

16. 金的特性，近代引申为(　　)

A. 取象比类法　B. 推演络绎法

C. 以表知里法　D. 比较法

E. 试探法

17. 日出东方，与木之升发特性相似，故东方归属于木。这种归类方法为(　　)

18. 已知肾属水，由于肾合膀胱，主骨，故膀胱、骨的属性亦属于水。这种归类方法为(　　)

(三) X 型题

1. 五行学说的基本内容是(　　)

A. 五行的生克乘侮

B. 五行的特性

C. 五行的生克规律

D. 事物的五行属性推演和归类

E. 五行的乘侮规律

2. “土爰稼穑”是指土具有(　　)

A. 生化作用　B. 收敛作用

C. 滋润作用　D. 受纳作用

E. 承载作用

3. “补母泻子”的治疗原则适用于(　　)

A. 子病犯母　B. 母病及子

C. 肺病及肝　D. 肾病及脾

E. 肾病及肝

4. 具有“所胜、所不胜”关系的是(　　)

A. 木和火　B. 水和金

C. 土和水　D. 水和火

E. 木和金

5. 具有“生我”、“我生”关系的是(　　)

A. 木和火　B. 火与土

C. 水和金　D. 金与木

E. 木与土

6. 根据五行学说理论，下列哪些征象可作为肝病的诊断依据(　　)

A. 面见青色　B. 头发稀疏

C. 喜食酸味　D. 爪甲枯槁

E. 两目干涩

7. 根据五行学说理论，下列哪些征象可作为心病的诊断依据(　　)

A. 面见赤色　B. 急躁易怒

C. 口泛甜味　D. 齿槁耳聋

E. 舌尖红赤

8. 根据五行学说理论，下列哪些征象可作为肾病的诊断依据(　　)

A. 面见黄色　B. 二便不利

C. 口味苦　D. 牙齿枯槁

E. 耳鸣耳聋

9. 下列属于“子盗母气”传变规律的是(　　)

A. 心病及肝　B. 肺病及肾

C. 肝病及肾　D. 肾病及肺

E. 脾病及肝

10. 根据五行生克乘侮规律，属于“反向相克致病”的有(　　)

A. 肝病及脾　B. 肝病及肺

C. 脾病及肾　D. 肺病及肝

E. 心病及肾

11. 根据五行生克乘侮规律，属于“相克太过致病”的有(　　)

A. 肝病色青见缓脉

B. 肺病色白见弦脉

C. 心病面赤见沉脉

D. 肾病色黑见洪脉

E. 肝病色青见沉脉

12. 根据五行生克乘侮规律，属于病传于“我生”之脏的有(　　)

A. 肾病及肝　B. 脾病及心

C. 脾病及肺　D. 肝病及心

E. 肺病及脾

二、词语解释

1. 五行
2. 木曰曲直
3. 火曰炎上
4. 土爰稼穑
5. 金曰从革
6. 水曰润下
7. 五行相生
8. 五行相克
9. 五行制化
10. 五行相乘
11. 五行相侮
12. 母病及子
13. 子病犯母
14. 虚则补其母
15. 实则泻其子
16. 取象类比

三、填空题

1. 凡具有________等作用或特性的事物属“木”。

2. 凡具有________等作用或特性的事物属“火”。

3. 凡具有________等作用或特性的事物属“土”。

4. 凡具有________等作用或特性的事物属“金”。

5. 凡具有________等作用或特性的事物属“水”。

6. 五行学说是以________为依据对事物进行属性归类的。

7. 五行学说对事物进行属性归类主要有________两种方法。

8. 土的“所不胜”之子是________。

9. 火的“所胜”之母是________

10. 用五行相生规律解释的病理有________两种类型。

11. 用五行相克规律解释的病理有________两种类型。

12. 据五行相生理论制订的治疗原则是________。

13. 据五行相克理论制订的治疗原则是________。

14. 疾病从________的传变称为“母病及子”。

15. 疾病从________的传变称为“子病犯母”。

16. 疾病从________的传变称为“相乘”。

17. 疾病从________的传变称为“相侮”。

四、简答题

1. 何谓五行？各自的特性是什么？

2. 事物五行属性归类的依据是什么？主要方法是什么？

3. 何谓五行相生？其顺序是什么？关系是什么？举例说明。

4. 何谓五行相克？其顺序是什么？关系是什么？举例说明。

5. 何谓五行相乘？产生相乘的条件是什么？

6. 何谓五行相侮？产生相侮的条件是什么？

7. 如何运用五行学说说明人体的生理活动？

8. 何谓五行相生？如何运用五行相生理论说明五脏间的病理联系？举例说明。

9. 何谓五行相克？如何运用五行相克理论说明五脏间的病理联系？举例说明。

10. 中医学从哪几方面运用五行学说指导五脏疾病的诊断？

11. 用五行相生理论制订的治疗原则是什么？常用治法及其适应证是什么？

12. 用五行相克理论制订的治疗原则是什么？常用治法及其适应证是什么？

13. 如何应用五行学说指导脏腑用药？

五、论述题

1. 简述五行学说对中医理论建构的影响。

2. 举例说明事物的五行属性归类。

3. 简述五行的生克及制化关系。

4. 试论五行学说在说明脏腑生理方面的应用。

5. 试论五行学说在说明五脏病传方面的应用。

6. 试论五行学说在指导五脏系统疾病诊断方面的应用。

7. 试论五行相生理论在指导五脏疾病治疗中的应用。

8. 试论五行相克理论在指导五脏疾病治疗中的应用。

9. 试论五行学说在指导针刺选穴中的应用。

10. 试论五行学说在指导脏腑用药中的应用。

答案

一、选择题

（一）A_1 型题

1. E　答案分析：《尚书·洪范》说："木曰曲直。"

2. C　答案分析：恐的五行属性为"水"。

3. C　答案分析：悲的五行属性为"金"。

4. B　答案分析：土能生金，故土和金属母子关系。

5. C　答案分析：口为脾之"官窍"，脾属土，故"口"亦属土。

6. D　答案分析：在五体的五行属性归类中，"皮"属金。

7. A　答案分析：在五志的五行属性归类中，"恐"属于水。

8. C　答案分析：在季节的五行属性归类中，"长夏"属土。

9. A　答案分析：脾的五行属性为土是运用取象比类法进行归类的。因为脾胃像土能长养万物一样为全身提供所需的营养，故将其五行属性归于"土"。

10. B　答案分析："目"的属性为木是运用间接的演绎法进行归类的，因为肝属木，故其所开窍的目亦属于木。

11. C　答案分析："克"表示五行间的正常制约关系，"乘"、"侮"用以表述五行间异常的制约关系，正常状态下是"水克火"，异常状态下当为"水乘火"或"火侮水"，故"火克水"的表述是错误的。

12. D　答案分析：肝与脾为相克关系，《内经》称相克为所不胜与所胜关系。肝木克脾土，故肝为脾的所不胜。

13. E　答案分析：木的所不胜为"金"，金能生水，水为金之子。

14. A　答案分析：肝火犯肺又称为"木火刑金"，是肝木太旺反侮肺金所致，是相克关系失常所致，而不属五行相生传变。

15. D　答案分析："肝火犯肺"是反向相克为病，属"相侮"传变。

16. D　答案分析：脾病传肾是相克太过为病，属相乘传变。

17. B　答案分析：肺属金，心属火，火能克金，故心火为肺金的“所不胜”之脏。

18. C　答案分析：肾属水，脾属土，土能克水，故脾土为肾水的“所不胜”之脏。

19. E　答案分析：肝属木，脾属土，木能克土，故脾土为肝木的“所胜”之脏。

20. E　答案分析：洪脉的五行属性为火，主心病，故不属肝病的诊断依据。

21. C　答案分析：酸的五行属性为木，喜食酸味多主肝病，故不属心病的诊断依据。

22. D　答案分析：唾为肾之液，五行属性为“水”，故不属脾病的诊断依据。

23. D　答案分析：涎为脾之液，五行属性为“土”，故不属肾病的诊断依据。

24. C　答案分析：爪甲为肝的外华，五行属性为“木”，故不属肺病的诊断依据。

25. D　答案分析：水不涵木是指肾阴不足不能滋养肝阴，而致肝阳偏亢之证的病机。肾属水为母，肝属木为子，故属相生规律致病。

26. D　答案分析：脾属土，肾属水，土能克水。肾病及脾为反向相克为病，故为相侮。

27. B　答案分析：脾属土，肝属木，木能克土。脾病及肝为反向相克为病，故为“反侮”。

28. A　答案分析：肺属金，肝属木，金能克木，肺病及肝属相克太过为病，故为“相乘”。

29. B　答案分析：肝属木，脾属土，木能克土，故脾病及肝为“相侮”致病。

30. C　答案分析：水生木，肾属水为母，肝属木为子，故肝病及肾为“子病犯母”。

31. A　答案分析：金生水，肺属金为母，肾属水为子，故肺病及肾为“母病及子”。

32. D　答案分析：肺属金，肝属木，金能克木，故“佐金平木法”是据五行相克理论确定的治法。

33. E　答案分析：肺属金为母，肾属水为子，故“金水相生法”是据五行相生理论确定的治法。

34. C　答案分析：肾应北方水，心应南方火，故“泻南补北法”适用于肾阴虚而心火旺的心肾不交证。

35. A　答案分析：肾属水，肝属木，肝肾阴液互济，故滋水涵木法适用于肾阴不足而肝阳偏亢之证。

36. B　答案分析：肝属木，肺属金，肝木太旺反侮肺金时，就当在抑强扶弱的原则指导下选用佐金平木之法治之。

37. A　答案分析：肝属木，脾属土，肝木太旺横犯脾土之肝旺脾虚证当用扶土抑木之法治之。

38. B　答案分析：肾属水，肺属金，肺肾的阴液相互调济，故金水相生法适用于肺肾阴虚之证。

（二）B_1 型题

1. D　答案分析：在五味的五行属性归类中，辛味属性为“金”。

2. E　答案分析：在五味的五行属性归类中，咸味属性为“水”。

3. C　答案分析：在五色的五行属性归类中，黄色属性为“土”。

4. B　答案分析：在五色的五行属性归类中，赤色属性为“火”。

5. E　答案分析：在五志的五行属性归类中，喜的属性为“火”。

6. B　答案分析：在五志的五行属性归

类中，怒的属性为“木”。

7. A　答案分析：肝脏、酸味、青色、弦脉的五行属性均为“木”，故其病位在肝。

8. B　答案分析：心脏、苦味、赤色、数脉的五行属性均为“火”，故其病位在心。

9. C　答案分析：肺属金为水之母，肾属水为金之子，故肺病影响肾属母病及子的病传规律。

10. D　答案分析：肺属金为土之子，脾属土为金之母，故肺病传脾属于子病犯母的传变规律。

11. A　答案分析：脾属土为肾之“所不胜”，肾属水为脾之“所胜”，故脾病及肾属相克太过为病的“相乘”。

12. B　答案分析：肺属金为火之“所胜”，心属火为金之“所不胜”，故肺病及心属反克为病的“相侮”。

13. B　答案分析：肾阳即命门之火，具有温运脾胃之阳的作用，故温肾阳以补脾阳的治法又叫“益火补土法”。

14. E　答案分析：抑木扶土法适应于肝旺脾虚之证，所以泻肝健脾法又称为“抑木扶土法”。

15. B　答案分析：将“火曰炎上”引申为凡是具有温热、升腾作用或特性的事物，其属性归类为“火”。

16. C　答案分析：凡是具有清洁、肃降作用或特性的事物，其五行属性归类为“金”。

17. A　答案分析：因为日出东方主阳气的升发，木之性升发，故用直接的取象比类方法将之属性归为“木”。

18. B　答案分析：根据已知的肾的五行属性来推知未知的与肾密切相关的膀胱和骨五行属性，这种认识方法为“推演络绎法”。

（三）X 型题

1. A、B、C、D、E　答案分析：五行的特性、事物的五行属性推演和归类、五行的相生、相克规律、五行的相乘、相侮规律都是五行学说的基本内容。

2. A、D、E　答案分析：“土爰稼穑”，引申为凡是具有生化、承载、受纳作用的事物，其属性均可归纳为“土”。

3. A、B、E　答案分析：“补母泻子”原则适用于母子关系失调所致的病证，无论是“母病及子”还是“子病犯母”，或者肾病及肝的具体证候，均在这一治则的应用范围之中。

4. C、D、E　答案分析：土和水、水和火、木和金都属相克关系，相克关系在《内经》中称为“所胜”与“所不胜”的关系。

5. A、B、C　答案分析：木和火、火和土、水和金都为相生关系，相生关系在《内经》中又称为“生我”与“我生”的关系。

6. A、C、D、E　答案分析：因为肝脏与青色、酸味、爪甲、双目的五行属性均属木，故此四者可作为肝病的定位诊断依据。

7. A、E　答案分析：因为面部、赤色、舌与心脏的五行属性均为火，故此可作为心病的定位诊断依据。

8. B、D、E　答案分析：因为耳、齿与肾的五行属性为水，肾又开窍于二阴，故此三者均可作为肾病的定位诊断依据。

9. A、C、D　答案分析：因为在木与火的关系中心属火为子，肝属木为母；在木与水的关系中肝属木为子，肾属水为母；金与水关系中肾属水为子，肺属金为母，故此三种病理传变属“子盗母气”的传变规律。

10. B、E　答案分析：因为金克木，肝属木为“所胜”，肺属金为“所不胜”；水克火，心属火为“所胜”，肾属水为“所不胜”，故此二者为反向相克致病的相侮。

11. A、B、D 答案分析：因为“相克太过致病”即是“相乘”，肝病色青见缓脉、肺病色白见弦脉、肾病色黑见洪脉，均为相乘而传。

12. A、C、D 答案分析：因为“我生”者为子，病传于“我生”之脏即是“母病及子”，肾、脾、肝分别是肝、肺、心的母脏，所以均属“母病及子”。

二、词语解释

1. 五行是对木、火、土、金、水五类事物属性的概括。

2. “木曰曲直”是指五行中的木具有生长、升发、舒畅、条达的作用或特性。

3. “火曰炎上”是指五行中的火具有温热、向上、升腾的作用或特性。

4. “土爰稼穑”是指五行中的土具有生化、承载、受纳的作用或特性。

5. “金曰从革”是指五行中的金具有肃杀、收敛、清洁的作用或特性。

6. “水曰润下”是指五行中的水具有寒凉、滋润、向下运动的作用或特性。

7. 五行相生是指木、火、土、金、水之间存在着有序的递相资生、助长和促进的关系。

8. 五行相克是指木、火、土、金、水之间存在着有序的递相克制、制约的关系。

9. 五行制化是指五行之间既相互资生，又相互制约，生中有克，克中有生，以维持事物间协调平衡的正常状态。

10. 五行相乘即相克太过，是指五行中的某一行对其所胜一行的过度制约或克制。

11. 五行相侮即反向制约，是指五行中的某一行对其所不胜一行的反向制约或克制，又叫“反克”，或者“反侮”。

12. 母病及子，是指疾病从母脏波及到子脏的过程。

13. 子病犯母，是指疾病从子脏波及母脏的过程。又称“子病累母”、“子盗母气”。

14. 虚则补其母，指母子两脏关系失调的虚证，采用以补母脏为主的方法进行治疗的原则。

15. 实则泻其子，指母子两脏关系失常的实证，采用以泻子脏为主的方法进行治疗的原则。

16. 取象类比，又叫取象比类法，是一种通过观察事物外在形象、表征，经过分析比较而进行归类的一种认识方法。

三、填空题

1. 生长、升发、舒畅、条达
2. 温热、向上、升腾
3. 生化、承载、受纳
4. 肃杀、收敛、清洁
5. 寒凉、滋润、向下运动
6. 五行的特性
7. 取象类比和推演络绎
8. 火
9. 土
10. 母病及子、子病犯母
11. 相乘、相侮
12. 补母、泻子（或“虚则补其母”、“实则泻其了”）
13. 抑强扶弱
14. 母脏传到子脏
15. 子脏传到母脏
16. 所不胜之脏波及所胜之脏
17. 所胜之脏波及所不胜之脏

四、简答题

1. 答：所谓五行是对木、火、土、金、水五类事物属性的概括。其特性分别为：“木曰曲直”，引申为生长、升发、舒畅、条达；“火曰炎上”，引申为温热、升腾；“土爰稼穑”，引申为生化、承载、受纳；“金曰从革”，引申为肃杀、收敛、清洁；“水曰润下”，引申为寒凉、滋润、向下运动。

2. 答：事物五行属性归类的依据是五行的特性，即“木曰曲直，火曰炎上，土爰稼穑，金曰从革，水曰润下”。归类的主要方法有二：一是直接的取象比类法，二是间接的推演法。

3. 答：所谓五行相生，是指木、火、土、金、水之间存在着有序的递相资生、助长和促进的关系。其顺序是：木$\xrightarrow{生}$火$\xrightarrow{生}$土$\xrightarrow{生}$金$\xrightarrow{生}$水$\xrightarrow{生}$木……其关系称为母子关系，也叫“生我”和“我生”的关系。如木生火，木为火之母，火为木之子。

4. 答：所谓五行相克，是指木、火、土、金、水之间存在着有序的递相克制、制约的关系。其顺序是：木$\xrightarrow{克}$土$\xrightarrow{克}$水$\xrightarrow{克}$火$\xrightarrow{克}$金$\xrightarrow{克}$木……其关系称为“克我”与“我克”关系，也叫做“所不胜”与“所胜”关系。例如水克火，水是火的“克我”（即“所不胜”），火是水的“我克”（即“所胜”）。

5. 答：所谓五行相乘，是指五行之间的相克太过，即五行中的某一行对其所胜一行的过度制约或克制。相乘的形成条件有三：一是“所不胜”（即“克我”）一方太过；二是“所胜”（即“我克”）一方不及；三是既有“所不胜”的太过，又有“所胜”的不足。三个条件中的任何一条均可产生“五行相乘”。

6. 答：所谓五行相侮，即反向制约，是指五行中的某一行对其所不胜一行的反向制约或克制，又叫“反克”，或者“反侮”。其形成条件有三：一是“所胜”（即“我克”）一方太过；二是“所不胜”（即“克我”）一方不足；三是既有“所胜”太过，又有“所不胜”不足。三个条件中的任何一条均可产生五行相侮。

7. 答：五行学说从四个方面说明人体的生理活动：①用五行归类的理论，解释人体的组织结构，将人体连接成一个以五脏为中心的结构系统；②用五行的特性解释五脏的生理活动；③以五行生克制化理论说明脏腑之间的有机联系；④用五行归类理论说明人与自然环境的统一性。

8. 答：所谓五行相生，是指木、火、土、金、水之间存在着有序的递相资生、助长和促进的关系。用五行相生理论说明五脏病变的传变有母病及子和子病犯母两个方面的内容，如木能生火，所以肝病及心的过程即是“母病及子”，心病波及于肝的过程就是“子病犯母”。

9. 答：所谓五行相克，是指木、火、土、金、水之间存在着有序的递相克制、制约的关系。用五行相克理论说明五脏病变的传变有相乘和相侮两方面内容，如木能克土，所以肝病及脾的过程就属相乘，反之脾病及肝的过程就为相侮。

10. 答：中医学主要从三个方面运用五行学说指导五脏系统疾病的诊断。其一，指导五脏系统疾病的定位诊断，如面见青色、口中泛酸、脉弦即为肝病；其二，判断五脏疾病的传变趋势，如面见赤色、其脉缓，为心病及脾的“母病及子”传变；其三，推测五脏系统疾病的预后转归。

11. 答：用五行相生理论制订的治疗原则是补母泻子。常用的治疗方法有滋水涵木法，用以治疗肝肾阴虚、肝阳上亢证；益火补土法，用以治疗脾肾阳虚之证；金水相生法，用以治疗肺肾阴虚证；培土生金法，用以治疗肺脾气虚证。

12. 答：用五行相克理论制订的治疗原则是抑强扶弱。常用的治法有抑木扶土法，用以治疗肝旺脾虚证；培土制水法，用以治疗脾肾阳虚的水肿证；佐金平木法，用以治疗肝火犯肺证；泻南补北法，用以治疗心火旺肾阴虚的心肾不交证。

13. 答：五行学说运用五行归类的理论，将五脏、六腑、五体、五官和药物的五色、五味归属于五行，根据“同气相求”的理论原则，某种色、味的药物常与同一类的脏腑有“归走”关系，如色青、味酸的药物能归走于肝系统而治肝系统的疾病，色赤、味苦的药物能归走于心系统而治心系统的疾病，色黄味甘的药物能归走于脾系统而治脾系统的疾病等。

五、论述题

1. 答：五行学说形成于春秋战国时代，是研究木、火、土、金、水五类事物属性的内涵、特征、归类方法以及调节机制，并用以解释自然界万物的发生、发展、变化及相互联系的一种古代哲学理论，是中国古代的唯物辩证观和方法论，涵有原始质朴的系统论思想。中医学在理论建构时，应用五行归类的理论，将人体的组织结构分属于肝、心、脾、肺、肾五脏系统之中，从而奠定了藏象学说的理论基础。运用五行的特性来解释和阐发五脏的生理功能及其特性，运用五行生克制化的理论，阐发五脏系统之间的复杂生理联系，用五行相乘相侮理论阐发五脏之间的病理传变，运用事物五行归类的理论和方法指导疾病的诊断，其中包括脏腑定位诊断、病传规律的判断、预后转归的预测等。运用五行归类的理论，解释人体五脏系统与自然界的四时气候之间的广泛联系。使中医学的整体观特点更具丰富的内涵。在中医临床医学中，处方用药、针刺取穴等各方面的理论建立，都体现着五行学说的具体应用。

2. 答：事物的五行属性归类是五行学说的重要内容之一，其归类的依据是五行的特性。五行学说主要运用了取象比类法和推演法对事物属性进行归类。所谓取象比类法是通过观察而获得所要认知的事物的感性形象、外在表象和功能状态，与五行的特性进行分析比较，如果两者相同或者相似，于是就归纳于五行的同一类事物中。如东方为日出之地，充满生机，与木的升发、生长特性类似，故东方属木；南方气候炎热，植被茂盛，与火的温热、升腾特性相似，故南方属火；西方是日落之地，气候凉爽而干燥，万物凋落，与金的肃杀之性相似，故西方属金；北方气候寒冷，无霜期短，虫类蛰藏时间长，与水的寒凉、向下、静藏特性相似，故北方属水等。自然界的五气、五化、五色、五味等均采用这一方法进行归类。五行学说还应用推演法进行事物的五行属性归类。这一方法是根据已知事物的五行属性通过间接的方法推求未知事物的属性，对人体进行归类认识时就主要采用这一方法，如肝气升发向上，类似于木的特性，故肝属木。但肝又主筋，开窍于目，其华在爪，在液为泪，在志为怒，所以与肝有关的筋、目、爪、泪、怒均可归类于五行属性中的“木”。心、脾、肺、肾系统均采用这一方法进行属性归类。

3. 答：五行之间不是孤立的、静止不变的，而是存在着资生和制约关系，从而维持着事物间的动态平衡。这一关系表现在相生、相克，以及制化三方面。五行相生关系是指木、火、土、金、水之间存在着有序的递相资生、助长和促进的关系。其顺序为木生火，火生土，土生金，金生水，水生木。这种相生关系称为“母子关系”，“生我”者为母，“我生”者为子。如木生火，木为火的“生我”（即母），火为木的“我生”（即子）。

五行相克关系是指木、火、土、金、水之间存在着有序的递相克制、制约的关系。

其顺序为木克土，土克水，水克火，火克金，金克木。这种关系又称为“克我”与“我克”的关系，“克我”者为“所不胜”，“我克”者为“所胜”。如土克水，土为水之“克我”（即“所不胜”），水为土之“我克”（即“所胜”）。

所谓五行制化，是指五行之间既相互资生，又相互制约，生中有克，克中有生，以维持事物间协调平衡的正常状态。如木克土，土生金，金又克木，就体现着“克中有生”的制化关系。再如木生火，火生土，木又克土，就体现着“生中有克”的制化关系。

4. 答：五行学说从四个方面说明脏腑的生理：其一，用五行归类理论，解释人体的组织结构，将人体组织结构分属于五脏系统。在说明人体结构方面，以五脏为中心，联系着六腑、五体、五华、五官，从而奠定了藏象学说的理论基础。其二，用五行特性说明五脏的生理功能。如用木的特性类比肝喜条达，疏泄气机的生理；用火的特性类比心阳对人体的温煦作用；用土的特性类比脾胃消化吸收水谷精微以营养全身的功能；用金的特性类比肺和大肠、皮肤对人体有消除代谢产物、保持清洁的功能；用水的特性类比肾主水、藏精的功能等。其三，用五行生克制化理论说明五脏之间的关系。如心肝之间的母子关系表现在血液的生成、循行和精神活动中的协同作用；脾肺之间的母子关系表现在气的生成和水液代谢中的配合作用；肺肝之间的相克关系表现在气机升降方面的相互制约等。其四，用五行归类的理论，说明人体与自然环境的统一性。如把人体的五脏分别与五方、五季、五气、五化、五色、五味等事物加以广泛联系，从而体现了人与外界环境之间广泛联系的整体思想。

5. 答：五行学说在说明五脏疾病传变时主要运用了五行的相生理论和五行的相克理论。用五行相生理论说明病理变化时可以概括为“母病及子”和“子病犯母”两个方面。所谓“母病及子”是指疾病从母脏传到子脏的过程，如脾肺为母子关系，若脾病及肺就属“母病及子”；所谓“子病犯母”是指疾病从子脏传到母脏的过程，如肺病波及于脾即是。

用相克理论说明疾病的病理传变时可概括为“相乘”和“相侮”两种类型。所谓“相乘”是指疾病从所不胜之脏传到所胜之脏的过程。所谓“相侮”是指疾病从所胜之脏传到所不胜之脏的过程。例如肺与肝为相克关系，若肺病波及于肝，即为“相乘”传；肝病及肺为“相侮”传。

6. 答：五行学说在五脏系统的疾病诊断中主要有三个方面的应用。其一，根据五行归类的理论，对病人所表现的面色、脉象、口腔感觉等资料进行疾病的五脏定位诊断。如面见青色、口泛酸水或喜食酸味、脉见弦象时即可诊断为肝病等。其二，运用五行生克理论，判断疾病的传变趋势。如脾虚病人，面见青色，口泛酸水，又见弦脉者，即为肝气犯脾（土虚木乘）等。其三，运用五行生克与乘侮的理论，推测疾病的预后转归。这一应用主要是从病人的病色病脉之间的五行生克关系进行推测的，如肝病面见青色，又见弦脉，为色脉相符，病情单纯。如果不见弦脉而反见浮脉（属“金”），则为“相胜之脉”，即为克色之脉（金克木），为逆，提示病重；若见沉脉（属“水”），则属“相生之脉”，即为“生色之脉”（水生木），为顺，提示病轻。

7. 答：用五行相生理论指导五脏疾病的治疗原则是：“虚则补其母，实则泻其子”。“虚则补其母”的原则适应于母子两脏关系失常中的虚性病证，此时以补母脏之虚为主。“实则泻其子”的原则适用于母子两脏关系失常中的实性病证，此时以泻子脏之实为主。在此补母泻子原则指导下所制订的常用方法有：滋水涵木法，用以治疗肝肾阴虚证或肝阳上亢证；培土生金法，用以治疗肺脾气虚之证；金水相生法，用以治疗肺肾气虚证或者肺肾阴虚证。

8. 答：用五行相克理论指导五脏疾病的治疗，主要针对五脏中属于相克的两脏关系失常所致的病证，无论相克关系失常所致的“相乘”或“相侮”，均有一方太过，或者一方虚弱不足，所以据相克理论，就要用“抑强扶弱”的原则指导治疗。在此原则指导下的常用方法如抑木扶土法，可用以治疗肝旺脾虚之肝脾不调证或肝气犯胃证；佐金平木法可治肝火犯肺证，泻南补北法用以治疗心火旺肾阴虚的心肾不交证。

9. 答：运用五行学说理论指导针刺选穴时，一是要对“五腧穴”进行五行属性归类，二是用五行的相生相克理论，据五行归类理论使“五腧穴”具有五行特性：其中五脏阴经为井穴（木）、荥穴（火）、输穴（土）、经穴（金）、合穴（水）。六腑阳经的井穴（金）、荥穴（水）、输穴（木）、原穴、经穴（火）、合穴（土）。根据“虚则补其母，实则泻其子”的治疗原则，又有同经的子母补泻和异经的子母补泻两法。所谓同经的子母补泻，如肺气虚证，就在手太阴肺经同一经上选穴，取其尺泽穴（合穴、属水）、太渊穴（输穴、属土）刺治。异经子母补泻，如脾气虚证，既可取足太阴脾经的大都（荥穴属火，为母）、商丘（经穴，属金），还可取手少阴心经（火）的少府（荥穴，属火）、神门（输穴，属土）刺治。

10. 答：运用五行学说指导脏腑用药时的主要理论依据是五行归类的理论和“同气相求”的理论。色青、味酸的药物可作用于肝，如白芍、山茱萸味酸能滋养肝之阴血；色赤、味苦的药物可作用于心，如朱砂色赤能安心神，黄连味苦能清心火；色黄、味甘的药物可作用于脾，如黄芪、白术、大枣味甘补脾益气；色白、味辛的药物作用于肺，如石膏清肺热；色黑、味咸的药物作用于肾，如玄参、黑芝麻、何首乌色黑可以补肾等。

第二章 藏 象

第一节 脏 腑

习题

一、选择题

(一) A_1 型题

1. “藏象”一词，始见于(　　)
   A.《素问》　B.《灵枢》
   C.《类经》　D.《难经》
   E.《伤寒杂病论》

2. 人体是一个有机的整体，其生理病理的中心是(　　)
   A. 精　B. 气血
   C. 经络　D. 五脏
   E. 六腑

3. 五脏、六腑、奇恒之腑区别的主要依据是(　　)
   A. 解剖形态的差异
   B. 经脉络属的有无
   C. 生理功能的差异
   D. 所在部位的不同
   E. 以上都不是

4. 具有“藏而不泻”特点的是(　　)
   A. 五脏　B. 六腑
   C. 奇恒之腑　D. 五体
   E. 五液

5. 具有“泻而不藏”特点的是(　　)
   A. 五脏　B. 六腑
   C. 奇恒之腑　D. 五体
   E. 五液

6. 被称为“君主之官”的是(　　)
   A. 肝　B. 心
   C. 脾　D. 肺
   E. 肾

7. 五脏六腑之大主是指(　　)
   A. 肾　B. 肝
   C. 心　D. 脾
   E. 肺

8. “血府”是指(　　)
   A. 脉　B. 心
   C. 肝　D. 脾
   E. 冲脉

9. 与神志活动关系最密切的脏是(　　)
   A. 肝　B. 肺
   C. 肾　D. 脾
   E. 心

10. 心对血液的主要作用是(　　)
    A. 生血　B. 统血
    C. 行血　D. 防止出血
    E. 调节血量

11. 与心相表里的是(　　)
    A. 大肠　B. 小肠
    C. 心包　D. 三焦
    E. 胃

12. “心主神明”是指心主宰人体的(　　)
    A. 生理活动
    B. 心理活动
    C. 生理、心理活动

D. 精神意识活动

E. 以上都不是

13. 既属“五体”，又属“奇恒之腑”之一的是(　　)

A. 胆　　B. 髓

C. 脉　　D. 女子胞

E. 脑

14. 下列哪项不属于“五华”(　　)

A. 爪　　B. 面

C. 毛　　D. 口

E. 发

15. 下列哪项不属于“五体”(　　)

A. 筋　　B. 脉

C. 髓　　D. 肉

E. 皮

16. 下列不属五液的是(　　)

A. 尿　　B. 涎

C. 涕　　D. 泪

E. 唾

17. 下列哪种说法是错误的(　　)

A. 舌为心之苗

B. 汗为心之液

C. 心为神之舍

D. 心其华在面

E. 心为血之府

18. 观察心主血脉的功能是否正常，与哪项关系较小(　　)

A. 面色　　B. 舌色

C. 脉象　　D. 爪色

E. 心胸部感觉

19. “膻中”是指(　　)

A. 心　　B. 心包

C. 胸腔　　D. 脑

E. 肺

20. 有“华盖”之称的是(　　)

A. 肾　　B. 心

C. 肝　　D. 脾

E. 肺

21. 肺主气功能的核心是(　　)

A. 主气的生成　　B. 主呼吸

C. 调节气机　　D. 主宣发

E. 主肃降

22. 肺进行一切生理活动的基础是(　　)

A. 肺气的宣发肃降运动

B. 肺主呼吸之气

C. 肺主管气的生成

D. 肺主调节全身气机

E. 肺主治节

23. “肺朝百脉”是指(　　)

A. 肺助心行血

B. 其功能与心主血脉一样

C. 百脉会聚于肺

D. 肺助心行血功能的结构基础

E. 将血液输送至全身

24. 肺“通调水道”主要依赖于(　　)

A. 肺主气

B. 肺朝百脉

C. 肺司呼吸

D. 肺主肃降

E. 肺主宣发和肃降

25. “相傅之官”指(　　)

A. 心　　B. 肺

C. 肝　　D. 脾

E. 肾

26. 下列哪项不是肺气宣发运动的体现(　　)

A. 排出体内浊气

B. 将津液输布全身，外达皮毛

C. 将水谷精微布散全身，外达皮毛

D. 宣散卫气于体表

E. 使全身的血液会聚于肺

27. 下列哪项不是肺气肃降运动的体现(　　)

A. 吸入自然界的清气

B. 将津液和水谷精微向下布散
C. 排出体内浊气
D. 清除肺和呼吸道异物
E. 助大肠传导糟粕

28. “水之上源”指(　　)
A. 心　　B. 肺
C. 脾　　D. 肝
E. 肾

29. 与肺相表里的是(　　)
A. 心包　　B. 小肠
C. 大肠　　D. 胃
E. 三焦

30. 皮肤感邪，常内传于(　　)
A. 心　　B. 肺
C. 肝　　D. 脾
E. 肾

31. 肺的门户是(　　)
A. 喉　　B. 鼻
C. 腠理　　D. 汗孔
E. 皮毛

32. “娇脏”是指(　　)
A. 肝　　B. 心
C. 脾　　D. 肺
E. 肾

33. “后天之本”指(　　)
A. 心　　B. 肺
C. 脾　　D. 肝
E. 肾

34. 脾为“气血生化之源”的生理基础是(　　)
A. 脾化生水谷精微
B. 脾主升清
C. 脾主统血
D. 脾为后天之本
E. 人以水谷为本

35. 具有化湿而恶湿特点的内脏是(　　)
A. 肺　　B. 脾
C. 肾　　D. 肝
E. 心

36. “生痰之源”是指(　　)
A. 肺　　B. 心
C. 肝　　D. 脾
E. 肾

37. 脾主运化是指脾能够(　　)
A. 运化水液　　B. 运化水谷
C. 化生血液　　D. 化生气血
E. 运化水谷和水液

38. 脾统血的机制主要是(　　)
A. 脾阳的温煦作用
B. 脾气的固摄作用
C. 脾的升清作用
D. 脾气的升举作用
E. 脾气的气化作用

39. 五脏中主升清的脏是(　　)
A. 心　　B. 肝
C. 肺　　D. 脾
E. 肾

40. 维持人体内脏位置的相对恒定，主要是下列哪项的作用(　　)
A. 肝气　　B. 脾气
C. 肺气　　D. 肾气
E. 心气

41. 与脾相表里的是(　　)
A. 大肠　　B. 小肠
C. 胃　　D. 胆
E. 膀胱

42. 腠理是指(　　)
A. 肌肉的纹理
B. 皮肤的纹理
C. 汗孔
D. 肌肉和皮肤的纹理
E. 皮肤

43. 脾其华在(　　)
A. 唇　　B. 口
C. 面　　D. 爪

E. 肉

44. 脾的生理特性是(　　)

A. 喜燥恶湿主升
B. 喜燥恶湿主降
C. 喜润恶燥主降
D. 喜润恶燥主升
E. 以上都不是

45. 肉病日久可传入(　　)

A. 心　　B. 肝
C. 肺　　D. 脾
E. 肾

46. “刚脏”是指(　　)

A. 心　　B. 脾
C. 肝　　D. 肺
E. 肾

47. 协助脾胃升降的脏为(　　)

A. 心　　B. 肝
C. 脾　　D. 肺
E. 肾

48.《素问·五脏生成》认为“人静则血归于”(　　)

A. 心　　B. 脾
C. 肝　　D. 肺
E. 肾

49. “罢极之本”是(　　)

A. 心　　B. 肺
C. 脾　　D. 肝
E. 肾

50. 肝主疏泄生理功能的核心是(　　)

A. 调畅情志
B. 疏泄气机
C. 促进脾胃运化
D. 促进生殖
E. 促进血行和津液代谢

51. “筋之余”是指(　　)

A. 齿　　B. 发
C. 骨　　D. 肝
E. 爪

52. 胆汁的分泌和排泄主要取决于(　　)

A. 胆贮藏胆汁
B. 胆排泄胆汁
C. 脾运化水谷
D. 肝疏泄气机
E. 以上都不是

53. “肝之外候”为(　　)

A. 筋　　B. 泪
C. 目　　D. 怒
E. 血

54. 对肝疏泄功能影响最大的情志活动是(　　)

A. 喜　　B. 怒
C. 恐　　D. 惊
E. 思

55. 肝在体合(　　)

A. 爪　　B. 脉
C. 肉　　D. 骨
E. 筋

56. 肝主疏泄和藏血的关系，常表述为(　　)

A. 肝体阴而用阳
B. 肝为刚脏
C. 肝体常不足
D. 肝用常有余
E. 肝为将军之官

57. 女子的月经和男子精液的正常排泄是哪两脏作用配合的结果(　　)

A. 肝脾　　B. 脾肾
C. 心肺　　D. 肝肾
E. 肝肺

58. 情志抑郁与下列哪项关系密切(　　)

A. 心神失常　　B. 肺气虚弱
C. 肝失疏泄　　D. 肾精不足
E. 脾失健运

59. “先天之本”指(　　)

A. 心　　B. 肺
C. 脾　　D. 肝
E. 肾

60. 肾脏所藏之精是( )
A. 先天之精　B. 后天之精
C. 先后天之精　D. 脏腑之精
E. 生殖之精

61. 机体的生长发育生殖与下列哪项关系密切( )
A. 心血是否充盈
B. 肺气盛衰
C. 脾之运化
D. 肾气盛衰
E. 脑髓充足与否

62. 判断机体生长发育状况和衰老程度的客观标志是( )
A. 齿、骨、发
B. 筋、骨、脉
C. 皮肤、肌肉
D. 面、舌
E. 呼吸、心率

63. 促进和维持生殖机能的物质是( )
A. 肾精　　B. 元气
C. 肾气　　D. 肾阳
E. 天癸

64. 天癸的产生主要取决于( )
A. 肝血的充足
B. 肾中精气的充盈
C. 脾气的健运
D. 肾阴的滋润
E. 肾阳的蒸化

65. 五脏六腑阴阳的根本是( )
A. 心　　B. 肺
C. 脾　　D. 肝
E. 肾

66. “命门之火”实际上指( )
A. 心阳　　B. 肾阳
C. 肝阳　　D. 脾阳
E. 心火

67. “命门之水”实际上指( )
A. 肝阴　　B. 心阴
C. 肺阴　　D. 肾阴
E. 胃阴

68. 维持呼吸的深度需哪脏的功能( )
A. 肝　　B. 肺
C. 肾　　D. 脾
E. 心

69. 肾在呼吸运动中的作用是( )
A. 吸气　　B. 纳气
C. 呼气　　D. 藏气
E. 以上都不是

70. “骨之余”是指( )
A. 齿　　B. 髓
C. 发　　D. 爪
E. 筋

71. “血之余”是指( )
A. 髓　　B. 爪
C. 筋　　D. 发
E. 齿

72. 肾在液为( )
A. 涎　　B. 唾
C. 泪　　D. 涕
E. 尿

73. 与肾相表里的是( )
A. 胃　　B. 大肠
C. 膀胱　　D. 三焦
E. 小肠

74. 后阴为何脏之窍( )
A. 脾　　B. 心
C. 肺　　D. 肝
E. 肾

75. 骨病日久则内传于( )
A. 心　　B. 肾
C. 肝　　D. 肺

E. 脾

76. “户门”是指(　　)

A. 唇　　B. 齿

C. 胃上口　　D. 会厌

E. 肛门

77. 胃上口称为(　　)

A. 吸门　　B. 幽门

C. 阑门　　D. 贲门

E. 飞门

78. 下列哪项不是指胆(　　)

A. 中精之府　　B. 中清之府

C. 精明之府　　D. 清净之府

E. 中正之官

79. 居六腑之首，又属奇恒之腑的内脏是(　　)

A. 胆　　B. 胃

C. 膀胱　　D. 三焦

E. 大肠

80. 胃的生理特性是(　　)

A. 喜燥恶湿主升

B. 喜燥恶湿主降

C. 喜润恶燥主降

D. 喜润恶燥主升

E. 以上都不是

81. “水谷气血之海”是指(　　)

A. 冲脉　　B. 小肠

C. 大肠　　D. 胃

E. 膀胱

82. “利小便即所以实大便”治法的依据是(　　)

A. 脾主运化水液

B. 小肠泌别清浊

C. 肺主通调水道

D. 膀胱贮尿排尿

E. 肾主司二便

83. 大肠的传导作用是何种功能的延续(　　)

A. 胃气降浊

B. 肺气肃降

C. 小肠泌别清浊

D. 脾之运化

E. 以上都不是

84. 膀胱的贮尿、排尿功能有赖于(　　)

A. 膀胱的气化

B. 膀胱的固摄

C. 肾的气化固摄

D. 三焦的气化

E. 肺气的肃降

85. “孤府”是指(　　)

A. 胃　　B. 心包

C. 胆　　D. 三焦

E. 膀胱

86. “决渎之官”是指(　　)

A. 脾　　B. 肺

C. 肾　　D. 膀胱

E. 三焦

87. 脑的功能分属于五脏，其中关系最密切的是(　　)

A. 心肺肝　　B. 心肝脾

C. 心脾肾　　D. 心肝肾

E. 肺脾肾

88. 下列哪项指的不是女子胞(　　)

A. 胞宫　　B. 膻中

C. 胞脏　　D. 子脏

E. 子宫

89. “元神之府”指(　　)

A. 心　　B. 头

C. 脑　　D. 胆

E. 目

90. “髓海”指的是(　　)

A. 骨　　B. 髓

C. 脑　　D. 肾

E. 胃

91. 两脏之间表现为气血关系的是(　　)

A. 心与肺　　B. 肺与肝
C. 脾与肾　　D. 肝与肾
E. 肺与脾

92. “肝肾同源”的主要理论依据是(　　)
A. 同居下焦　　B. 藏泄互用
C. 精血互化　　D. 阴液互补
E. 阴阳承制

93. “金水相生”说明哪两脏的关系(　　)
A. 心与肾　　B. 肝与肾
C. 脾与肾　　D. 肺与肾
E. 肝与肺

94. 连结心肺两脏的主要环节为(　　)
A. 肺气　　B. 元气
C. 心气　　D. 营卫之气
E. 宗气

95. “水火既济”说明哪两脏的关系(　　)
A. 心与肺　　B. 脾与肾
C. 心与肾　　D. 肺与肾
E. 肝与脾

96. 统藏失司的出血反映哪两脏病变(　　)
A. 脾与肺　　B. 心与肝
C. 脾与肾　　D. 脾与肝
E. 心与脾

97. 肺与脾的关系表现在(　　)
A. 宗气的生成和津液代谢
B. 血的生成、运行
C. 气机的调节
D. 呼吸运动与消化吸收
E. 阴液互资

98. 心与肝的关系主要表现在(　　)
A. 血行方面
B. 血行和神志活动方面
C. 气血生成方面
D. 神志方面
E. 血液的调节方面

99. 气机升降的枢纽是(　　)
A. 心肾　　B. 肝肺
C. 脾胃　　D. 肺脾
E. 肾肝

100. “胃之关”是指(　　)
A. 心　　B. 肝
C. 脾　　D. 肺
E. 肾

101. “命门”一词，首见于(　　)
A.《难经》　　B.《内经》
C.《中藏经》　　D.《类经》
E.《太素》

102.《内经》所言的“命门”指(　　)
A. 右肾　　B. 两肾
C. 两肾之间　　D. 目
E. 肾间动气

103. 下列哪项是错误的(　　)
A. 脑为髓海
B. 胃为水谷之海
C. 冲为血海
D. 冲为十二经脉之海
E. 肺为气海

（二）B_1 型题

A. 心　　B. 肝
C. 脾　　D. 肺
E. 肾

1. “气之本”是指(　　)
2. “罢极之本”是指(　　)

A. 心　　B. 肺
C. 脾　　D. 肝
E. 肾

3. 在呼吸运动中，“气之主”是(　　)
4. 在呼吸运动中，“气之根”是(　　)

A. 心　　B. 肺

C. 肝　　D. 脾

E. 肾

5. 神志活动的主宰是(　　)

6. 调节神志活动的是(　　)

A. 口　　B. 舌

C. 鼻　　D. 耳

E. 目

7. 心之外候是(　　)

8. 心寄窍于(　　)

A. 筋　　B. 脉

C. 肉　　D. 皮

E. 骨

9. 肝在体合(　　)

10. 肺在体合(　　)

A. 爪　　B. 口

C. 唇　　D. 毛

E. 发

11. 脾其华在(　　)

12. 肾其华在(　　)

A. 尿　　B. 唾

C. 汗　　D. 涎

E. 泪

13. 脾在液为(　　)

14. 肾在液为(　　)

A. 喜　　B. 怒

C. 悲　　D. 思

E. 恐

15. 肺在志为(　　)

16. 脾在志为(　　)

A. 心　　B. 肝

C. 脾　　D. 肺

E. 肾

17. “生痰之源”指(　　)

18. “贮痰之器”指(　　)

A. 娇脏　　B. 刚脏

C. 孤府　　D. 水脏

E. 水府

19. 肝为(　　)

20. 膀胱为(　　)

A. 心　　B. 肺

C. 脾　　D. 肝

E. 肾

21. “生之本”指(　　)

22. “水火之宅”指(　　)

A. 汗　　B. 尿

C. 津　　D. 液

E. 泪

23. 大肠主(　　)

24. 小肠主(　　)

A. 眩晕　　B. 吐血

C. 胃下垂　　D. 咳喘

E. 腰痛

25. 脾不升清可见(　　)

26. 脾不升举可见(　　)

A. 膀胱　　B. 三焦

C. 大肠　　D. 小肠

E. 胆

27. “受盛之官”是指(　　)

28. “传道之官”是指(　　)

A. 精明之府　　B. 元神之府

C. 髓之府　　D. 肾之府

E. 血之府

29. 头为(　　)

30. 腰为(　　)

A. 髓之府　　B. 精明之府

C. 玄府　　D. 孤府

E. 净府

31. 汗孔为(　　)

32. 骨为(　　)

A. 飞门　　B. 贲门

C. 吸门　　D. 魄门

E. 户门

33. 会厌被称为(　　)

34. 大肠末端被称为(　　)

A. 气门　　B. 幽门

C. 户门　　D. 阑门

E. 鬼门

35. 胃之下口为(　　)

36. 大小肠交会处为(　　)

A. 阳中之太阳　B. 阳中之少阴

C. 阴中之至阴　D. 阴中之少阳

E. 阴中之太阴

37. 肺为(　　)

38. 肝为(　　)

A. 心与肺　　B. 心与肝

C. 肺与肾　　D. 肝与肺

E. 脾与肺

39. 与水液代谢和呼吸运动关系密切的是(　　)

40. 与气的生成和津液代谢关系密切的是(　　)

A. 白眼　　B. 黑眼

C. 瞳神　　D. 眼睑

E. 两眦

41. 水轮指(　　)

42. 风轮指(　　)

(三) X 型题

1. 藏与象的关系表现在(　　)

A. 藏决定象　B. 藏变象变

C. 象决定藏　D. 象变决定藏变

E. 象变反映藏变

2. 以五脏为中心的整体观是藏象学说的基本特点，它反映了(　　)

A. 人体结构与功能的统一

B. 物质与代谢的统一

C. 局部与整体的统一

D. 人体与环境的统一

E. 形与神的统一

3. 藏象学说的形成主要是基于(　　)

A. 古代对尸体解剖的粗略分析

B. 精气学说的渗透

C. 长期对人体生理病理现象的观察

D. 医疗实践经验的总结

E. 阴阳学说的影响

4. 五脏与六腑的主要区别是(　　)

A. 五脏藏神

B. 功能不同

C. 脏讲功能、腑论形态

D. 形态有别

E. 脏主腑从

5. 心主血脉的功能正常与否，可观察(　　)

A. 面色　　B. 舌色

C. 意识　　D. 脉象

E. 心胸部感觉

6. 心主神明的功能正常与否，可观察(　　)

A. 精神　　B. 意识

C. 思维　　D. 感觉反应

E. 睡眠

7. 心脏的正常搏动依靠(　　)

A. 心气的推动　B. 心阳的温煦

C. 心阴的滋润　D. 心血的营养

E. 心神的主宰

8. 与心密切相关的是(　　)

A. 血之主　　B. 脉之宗

C. 气之主　　D. 神之居

E. 魂之舍

9. 肺气宣发，主要向上向外升发布散哪些物质(　　)

A. 浊气　　B. 卫气

C. 血液　　D. 津液

E. 水谷精气

10. 肺气的肃降，主要向下向内布散哪些物质(　　)

A. 浊气　　B. 清气

C. 卫气　　D. 津液

E. 水谷精气

11. 肺失宣降可出现哪些病症(　　)

A. 无汗　　B. 泄泻

C. 胸闷　　D. 鼻塞

E. 咳喘

12. 肺主气主要表现在(　　)
A. 主呼吸之气
B. 主通调水道
C. 助心行血
D. 主宗气的生成
E. 调节全身气机
13. 肺的宣发肃降能疏通和调节体内水液的(　　)
A. 生成　B. 吸收
C. 输布　D. 排泄
E. 运行
14. 肺的各项生理功能主要取决于(　　)
A. 肺气宣发　B. 肺主呼吸
C. 肺气肃降　D. 肺朝百脉
E. 肺主治节
15. 肺在体合皮的生理基础是(　　)
A. 肺气宣发，输精于皮毛
B. 肺和皮毛均与外界相通
C. 皮毛汗孔宣通肺气助呼吸
D. 肺与皮毛在五行归类中均属金行
E. 邪犯皮毛，肺气不宣
16. 汗孔又称为(　　)
A. 气门　B. 玄府
C. 毛窍　D. 鬼门
E. 幽门
17. 肺生理功能的发挥，主要依赖于(　　)
A. 肺气的推动　B. 肺阴的滋润
C. 肺血的营养　D. 肺阳的温煦
E. 肾阴的充养
18. 具有喜润恶燥特性的内脏有(　　)
A. 胆　B. 肺
C. 脾　D. 胃
E. 肾
19. 脾运化水谷，主要指脾对饮食物具有哪些作用(　　)
A. 消化　B. 排泄
C. 传导　D. 吸收其精微
E. 转输其精微
20. 脾运化水液主要指脾对水液的代谢具有哪些作用(　　)
A. 生成　B. 吸收
C. 输布　D. 排泄
E. 运行
21. 脾的升举作用失常可表现为(　　)
A. 恶心呕吐　B. 腹部坠胀
C. 久泻脱肛　D. 皮下出血
E. 内脏下垂
22. 脾运化水液功能失调可见(　　)
A. 水肿　B. 气喘
C. 痰　D. 饮
E. 湿
23. 肝疏泄气机促进脾胃消化功能的生理基础是(　　)
A. 协助脾升胃降
B. 调畅情志
C. 调理气血
D. 分泌及排泄胆汁
E. 影响水液代谢
24. 肝失疏泄，表现在精神情志方面可见(　　)
A. 惊恐不安　B. 精神抑郁
C. 心神不定　D. 急躁易怒
E. 悲伤忧愁
25. 肝藏血功能表现在(　　)
A. 贮藏血液　B. 调节血流量
C. 防止出血　D. 固摄血液
E. 推动血行
26. 下列指肝的有(　　)
A. 主血海　B. 刚脏
C. 气海　D. 罢极之本
E. 水谷气血之海
27. 瞳神又称为(　　)
A. 黑眼　B. 瞳子
C. 瞳仁　D. 白眼

E. 瞳孔

28. 判断肾中精气盛衰的标志是(　　)

A. 齿　　B. 爪

C. 发　　D. 骨

E. 二便

29. 头发的濡养主要依靠(　　)

A. 血　　B. 津

C. 液　　D. 气

E. 精

30. 肾的封藏作用表现在(　　)

A. 藏精　　B. 生髓

C. 主骨　　D. 纳气

E. 藏元阴、元阳

31. 肾阳对机体的作用主要有(　　)

A. 温煦　　B. 推动

C. 兴奋　　D. 制约肾阴

E. 气化

32. 肾阴对机体的作用主要有(　　)

A. 滋润　　B. 气化

C. 宁静　　D. 制约肾阳

E. 濡养

33. 肾气不固可见哪些病症(　　)

A. 遗精　　B. 牙齿脱落

C. 遗尿　　D. 脱发

E. 久泄滑脱

34. 外肾是指(　　)

A. 阴茎　　B. 阴道

C. 睾丸　　D. 阴囊

E. 尿道

35. 前阴包括(　　)

A. 阴茎　　B. 阴道

C. 睾丸　　D. 阴囊

E. 尿道

36. 胆为六腑的依据为(　　)

A. 胆藏胆汁

B. 肝胆相表里

C. 胆汁助消化

D. 胆形态中空

E. 胆不直接传化饮食物

37. 消化饮食物主要依赖于哪些腑(　　)

A. 胃　　B. 大肠

C. 胆　　D. 膀胱

E. 小肠

38. 吸收饮食精华主要依赖于哪些腑(　　)

A. 胃　　B. 大肠

C. 胆　　D. 膀胱

E. 小肠

39. 六腑之中哪些腑具有排泄功能(　　)

A. 胃　　B. 胆

C. 大肠　　D. 三焦

E. 膀胱

40. 影响大肠传导功能的内脏有(　　)

A. 心　　B. 肺

C. 胃　　D. 脾

E. 肾

41. 和女子胞功能关系密切的内脏有(　　)

A. 心　　B. 肺

C. 肝　　D. 脾

E. 肾

42. 三焦的生理功能有(　　)

A. 通行元气

B. 运行水液

C. 主持诸气

D. 总司全身气机和气化

E. 为水液运行的通道

43. 心与肝的关系主要表现在哪些方面(　　)

A. 消化　　B. 血液运行

C. 血液贮藏　　D. 血液生成

E. 神志活动

44. 肺与肾的关系主要表现在哪些方面(　　)

A. 津液代谢　　B. 血液运行
C. 呼吸运动　　D. 气机调节
E. 阴液互资

45. 肝与肾的关系可概括为(　　)
A. 水火既济　　B. 先后天互资
C. 藏泄互用　　D. 精血同源
E. 阴阳承制

46. 脾与肾的关系表现在哪些方面(　　)
A. 先后天互资　B. 燥湿相济
C. 水液代谢　　D. 上下相应
E. 精血互生

47. 脾与胃的关系主要表现在哪些方面(　　)
A. 阴阳交通　　B. 纳运相得
C. 升降相因　　D. 气血互生
E. 燥湿相济

48. 脏与脏在血液方面关系密切的有(　　)
A. 心与肝　　B. 心与肾
C. 肝与脾　　D. 心与脾
E. 脾与肺

49. 下列哪些不是表里关系(　　)
A. 心与心包络　B. 肝与胆
C. 肺与三焦　　D. 肾与大肠
E. 脾与胃

50. “乙癸同源”是指(　　)
A. 肝肾同源　　B. 精血同源
C. 气血同源　　D. 肝胆同源
E. 津血同源

51. 下列属于“五液”的有(　　)
A. 尿　　B. 泪
C. 涕　　D. 唾
E. 汗

二、词语解释

1. 藏象
2. 藏象学说
3. 心主血脉
4. 心藏神
5. 肺宣发肃降
6. 肺主气
7. 肺朝百脉
8. 肺通调水道
9. 肺为水之上源
10. 肺助心行血
11. 脾主运化
12. 脾运化水谷
13. 脾运化水液
14. 脾主升清
15. 脾主升举
16. 脾统血
17. 腠理
18. 肝主疏泄
19. 肝藏血
20. 肝体阴用阳
21. 肾主藏精
22. 先天之精
23. 后天之精
24. 肾主水
25. 肾主纳气
26. 七冲门
27. 胃主受纳　腐熟水谷
28. 胃主通降
29. 小肠受盛化物
30. 小肠泌别清浊
31. 小肠主液
32. 大肠主津
33. 水火既济
34. 精血同源
35. 水不涵木
36. 天癸
37. 肾阴
38. 肾阳
39. 肾主骨
40. 胆主决断

三、填空题

1. 藏象学说的基本特点是________，体现了中医学从外知内，________的思维方法。

2. 按照脏腑不同的生理功能特点，内脏可分为________、________和奇恒之腑三大类。

3. 五脏的共同生理功能是________。

4. 六腑的共同生理功能是________。

5. 心主神明主要指心具有主宰人体一切________和________的功能。

6. 心在体合________，其华在________。

7. 《素问·五脏生成》说："诸气者，皆属于________。"

8. 肺主气包括________、________和调节全身气机三个方面。

9. 肺主呼吸的功能是________的生成和________调节的根本条件。

10. 肺进行一切生理活动的基础是________。

11. 肺助心行血的结构基础是________，生理基础是________。

12. 肺通调水道的功能，是________在水液代谢方面的体现。

13. 肺在体合________，________为肺之门户。

14. 脾气主升的运动特点表现为________和________两个方面。

15. 脾统血的机制，主要是________作用。

16. 脾主运化体现在________和________两个方面。

17. 脾为________之本，________之源。

18. 脾的生理特性是________。

19. 脾气上升的运动特点，主要通过________的生理功能得以体现。

20. 《素问·五脏生成》说："脾之合________也，其荣________也。"

21. 肝的生理特性是________，________，故称之为刚脏。

22. 《素问·五脏生成》说："肝藏血，心行之，人动则血________，人静则血________。"

23. 《素问·六节藏象论》称肝为________之本。

24. ________为筋之余。

25. 《素问·脉要精微论》说："腰者，________之府。"

26. 肾的主要功能，一是主藏精，二是________，三是________。

27. 肾藏精的功能体现在________、________和________三个方面。

28. ________为骨之余，________血之余。

29. 肾开窍于________。

30. 《类证治裁·喘证论治》说："________为气之主，________气之根。"

31. 五志归五脏，思为________之志，恐为________之志。

32. 五脏主五液，________为心之液，________为肾之液。

33. 五脏和官窍有特定的对应关系，________为心之苗，脾开窍于________。

34. 六腑以________为顺，以________为用。

35. 七冲门中，________为飞门，太仓下口为________。

36. 胆为________，又为________之腑。

37. 胆的主要功能是________，________。

38. 《素问·灵兰秘典论》说："胆者，________之官，________出焉。"

39.《素问·灵兰秘典论》说："小肠者，________之官，________出焉。"

40.《素问·灵兰秘典论》说："大肠者，________之官，________出焉。"

41.《素问·灵兰秘典论》说："膀胱者，________之官，津液藏焉，________则能出矣。"

42. 三焦的主要功能是________、________。

43.《素问·灵兰秘典论》说："三焦者，________之官，________出焉。"

44.《灵枢·营卫生会》说："上焦如雾，中焦________，下焦如________"。

45.《灵枢·海论》说："脑为________之海"。

46.《素问·脉要精微论》说："头者，________之府。"

47. 脑的主要功能有：________、________和主管感觉运动。

48. 髓的主要功能为：充养脑髓、________和________。

49.《素问·脉要精微论》说："骨者，________之府。"

50. 脉的主要功能是：________、________。

51. 女子胞是女子________和________的器官。

52. 肺与肝的关系主要表现为________的对立制约关系。

53. 肝与脾的关系主要表现为________和________方面。

54. 肺与肾的关系主要表现在水液代谢、________和________三个方面。

55. 肝与肾的关系主要表现在________、________及阴阳承制等方面。

56. 脾与肾的关系主要表现在________和________方面。

57. 脾与胃的关系在生理上主要表现在纳运相得、________和________三个方面。

58.《素问·水热穴论》说："肾者，________之关也。"

59. 六腑中，消化功能主要是胃、________、________的作用。

60. 六腑中，吸收功能主要是________、________的作用。

四、简答题

1. 藏象学说的基本特点及精神实质是什么？

2. 藏象学说的形成主要具备了哪些条件？

3. 人体内脏分为几类？各有哪些名称？

4. 五脏的共同生理功能和特点是什么？

5. 六腑的共同生理功能和特点是什么？

6. 五脏与六腑的主要区别是什么？

7. 五脏与奇恒之腑有何异同？

8. 六腑与奇恒之腑有何异同？

9. 何谓脏腑学说？主要特点是什么？

10. 心的主要功能有哪些？

11. 为什么说心为"君主之官"、"五脏六腑之大主"？

12. 何谓五体？其与五脏有何联系？

13. 肺为什么被称为"娇脏"？

14. 肺的主要功能有哪些？

15. 为什么说肺为"相傅之官"？

16. 何谓肺气的宣发？其表现在哪些方面？

17. 何谓肺气的肃降？其表现在哪些方面？

18. 肺主宣降的共同生理效应有哪些？

19. 何谓"肺主气"？包括哪几方面的内容？

20. 肺助心行血的生理作用主要表现在哪些方面？

21. 为什么说"肺为水之上源"？

22. 何谓"五官"、"九窍"？其与五脏有何联系？

23. 脾的主要功能有哪些？有何主要生理特性？

24. 为什么说脾为后天之本、气血化生之源？

25. 为什么说脾为生痰之源？

26. 脾主升清与胃主降浊的关系如何？

27. 脾气的运动特点及其表现如何？

28. 何为五液？其与五脏有何联系？

29. 为什么称肝为刚脏？

30. 何谓肝主疏泄？其生理效应主要表现在哪些方面？

31. 肝藏血的生理效应主要表现在哪些方面？

32. 肝主疏泄与肝藏血关系如何？

33. 为什么称肝为“罢极之本”？

34. 为什么说肾为先天之本？

35. 肾的主要功能有哪些？

36. 肾藏精的生理效应表现在哪些方面？

37. 何谓天癸？其与肾中精气有何关系？

38. 为什么以齿、骨、发作为判断肾中精气盛衰的标志？

39. 为什么称胆为“中精之府”？其主要功能有哪些？

40. 胃的主要功能和生理特性各是什么？

41. 小肠、大肠的主要生理功能各是什么？

42. “利小便即所以实大便”的理论依据是什么？为什么？

43. 为什么称三焦为“孤府”？

44. 何谓“七冲门”？其具体部位如何？

45. 脑的主要功能有哪些？其与五脏的关系如何？

46. 女子胞的主要功能是什么？影响的因素有哪些？

47. 连结心肺两脏功能的主要环节是什么？

48. 心与脾在病理上相互影响，易形成何种病理变化？

49. 心与肾的关系主要表现在哪些方面？

50. 肺与脾的生理联系是什么？举例说明。

51. 肺与肾的关系表现在哪些方面？

52. “肝肾同源”的生理基础是什么？

53. 六腑之间在生理上有何联系？

54. 肺主行水与肾主水液的区别和联系是什么？

五、论述题

1. 试述藏象学说的基本内容及其意义。

2. 试述心主血脉的机理及生理意义。

3. 试述“心主神明”的含义及其与“心主血脉”功能之间的关系。

4. 试述“心其华在面”、“开窍于舌”的机理及意义。

5. 试述“血汗同源”的理论依据和临床意义。

6. 试述“肺主气”的机理及其与肺主呼吸的关系。

7. 以通调水道为例，简述肺宣发、肃降的关系。

8. 试述肺合皮毛的理论依据及其意义。

9. 试述脾运化水谷的功能。

10. 试论脾主统血的含义、机理以及临床意义。

11. 试述肺、脾、肾三脏分别对水液代谢有何影响。

12. 试述肝主疏泄对情志的影响。

13. 试述肝主疏泄对脾胃运化功能的影响。

14. 试论“肝体阴而用阳”。

15. 试述肾对人体生长发育及生殖功能的影响。

16. 试论肾主管一身之阴阳的机理及意义。

17. 试述肾在人体水液代谢中的作用。

18. 试论肾主纳气。

19. 试述肾与骨、髓、齿、脑的关系。

20. 简述“发为血之余”的机理以及与肾的关系。

21. 试述胆既属六腑又属奇恒之腑的道理。

22. 试述大肠主津与小肠主液的异同。

23. 试述小肠泌别清浊的功能。

24. 简述上、中、下三焦部位的划分及各自的功能特点。

25. 试述心主血脉与肺朝百脉的生理联系。

26. 简述“脾为生痰之源”,“肺为贮痰之器”的机理。

27. 试述心与脾在生理、病理方面的联系。

28. 试述肺与肾的关系。

29. 试述肝与肾的关系。

30. 以脾与胃关系为例,论述脾胃为后天之本的道理。

31. 试述肺与大肠为表里的机理及其意义。

32. 试述六腑之间的关系。

33. 试述六腑在饮食物的消化、吸收和排泄过程中的作用。

34. 试述心、肝、脾三脏对女子胞的作用。

答案

一、选择题

(一) A_1 型题

1. A　答案分析:“藏象”一词,始见于《素问·六节藏象论》。

2. D　答案分析:脏腑、经络、精气血津液等虽然是藏象学说研究的主要内容,但藏象学说的基本特点是以五脏为中心的整体观。

3. C　答案分析:人体的内脏,主要按照脏腑不同的生理功能,分为五脏、六腑和奇恒之腑三大类。

4. A　答案分析:五脏的共同生理功能特点是化生和贮藏精气,精气是生命活动的重要物质,不能过度地耗散或失泻,故称“藏而不泻”。

5. B　答案分析:六腑的共同生理功能特点是受盛和传化水谷,由于六腑不断地输泻水谷,故称“泻而不藏”。

6. B　答案分析:心在脏腑中居于首要地位,起主宰作用,故《素问·灵兰秘典论》曰:“心者,君主之官,神明出焉。”

7. C　答案分析:心在脏腑中居于首要地位,起主宰作用,故《灵枢·邪客》说:“心者,五脏六腑之大主也,精神之所舍也。”

8. A　答案分析:人体的血液运行于血脉之中,故《素问·脉要精微论》说:“夫脉者,血之府也。”

9. E　答案分析:心的主要生理功能之一是主管生命和精神活动,心在脏腑中居于首要地位,起主宰作用,故与神志活动关系最为密切。

10. D　答案分析:心主血脉的功能包括主血和主脉两个方面,主血即心推动血液的运行,血液循环的动力在于心。

11. B　答案分析:手少阴心经与手太阳小肠经相表里。

12. C　答案分析:心主神明的“神”包括生理活动和心理活动两个方面。

13. C　答案分析:心在体合脉,脉又为奇恒之腑。

14. D　答案分析:口为脾之窍。

15. C　答案分析：髓为奇恒之腑之一，但不属“五体”。

16. A　答案分析：五液指汗、涎、涕、泪、唾。

17. E　答案分析：脉为血之府。

18. D　答案分析：心主血脉的功能正常与否，主要从面色、舌色、脉象和心胸部感觉等方面来观察。

19. B　答案分析：心包络简称“心包”，又称“膻中”。

20. E　答案分析：肺在人体脏腑中位置最高，覆盖于其他脏腑之上，故有“华盖”之称。

21. B　答案分析：肺主气的功能虽然表现在主呼吸、主管气的生成和调节全身气机三个方面，但取决于肺的呼吸功能，以肺主呼吸为其核心。

22. A　答案分析：肺气运动的特征是宣发和肃降，体现于肺的一切生理活动之中。

23. D　答案分析：肺助心行血功能的结构基础是“肺朝百脉”。

24. E　答案分析：肺通调水道的功能，是肺气的宣发和肃降在水液代谢方面的体现。

25. B　答案分析：《素问·灵兰秘典论》曰：“肺者，相傅之官，治节出焉。”

26. E　答案分析：肺气的宣发，是将会聚于肺经清浊交换后的血液布散至全身。

27. C　答案分析：体内浊气主要通过肺的宣发运动排出体外。

28. B　答案分析：肺位最高，通过宣发肃降运动调节水液代谢，故有“肺为水之上源”之说。

29. C　答案分析：手太阴肺经与手阳明大肠经相表里。

30. B　答案分析：肺外合皮毛，故皮肤感邪，常内传于肺。

31. A　答案分析：肺主呼吸之气，喉为清气、浊气出入的门户。

32. D　答案分析：肺叶娇嫩，通过鼻直接与外界相通，且外合皮毛，易被外邪侵害，又不耐寒热，故称其为娇脏。

33. C　答案分析：由于人体出生后所需的营养物质均赖脾化生的水谷精微供养，故称脾为“后天之本”。

34. A　答案分析：脾化生的水谷精微是生成气血的主要物质。

35. B　答案分析：脾为太阴湿土，与自然界湿气相通，同气相感，故外感湿邪易伤于脾。脾又主运化水液，无论外湿困脾，还是脾之气阳亏虚，水液代谢障碍，又易生内湿，故脾运化水湿而又恶湿。

36. D　答案分析：脾主运化水液，脾失健运则水液代谢障碍而生痰、生湿，故有“脾为生痰之源”之说。

37. E　答案分析：脾主运化体现在脾能够运化水谷和运化水液两个方面。

38. B　答案分析：脾统血主要是通过脾气的固摄作用实现的。

39. D　答案分析：脾气的运动特点是主升，表现为升清、升举两个方面。

40. B　答案分析：脾气升托内脏，维持内脏在相对恒定的位置而不游移或下垂。

41. C　答案分析：足太阴脾经与足阳明胃经相表里。

42. D　答案分析：肌肉和皮肤的纹理合称为腠理。

43. A　答案分析：脾开窍于口，其华在唇。

44. A　答案分析：脾的生理特性是喜燥恶湿，脾气的运动特点是主升。

45. D　答案分析：脾主四肢肌肉，脾运化的水谷精微充养四肢肌肉，而四肢肌肉运动又可促进脾的运化，故肉病日久可传之于脾。

46. C　答案分析：肝的特性是主升主动，喜条达而恶抑郁，故称之为刚脏。

47. B　答案分析：肝主疏泄，调畅气机，有助于脾胃之气升降，是保证脾胃运化功能正常的重要条件。

48. C　答案分析：《素问·五脏生成》说："肝藏血，心行之，人动则血运于诸经，人静则血归于肝脏。"

49. D　答案分析：《素问·六节藏象论》说："肝者，罢极之本。"

50. B　答案分析：肝对情志、气血、津液、脾胃、生殖等全身机能活动的调节是通过疏泄气机实现的。

51. E　答案分析：爪甲为筋延伸到体表的外露部分，故有"爪为筋之余"之说。

52. D　答案分析：胆汁的分泌和排泄全赖肝之气机疏泄。

53. C　答案分析：由于目赖肝所藏之阴血濡养，肝病常反映于目，故谓"目为肝之外候"。

54. B　答案分析：怒以肝藏血为物质基础，与肝疏泄气机主升发之用密切相关。

55. E　答案分析：筋有赖肝之阴血的滋养才能发挥其连接和约束骨节，主持运动等功能，故言肝在体合筋。

56. A　答案分析：肝"体阴"主要指肝贮藏阴血之本体，"用阳"主要指肝的气机主升主动的功能及特性，故常用"体阴用阳"来概括肝主疏泄和藏血二者的关系。

57. D　答案分析：朱震亨《格致余论》说："主闭藏者肾也，司疏泄者肝也。"说明女子的月经和男子的精液闭藏在肾，排泄在肝。

58. C　答案分析：肝主疏泄功能正常，则气机条畅，脏腑功能活动协调，表现为情志舒畅。肝疏泄不及，则肝气郁结，情志抑郁。

59. E　答案分析：肾藏有先天之精，为构成人体胚胎的原始物质，是脏腑阴阳之根，故称其为"先天之本"。

60. C　答案分析：肾所藏之精包括先天之精和后天之精。

61. D　答案分析：机体的生长发育生殖和生、长、壮、老、已的自然规律与肾中精气的盛衰密切相关。

62. A　答案分析：齿、骨、发的生长状态是反映肾中精气的外候，是判断机体生长发育状况和衰老程度的客观标志。

63. E　答案分析：天癸具有促进和维持生殖机能的作用。

64. B　答案分析：肾中精气充盛到一定的程度，便可产生一种促进和维持生殖机能的精微物质，即天癸。

65. E　答案分析：肾主宰和调节全身阴阳，是五脏六腑阴阳的根本。

66. B　答案分析：肾阳又称元阳、真阳、真火和命门之火。

67. D　答案分析：肾阴又称元阴、真阴、真水和命门之水。

68. C　答案分析：肾具有摄纳肺所吸入的清气以防止呼吸表浅，协助肺完成呼吸的功能，故维持呼吸的深度需肾脏的参与。

69. B　答案分析：肾主摄纳肺吸入的清气。

70. A　答案分析：牙齿为骨骼的外露部分，故谓"齿为骨之余"。

71. D　答案分析：头发有赖于血液的营养，故称"发为血之余"。

72. B　答案分析：唾为肾精所化，故肾在液为唾。

73. C　答案分析：足太阳膀胱经与足少阴肾经相表里。

74. E　答案分析：肾开窍于前、后二阴。

75. B　答案分析：肾在体合骨，骨病日久则内传于肾。

76. B　答案分析：齿为户门，户指通向内部的门户，水谷进入口腔，牙齿咀嚼、消磨水谷，故为“户门”。

77. D　答案分析：胃的上口称为“贲门”。“贲”同“奔”，即水谷进入食管，从此门奔流而下，汇聚于“太仓”。

78. C　答案分析：精明之府指头。

79. A　答案分析：胆居于六腑之首，又属奇恒之腑。

80. C　答案分析：胃的生理特性喜润而恶燥，其生理功能特点以畅通下降为主。

81. D　答案分析：胃受纳、汇聚水谷，水谷又为化生气血的基础，故称胃为“水谷气血之海”。

82. B　答案分析：小肠泌别清浊的功能失常，清浊不分，水谷精微和食物残渣俱下于大肠，可见肠鸣泄泻，小便短少，故治疗泄泻常用“利小便即所以实大便”的分利方法。

83. A　答案分析：大肠传导糟粕的功能是胃主通降的继续。

84. C　答案分析：膀胱的贮尿和排尿功能主要依赖肾的气化和固摄功能的控制。

85. D　答案分析：三焦是分布于胸腹腔的一个大腑，因其与五脏无表里配合关系，故有“孤府”之称。

86. E　答案分析：三焦具有运行水液的功能，故《素问·灵兰秘典论》说：“三焦者，决渎之官，水道出焉。”

87. D　答案分析：脑的生理、病理总统于心而分属于五脏，其中与心、肝、肾关系尤为密切。

88. B　答案分析：“膻中”指心包络。

89. C　答案分析：明·李时珍《本草纲目》提出：“脑为元神之府”。

90. C　答案分析：脑居颅内与脊髓相通，由髓汇聚而成，故称其为“髓海”。

91. A　答案分析：心与肺之间的关系主要表现为气和血之间的相互依存和互根互用关系。

92. C　答案分析：肝血可滋养肾精，肾精可化生肝血，精血之间可相互滋生和转化，故言“肝肾同源”。

93. D　答案分析：肺与肾在五行中分别属金和属水，为母子相生关系。金能生水，肺阴充足，输精于肾，使肾阴充盛；水能润金，肾阴充盛，上润于肺，则使肺阴不虚。故言“金水相生”。

94. E　答案分析：宗气积于胸中，贯心脉行气血，走息道司呼吸，从而加强了血液循环和呼吸运动之间的关系，是连结心肺两脏的纽带。

95. C　答案分析：肾为水脏，心为火脏。心火下暖肾水，使肾水不寒；肾水上制心阳，使心火不亢；心肾阴阳还可相互资助，从而维持心肾两脏功能协调平衡，故说“水火既济”。

96. D　答案分析：脾主统血，肝主藏血，故统藏失司而见出血可反映脾与肝两脏的病变。

97. A　答案分析：肺主呼吸，脾主运化水谷，肺吸入的清气和脾化生的水谷精气是生成宗气的主要物质；肺主通调水道，为水之上源，脾主运化水湿为水之中州，密切配合，保证了水液正常的生成、输布和排泄。

98. B　答案分析：心主血脉，肝主藏血，心有所主则肝有所藏，肝有所藏则心有所主，共同维持血液正常运行；心主神，肝调畅情志，共同维持正常的神志活动。

99. C　答案分析：脾胃同居中焦，脾主升，胃主降，一升一降，相反相成，是人体气机升降的枢纽。

100. E　答案分析：《素问·水热穴论》说：“肾者，胃之关也。”

101. B　答案分析：《灵枢·根结》说：

“命门者，目也”，首先提出了“命门”一词。

102. D　答案分析：《灵枢·根结》说：“命门者，目也。”

103. E　答案分析：膻中为气海。

（二）B_1 型题

1. D　答案分析：肺主管呼吸之气和气的生成及全身气机的调节，故《素问·六节藏象论》说：“肺者，气之本。”

2. B　答案分析：肝在体合筋，筋有连接和约束骨节，主持运动的功能。肝之阴血充足，则筋有所养，不易疲劳；肝之阴血不足，则筋失所养而易于疲劳，故《素问·六节藏象论》说：“肝者，罢极之本。”

3. B　答案分析：肺是主管呼吸的器官，《类证治裁·喘证论治》说：“肺为气之主……肺主出气。”

4. E　答案分析：肾具有摄纳肺所吸入的清气，防止呼吸表浅，协助肺完成呼吸的功能，故《类证治裁·喘证论治》说：“肾为气之根，肾主纳气。”

5. A　答案分析：情志活动虽分属于五脏，但无不从心而发，受心神的主宰。

6. C　答案分析：情志活动的产生以五脏精气为物质基础，而五脏的功能活动赖气机的调畅，肝主疏泄，故肝对情志活动起着重要的调节作用。

7. B　答案分析：心开窍于舌，舌为心之苗窍，能够反映心的活动情况，是心之外候。

8. D　答案分析：心血不足，心神失常等心的生理功能异常，常见到耳鸣等病症，故言心寄窍于耳。

9. A　答案分析：筋有赖于肝之阴血滋养，故肝在体合筋。

10. D　答案分析：肺气宣发，输精于皮毛；皮肤上的汗孔宣散肺气而助呼吸。因此，肺在体合皮，肺与皮有着密切的关系。

11. C　答案分析：脾的功能状况常通过口唇的色泽形态变化反映出来。

12. E　答案分析：肾藏精，精化血，血养发，肾中精气的盛衰常显露于发。

13. D　答案分析：脾经连舌本散舌下，脾精通过经脉上溢于口化为涎液。

14. B　答案分析：肾经挟舌根通舌下，肾精通过经脉上溢于口化为唾液。

15. C　答案分析：悲忧过度易伤肺气，肺气不足，易见悲伤低落的情绪变化，故肺在志为悲。

16. D　答案分析：思虑过度易致脾气结滞；脾气血不足，则不耐思虑，故脾在志为思。

17. C　答案分析：脾有运化水湿的功能，脾气虚弱，水湿内停，聚而为痰为饮，故被称为“生痰之源。”

18. D　答案分析：脾气虚弱，水湿内停，生痰生湿，痰湿常上犯于肺，导致肺宣降失常，见咳嗽、痰多等症，故言“肺为贮痰之器”。

19. B　答案分析：肝主疏泄的功能失常，多见肝气郁结，肝气上逆或阳亢风动等实证或本虚标实之证，故有“肝为刚脏”之说。

20. E　答案分析：膀胱具有贮尿排尿的功能，故称其为“水府”。

21. A　答案分析：心主血脉，脉中气血是维持生命活动的最基本物质；心主神明，调节、控制人体五脏六腑形体官窍的一切生理活动和精神意识、思维活动。故《素问·六节藏象论》说：“心者，生之本。”

22. E　答案分析：肾中精气可以产生肾阴、肾阳两种不同的生理效应。肾阴，又称真水、命门之水，肾阳又称真火、命门之火。肾阴、肾阳能够补充全身各脏腑阴阳的不足，是五脏六腑阴阳之根本，故将肾喻为

"水火之宅"、"阴阳之根"。

23. C　答案分析：大肠具有吸收食物残渣中部分水分的功能，故曰"大肠主津"。

24. D　答案分析：小肠吸收水谷精微，其中含有大量的水液，故曰"小肠主液"。

25. A　答案分析：脾之清气不升，头目清窍失养，故见眩晕。

26. C　答案分析：脾升举无力，不能升举固托内脏，故可见胃下垂。

27. D　答案分析：小肠接受胃的传输之物，并进一步消化吸收，故《素问·灵兰秘典论》说："小肠者，受盛之官，化物出焉。"

28. C　答案分析：大肠能够吸收饮食残渣中的水分和排泄糟粕，故《素问·灵兰秘典论》说："大肠者，传道之官，变化出焉。"

29. A　答案分析：《素问·脉要精微论》说："头者，精明之府。"

30. D　答案分析：《素问·脉要精微论》说："腰者，肾之府。"

31. C　答案分析：汗孔在心神的调节下靠肺气宣发的卫气进行开合，从而排泄汗液，调节体温和水液代谢，并辅助肺呼吸，功能玄妙，故称为"玄府"。

32. A　答案分析：骨中有腔隙，内藏骨髓，髓是分布于骨骼腔内的精微物质，故《素问·脉要精微论》说："骨者髓之府。"

33. C　答案分析：会厌位于咽喉部食管与气管交会处，能随着呼吸和饮食纳入的需要交替关闭或打开，故称其为"吸门"。

34. D　答案分析："魄"同"粕"。大肠终端即肛门是糟粕最终排出之处，故称"魄门"。

35. B　答案分析：饮食水谷通过胃下口进入小肠，小肠幽长迂曲呈叠积状，故称为"幽门"。

36. D　答案分析：小肠泌别清浊，清即精华部分在此被拦挡而吸收，浊即浅渣部分在进入大肠之前，再在此被拦挡而做相对时间的停留以进一步吸收，故将大小肠交会处称为阑门，"阑"同"拦"。

37. B　答案分析：肺居上焦，在五行中属金，为清肃喜润之脏，功能主清肃下降，通于秋气，故为"阳中之少阴"。

38. D　答案分析：肝居膈下右胁内，在五行中属木，功能主升主动，与春季相应，故为"阴中之少阳"。

39. C　答案分析：肺为水之上源，行水之脏，肾为主水之脏，共主水液代谢；肺主呼气，肾主纳气，共同完成呼吸运动。

40. E　答案分析：肺吸入自然之清气，脾运化水谷之精气，清气、水谷精气是气生成的主要物质；肺通调水道，脾运化水湿，相互协调维持津液的生成、输布和排泄。

41. C　答案分析：瞳神属肾，称为水轮。

42. B　答案分析：黑眼属肝，称为风轮。

（三）X 型题

1. A、B、E　答案分析：中医学认识内脏的方法是从外知内，以象测脏。因此藏与象的关系是：藏决定了象，藏变象变，象变反映了藏的变化。

2. A、B、C、D、E　答案分析：藏象学说认为人体以五脏为中心，与六腑相配合，以精气血津液为物质基础，以经络为联系的通道，内而五脏六腑，外而形体官窍，构成了五个系统。这五个系统之间紧密联系，且受天地四时阴阳及社会因素的影响，使人体形与神、局部与整体、人体与环境、物质与代谢、结构与功能成为有机的统一体。

3. A、C、D　答案分析：藏象学说形成的条件主要有三：对人体解剖的粗浅分析；

长期对人体生理病理现象的观察；医疗实践经验的总结。

4. A、B、D、E 答案分析：五脏与六腑的区别主要有四：功能不同；形态有别；五脏藏神；脏主腑从。

5. A、B、D、E 答案分析：心居于胸中，其体合脉，其华在面，开窍于舌，故心主血脉的功能正常与否，临床上常从面色、舌色、脉象、心胸部感觉来观察。

6. A、B、C、D、E 答案分析：心主管人体的一切生理活动和精神意识思维活动，临床常从精神、意识、思维、感觉、反应、睡眠等状况来观察其功能正常与否。

7. A、B、C、D 答案分析：心脏的正常搏动是心脏自身矛盾运动的结果，主要依靠心气、心阳的推动和温煦，以及心阴、心血的滋润和营养。

8. A、B、D 答案分析：心主血、主脉、藏神，因此称心为“血之主”、“脉之宗”、“神之居”。

9. A、B、C、D、E 答案分析：肺气的宣发主要表现在：宣发卫气；排出浊气；布散精气、津液和血液。

10. B、D、E 答案分析：肺的肃降作用主要表现在：吸入清气，布散水谷精气和津液。

11. A、C、D、E 答案分析：肺失宣降，卫气不达肌表，汗孔开合失常，故见无汗；气机不利，气道不清，则胸闷鼻塞，咳喘。

12. A、D、E 答案分析：肺主气包括主呼吸之气、主气的生成和调节全身气机三个方面。

13. C、D、E 答案分析：肺的宣发肃降对体内水液的输布运行和排泄起着疏通和调节作用。

14. A、C 答案分析：肺气的宣发肃降运动是肺进行一切生理活动的基础。

15. A、C 答案分析：肺与皮毛的关系主要表现在肺气宣发、输精于皮毛，皮毛上的汗孔宣通肺气助肺呼吸两个方面。

16. A、B、C、D 答案分析：汗孔又称为气门、玄府、鬼门、毛窍。

17. A、B、D 答案分析：肺功能的发挥，主要依赖于肺气的推动、肺阴的滋润和肺阳的温煦。

18. B、D 答案分析：肺为清肃之脏，胃主通降，均以阴液濡润为其功能正常发挥的前提条件。

19. A、D、E 答案分析：脾运化水谷指脾对饮食物的消化、精微物质的吸收和转输的作用。

20. B、C、E 答案分析：脾运化水液，主要言脾对水液的吸收、输布和运行的作用。

21. B、C、E 答案分析：脾气升举无力，不能固托内脏，可见腹部坠胀、内脏下垂、久泻脱肛等病症。

22. A、C、D、E 答案分析：脾不运化水液，水液弥漫体内则生湿，聚集于体内则为痰为饮，泛溢肌肤则为水肿。故脾运化水湿功能失调可见水、湿、痰、饮等病证。

23. A、D 答案分析：肝疏泄气机一可协助脾升胃降，二可分泌及排泄胆汁。因此对脾胃的运化功能起到促进作用。

24. B、D 答案分析：肝疏泄不及，则肝气郁结，常表现为精神抑郁；肝疏泄太过，则肝气上逆，常引起精神情志活动亢奋，表现为急躁易怒等。

25. A、B、C 答案分析：肝藏血功能主要表现在肝贮藏血液、调节血流量和防止出血三个方面。

26. A、B、D 答案分析：肝主藏血，故有主“血海”之说；肝主升主动，喜条达而恶抑郁，故有“刚脏”之称；肝主筋，筋约束骨骼，主管运动，不易疲劳，故称其为“罢极之本。”

27. B、C、E　答案分析：瞳神又称为瞳孔、瞳子、瞳仁。

28. A、C、D　答案分析：肾主骨，齿为骨之余；肾精化血养发，发为血之余，故齿、骨、发是反映肾中精气盛衰的外候。

29. A、E　答案分析：头发有赖于精血的营养，而肾精能化血，精血旺盛，则头发得养。

30. A、D、E　答案分析：《素问·六节藏象论》说：“肾者，封藏之本”。其封藏作用表现在：藏精、纳气、藏元阴元阳等方面。

31. A、B、C、D、E　答案分析：肾阳又称元阳，能补充全身各脏所需之阳，制约肾阴，对机体组织具有温煦、推动、气化、兴奋作用。

32. A、C、D、E　答案分析：肾阴，又称元阴，能补充全身脏腑所需之阴，制约肾阳，并具有滋润、濡养、宁静的功能特点。

33. A、C、E　答案分析：气的固摄作用主要表现在对体内液态物质的固护控制，故肾气不固可见遗精，遗尿，久泻滑脱等。

34. A、C、D　答案分析：男性的阴茎、阴囊、睾丸后世医家称之为“外肾”。

35. A、B、C、D、E　答案分析：男性前阴包括阴茎、阴囊、睾丸、尿道，女性前阴包括阴道与尿道。

36. B、C、D　答案分析：胆形态中空似腑，与肝相表里，贮藏胆汁助胃肠消化，故为六腑之一。

37. A、C、E　答案分析：胃受纳腐熟水谷，胆贮藏排泄胆汁助消化，小肠受盛化物，故六腑之中消化饮食物主要是胃、胆、小肠的功能。

38. B、E　答案分析：小肠泌别清浊、吸收饮食精华，大肠进一步传导变化，吸收水分，故六腑之中吸收功能主要是大肠、小肠的作用。

39. C、D、E　答案分析：大肠排泄糟粕，膀胱排泄尿液，三焦为“决渎之官”，故六腑之中具有排泄功能的有大肠、膀胱和三焦。

40. B、C、D、E　答案分析：肺气肃降，胃气降浊，脾主运化，肾阴肾阳的滋润温煦和肾气的封藏等功能均可影响大肠的传导功能。

41. A、C、D、E　答案分析：女子胞的主要功能是主持月经、孕育胎儿，均依赖于精血，心主血、肝藏血、脾生血统血、肾藏精，故女子胞的功能与心、肝、脾、肾密切相关。

42. A、B、C、D　答案分析：三焦的生理功能有：通行元气，主持诸气，总司全身气机和气化，是水液运行的道路。

43. B、E　答案分析：心与肝的关系主要表现为血液运行与神志活动方面的相互依存、协同关系。

44. A、C、E　答案分析：肺与肾的关系主要表现在水液代谢、呼吸运动和阴液互资三个方面。

45. C、D、E　答案分析：肝与肾的关系主要表现在精血同源、藏泄互用、阴阳承制三个方面。

46. A、C　答案分析：脾与肾的关系主要表现在先后天互资和水液代谢方面。

47. B、C、E　答案分析：脾与胃的关系主要表现为纳运相得、升降相因、燥湿相济三个方面。

48. A、C、D　答案分析：心与肝共主血之运行，肝与脾及心与脾共主血液的生成和运行。

49. A、C、D　答案分析：心与小肠相表里，肺与大肠相表里，肾与膀胱相表里，心包络与三焦相表里。

50. A、B　答案分析：“乙癸同源”是指肝肾同源、精血同源。

51. B、C、D、E　答案分析：“五液”指汗、泪、涕、唾、涎五者，尿不属“五液”。

二、词语解释

1. “藏”指隐藏于体内的内脏，“象”指可从外部察知的现象。所谓“藏象”是指藏于体内的内脏所表现于外的生理和病理现象及相通应的自然界事物和现象。

2. 藏象学说是研究人体脏腑器官的形态结构，物质基础和生理功能、病理变化、相互关系，以及与外环境相互关系的理论。

3. 心主血脉包括主血和主脉两个方面，指全身的血脉与心连通，心气推动血液在脉中运行，心与脉共同完成了血液循环的功能。

4. “心藏神”是指心主管生命和精神活动，即心脏主宰人体脏腑组织的一切生理活动和人体的心理活动。

5. 所谓“宣发”是指肺气具有向上的升宣和向外周布散的作用。所谓“肃降”是指肺气具有向下、向内清肃通降和使呼吸道保持洁净的作用，宣发肃降即肺气具有向上、向外和向下、向内双向运动的特征。

6. 肺主气指人身之气均由肺主持，包括主呼吸之气、主管气的生成，以及对全身气机运行的调节三个方面。

7. “朝”，即聚会、朝向；“百脉”，泛指全身的血脉。“肺朝百脉”是指全身的血液都要通过血脉而会聚于肺，经过肺的吸清呼浊，气体交换，然后再将富含清气的血液输送至全身。“肺朝百脉”是肺脏助心行血的结构基础。

8. “通”，即疏通；“调”，即调节。肺通调水道是指肺通过宣发肃降对体内水液的输布和排泄起着疏通和调节的作用。

9. 肺居上焦，位最高，肺气的肃降作用不断地将上焦水液下输至肾和膀胱，以调节体内的水液代谢，故有“肺为水之上源”之说。

10. 肺助心行血指由于肺内朝百脉，又有主呼吸之气和生成宗气的功能，从而能够协助心脏推动血液在脉管内运行，并参与心率、心律的调控。

11. “运”即转运、输送；“化”即消化、吸收。所谓“脾主运化”是指脾具有消化饮食、吸收水谷精微并将其转输至全身的功能。

12. 脾运化水谷是指脾对饮食物的消化吸收和转输精微物质的功能。

13. 脾运化水液是指脾在消化饮食物的基础上，对其中的水液吸收和输布的作用。

14. “清”指水谷精微等营养物质。脾主升清指脾气将消化吸收的水谷精微从中焦上输于心肺及头面五官，通过心肺的作用化生为气血，营养全身。

15. 脾主升举是指脾气上升，升举固托内脏，使之维持相对恒定的位置而不游移或下垂。

16. 脾统血是指脾气具有统摄、控制血液在脉中运行而不致逸出脉外的功能。

17. 肌肉的纹理称为“肌腠”，理指皮肤的纹理。皮肤和肌肉的纹理称为腠理。

18. “疏”即疏通，“泄”即宣泄、畅达。肝主疏泄是指肝具有疏通调畅全身气机的生理功能。

19. 肝藏血指肝具有贮藏血液，调节血流量及防止出血的功能。

20. “体阴”主要是指肝贮藏阴血之本体，“用阳”主要指肝的气机主升主动之功能及特性。肝以血为体，以气为用，故常以“体阴用阳”来概括肝主藏血和主疏泄气机的功能特点和二者之间的关系。

21. “精”包括先天之精和后天之精。

肾主藏精指肾具有封藏精气的功能，并通过精发挥主管生长发育和生殖繁衍、推动和调节脏腑气化的生理效应。

22. 先天之精指禀受于父母，与生俱来的构成人体胚胎的原始物质，具有遗传的特性，能够繁衍后代并促进后天之精的化生。

23. 后天之精，指人出生后由脾胃从饮食物中摄取的营养成分和脏腑代谢化生的精微物质，具有培补先天之精和促进人体生长发育的功能。

24. 肾主水即肾主管水液代谢，指肾中阳气具有主持和调节人体水液代谢平衡的功能。

25. 肾主纳气是指肾具有摄纳肺所吸入的清气，以防止呼吸表浅，协助肺完成呼吸的功能。

26. 七冲门指饮食物在其受纳、消化、吸收和排泄过程中，要通过的七个关键部位，即飞门（唇）、户门（齿）、吸门（会厌）、贲门（胃上口）、幽门（胃下口）、阑门（大肠小肠交接处）、魄门（肛门）七个部位。

27. 胃主受纳腐熟水谷指胃具有容纳水谷，并将其初步消化成食糜的功能。

28. “通”即畅通，“降”即下降。胃主通降指胃将初步消化的食糜，向下通畅传送。

29. “受”即接受；“盛”即容盛；“化”者消化；“物”即水谷。小肠受盛化物指小肠具有接受胃下降的食糜，并将其进一步消化吸收的功能。

30. “泌”有过滤之义，“别”即分别。小肠泌别清浊指小肠具有将胃下降的食糜在进一步消化的同时，分化为水谷精微和食物残渣两个部分的功能。

31. 小肠主液指小肠在吸收水谷精微的同时，也吸收大量的水液，从而参与体内的水液代谢。

32. 大肠主津指大肠具有进一步吸收食物残渣中水分的功能，从而与体内的水液代谢有关。

33. “水火既济”也叫“心肾相交”。心居上焦，属火；肾居下焦，属水。心火下暖于肾，可使肾水不寒；肾水上济心阴，可使心阳不亢；同时，心阴还可资助肾阴，肾阳还可温煦心阳。这种心肾阴阳互济互补，维持心肾两脏生理功能协调平衡的关系，被称为“水火既济”或“心肾相交”。

34. 肾藏精，肝藏血，精血同源言肾精的充盛赖肝血的滋养；肝血的充盈又赖肾精的化生，精与血可以相互滋生和转化。又称为“肝肾同源”、“乙癸同源”。

35. 肾属水，肝属木。肝肾之阴相互滋生，肾阴可滋补肝阴，制约肝阳；肝阴又可促进肾阴充盛。反之肾阴不足，可致肝阴不足；肝阴不足又可损及肾阴，最终导致肝肾阴虚，肝阳上亢之证，称之为“水不涵木”。

36. 天癸是肾中精气充盈到一定程度时人体所产生的一种促进和维持生殖机能的精微物质。

37. 肾阴是指肾精所化的对人体脏腑组织具有滋润和濡养作用的物质，是人体诸阴之根，又称为元阴、真阴、真水和命门之水。

38. 肾阳是指肾精所化的对人体脏腑组织具有温煦和推动作用的物质，是人体诸阳之根，又称为元阳、真阳、真火和命门之火。

39. 肾主骨指肾精具有促进骨骼的生长发育和修复的功能。

40. 胆主决断指胆在精神意识思维活动中，具有判断事物、作出决定的能力。

三、填空题

1. 以五脏为中心的整体观；以象测脏

2. 五脏；六腑
3. 化生和贮藏
4. 受盛和传化
5. 生理活动；心理活动
6. 脉；面
7. 肺
8. 主呼吸之气；主管气的生成
9. 气；全身气机
10. 肺气的宣发肃降
11. 肺朝百脉；肺司呼吸
12. 肺气的宣发和肃降
13. 皮；喉
14. 升清；升举
15. 脾气的固摄
16. 运化水谷；运化水液
17. 后天；气血化生
18. 喜燥恶湿
19. 脾主运化
20. 肉；唇
21. 主升主动；喜条达而恶抑郁
22. 运于诸经；归于肝脏
23. 罢极
24. 爪
25. 肾
26. 主水液，主纳气
27. 主管生长发育，主管生殖繁衍，推动和调节脏腑气化
28. 齿；发
29. 耳及二阴
30. 肺；肾
31. 脾；肾
32. 汗；唾
33. 舌；口
34. 降；通
35. 唇；幽门
36. 六腑；奇恒
37. 贮藏和排泄胆汁；参与精神情志活动
38. 中正；决断
39. 受盛；化物
40. 传道；变化
41. 州都；气化
42. 通行元气；运行水液
43. 决渎；水道
44. 沤；渎
45. 髓
46. 精明
47. 主宰生命活动；主管精神思维
48. 滋养骨骼；化生血液
49. 髓
50. 运行气血；传递信息
51. 发生月经；孕育胎儿
52. 气机升降调节
53. 血液的生成、运行；消化功能
54. 呼吸运动；阴液互资
55. 精血同源；藏泄互用
56. 先后天相互滋生；水液代谢
57. 升降相因；燥湿相济
58. 胃
59. 胆；小肠
60. 小肠；大肠

四、简答题

1. 答：藏象学说的基本特点是以五脏为中心的整体观，其实质上反映了人体结构与功能、物质与代谢、局部与整体、人体与环境的统一，以及中医学从外知内、以象测脏的思维方法。

2. 答：藏象学说在形成过程中主要具备了三个条件：一是对尸体解剖的粗略分析；二是长期对人体生理病理现象的观察；三是对丰富的医疗实践经验的总结。

3. 答：人体内脏主要根据其生理功能的不同，分为五脏、六腑和奇恒之腑三大类。五脏即心、肝、脾、肺、肾；六腑即胆、胃、小肠、大肠、三焦、膀胱；奇恒之腑即脑、髓、骨、脉、胆、女子胞。

4. 答：五脏的共同生理功能是化生和贮藏精气，其特点是“藏而不泻”、“满而不实”。

5. 答：六腑的共同生理功能是受盛和传化水谷，特点是“泻而不藏”、“实而不满”。

6. 答：五脏与六腑的区别：一是功能不同；二是五脏藏神，而六腑除胆外，均与神志活动无关；三是形态有别；四是六腑从属于五脏。

7. 答：五脏与奇恒之腑的共同之处在于其生理功能均是贮藏精气；区别在于五脏多为实体性器官，而奇恒之腑多为中空性器官；五脏统领奇恒之腑，奇恒之腑从属于五脏。

8. 答：六腑与奇恒之腑相同之处均是形态中空的脏器，不同之处在于其功能，六腑的主要功能为受盛和传化水谷，奇恒之腑的功能为贮藏精气。

9. 答：脏腑学说是研究人体各脏腑的部位和结构、生理功能、病理变化及其相互关系的理论，其主要特点一是脏腑中具有气、血、阴、阳等物质；二是注重研究脏腑器官的功能而略于对实体解剖的观察。

10. 答：心的主要功能为主血脉及主藏神。

11. 答：心主血脉，脉中运行的气血是各脏腑组织器官活动的最基本物质；心又主藏神，心主宰人体脏腑组织的一切生理活动和心理活动。因此心在脏腑中居于主宰地位，为“君主之官”，“五脏六腑之大主”。

12. 答：“五体”在中医学中特指筋、脉、肉、皮、骨形体的五个层次。五体分别与五脏有特定的对应关系，即心在体合脉，肺在体合皮，脾在体合肉，肝在体合筋，肾在体合骨。

13. 答：肺主呼吸之气，通过口鼻息道与自然息息相通，且外合皮毛，在五脏中是唯一一个直接与外界相通的脏器，故易被外邪侵害；肺内朝百脉，五脏六腑功能失调之病理信息还可通过气血影响于肺；加之肺叶娇嫩，又不耐寒热。因此肺是一个最易受到外内之邪影响的器官，故有“娇脏”之称。

14、答：肺的主要功能：一为主气，二是助心行血，三是通调水道。

15. 答：肺位高近君，在主司呼吸的生理功能作用下，一可主管气的生成及全身气机的调节，二可协助心脏推动血液在脉管中运行，并参与调控心率及心律。肺脏还可通过其宣发肃降的运动，调整体内的水液代谢，从而对整个机体的气血津液进行着综合的治理调节，犹一国之宰辅，故《素问·灵兰秘典论》将肺的生理功能形象地比喻为“相傅之官”。

16. 答：肺气的宣发指肺气具有向上的升宣和向外周布散的作用，主要表现在：其一排出体内的浊气；其二将脾转输之水谷精微和津液布散到全身皮毛；其三宣散卫气；其四将会聚于肺的经过清浊交换后的富含清气的血液布散至全身。

17. 答：肺气的肃降指肺气具有向下、向内、清肃通降和使呼吸道保持洁净的作用，主要表现在：一是吸入自然界的清气；二是将脾转输来的水谷精微和津液向下向内布散全身；三是将代谢后的水液下输至肾和膀胱；四是清除肺和呼吸道的异物；五是通过向内的运动，将周身含有浊气的血液会聚于肺，并进行清浊交换使其洁净；六是助大肠传导糟粕。

18. 答：肺主宣降的共同生理效应有五：维持正常的呼吸运动；助心推动血行；输布水谷精微于全身；布散卫气于肌表；促进水液输布和排泄。

19. 答：肺主气是指肺主管对一身之气的生成、运行和调节。包括主呼吸之气、主气的生成和调节全身气机三个方面。

20. 答：肺助心行血的生理作用主要表现在：一是全身之血通过百脉会聚于肺；二是全身之血在肺中进行清浊交换；三是肺主生成宗气，宗气贯心脉而助心行血。

21. 答：肺气的宣发肃降运动不断地将脾转输于肺的水液输布于全身皮毛，发挥其滋润作用，并将代谢后的水液通过宣发作用从皮毛和呼吸道排出一部分，同时通过肃降作用下输至肾和膀胱，从而对人体内的水液代谢起着重要的调节作用。因肺位最高，故有“肺为水之上源”之说。

22. 答：“五官”，即目、舌、口、鼻、耳。“九窍”指头面的目、舌、口、鼻、耳七窍和下窍二阴。“五官九窍”与五脏有着特定的对应关系，即心开窍于舌，肺开窍于鼻，脾开窍于口，肝开窍于目，肾开窍于耳及二阴。

23. 答：脾的主要功能为主运化和统摄血液，脾的生理特性是喜燥恶湿。

24. 答：脾有运化功能，脾化生的水谷精微是生成气血的主要物质，人出生后机体生命活动所需的气血精津等营养物质，全赖脾胃功能的健全才能不断地化生，故称“脾为后天之本”、“气血化生之源”。

25. 答：脾有运化水液的功能，脾对饮食物中的水液一方面可吸收输布至全身发挥其滋润作用，另一方面将利用后的水液上腾于肺、下达于肾，经肺、肾的气化，从汗、尿排出，从而对水液的生成、输布起着调节作用。脾失健运，则水液的吸收、输布障碍，而生湿生痰，故有“脾为生痰之源”之说。

26. 答：脾主升清将饮食水谷中的精微物质吸收并上输于心肺，胃才能继续受纳腐熟和通降；胃主降浊，将初步消化的食糜向下传送于小肠，则可促进脾气之升运。升降相因，保证了脾胃纳运功能井然有序。

27. 答：脾气的运动特点是以上升为主，表现为升清与升举两个方面。

28. 答：五液指汗、泪、涎、涕、唾五者，为体表孔窍所分泌的正常液体，乃五脏精气所化，与五脏有特定的对应关系，即心在液为汗，肝在液为泪，脾在液为涎，肺在液为涕，肾在液为唾。

29. 答：肝的生理特性主升主动，喜条达而恶抑郁，内寄相火，刚强躁急，故称之为刚脏。

30. 答：肝主疏泄是指肝具有疏通调畅全身气机的功能，其疏泄气机的生理效应主要表现在：调畅精神情志，维持气血运行，促进脾胃消化、吸收与输布，协助水液代谢和调节生殖机能五个方面。

31. 答：肝藏血功能的生理效应主要体现在贮藏血液、调节血流量和防止出血三个方面。

32. 答：肝所藏之血是疏泄气机的物质基础，疏泄气机是藏血的功能表现。肝藏血功能正常、肝体柔和，就能正常地疏泄；肝疏泄功能正常、气机调畅，则能正常地藏血。二者相互促进，共同维持肝的正常生理功能。

33. 答：“罢”有免除之意，“极”者“劳困”也。肝在体合筋，筋约束骨节，主持肢体运动。肝之阴血充足，筋脉得养，则肢体关节运动灵活，强健有力而不易疲劳；肝之阴血不足，筋脉失养，则肢体关节运动失灵，易于疲劳。故《素问·六节藏象论》说：“肝者，罢极之本。”

34. 答：肾藏有先天之精，先天之精是构成人体胚胎的原始物质，是形成新生命的基本物质，也是人出生后生命活动的活力根源，故称肾为“先天之本”。

35. 答：肾的主要功能有：主藏精、主水液和主纳气。

36. 答：肾藏精的生理效应表现在主管人体的生长发育、主管生殖繁衍、推动和调节脏腑气化三个方面。

37. 答：天癸是随着肾中精气的不断充盛所产生的一种促进和维持生殖机能的精微物质。它是肾中精气充盛到一定阶段时的产物，故与肾中精气呈正相关性，即肾中精气盛则天癸至，肾中精气在中年以后，由盛渐衰，天癸的生成也随之减少，以至枯竭。肾中精气的盛衰决定着天癸的多少。

38. 答：肾藏精，精化髓，髓充养于骨，齿为骨之余；肾精还可以化血，血养发，“发为血之余”，头发的生机根源于肾。故齿、骨、发均为肾之外候，常作为判断肾中精气盛衰的客观标志。

39. 答：胆内贮藏的胆汁是肝之精气所化的一种精纯、清净的精汁，是胆参与精神情志活动的物质基础，因而胆作为六腑之一，与其他的腑从功能上有着明显的不同，是六腑中唯一一个贮藏精汁，参与神志活动的腑，故而称其为“中精之府”。

40. 答：胃的主要功能是接受、容纳和消化饮食，即受纳腐熟水谷，功能特点是主通降，以降为和，具有“喜润而恶燥”的生理特性。

41. 答：小肠的主要功能是消化食糜、吸收精微和传输糟粕，即受盛化物，泌别清浊；大肠的主要功能是吸收饮食残渣中的水分和排泄糟粕。

42. 答：小肠具有泌别清浊的功能，小肠泌别清浊的功能失常，清浊不分，水谷精微和食物残渣便会俱下于大肠，出现肠鸣泄泻、小便短少等病症。可见小肠的泌别清浊功能与粪便的性状和小便量的多少密切相关，临床治疗常用“利小便即所以实大便”的分利方法即基于此。

43. 答：三焦作为一个综合性的功能单位，是分布于胸腹腔内的一个大腹，与五脏无表里配合关系，故称之为“孤府”。

44. 答：七冲门指六腑在其饮食物的消化排泄过程中，要通过的七个关键的部位。具体部位：唇为飞门，齿为户门，会厌为吸门，胃上口为贲门，胃下口为幽门，大小肠交接处为阑门，肛门（下极）为魄门。

45. 答：脑的主要功能：一是主宰生命活动，二是主管精神思维，三是主持感觉运动。脑的生理病理总统于心而分属于五脏，其中与心、肝、肾三脏关系尤为密切，因此大脑病变多从五脏论治。

46. 答：女子胞的主要功能是主持月经和孕育胎儿。女子胞功能的发挥，是一个由多因素参与的复杂过程，主要影响因素有：肾中精气及天癸的作用、冲任二脉的作用、心肝脾三脏的作用。

47. 答：连结心肺两脏功能的主要环节是宗气，因为宗气积于胸中，其功能一可贯心脉行气血，二可走息道而司呼吸，从而作为连结心肺之间的纽带，加强了心肺之间的联系，促进了血液循环和呼吸运动之间的协调运行。

48. 答：心与脾在生理上对于血液的生成和运行具有协同关系，病理情况下，脾气虚弱或运化失职，或统血失司，均可导致心血不足；心血不足，脾失荣养，又可导致脾失健运；劳神思虑太过，不仅暗耗心血，还会影响脾之运化，最终形成心脾两虚之病理变化。

49. 答：心与肾的关系主要表现在两个方面，一是心肾阴阳水火的互制互济，二是心肾精血互化，精神互用。

50. 答：肺与脾在生理上的联系主要表现在气和津液方面。其一，肺脾共主气的生成和输布。肺主呼吸，吸入自然界之清气，脾主运化，化生水谷精气，清气和谷气在肺中气化生成宗气，同时肺的活动赖水谷精微的物质充养，水谷精微又赖肺宣降而输布全身。其二，肺脾共同调节水液代谢。脾运化水液是肺通调水道的前提；肺通调水道促进了脾运化水液的功能。

51. 答：肺与肾的关系主要表现在水液代谢、呼吸运动和阴液互资三个方面。

52. 答："肝肾同源"的生理基础是精血互化。肝血的充盈，赖肾精的化生，肾精的充盛，又赖肝血的滋养，精血之间可相互滋生转化，故说精血同源，肝肾同源。

53. 答：六腑在结构上通过七冲门相连通，共同的生理功能是受盛和传化水谷，其传化水谷的特点是虚实更替，接纳排空，以通为用，以降为和，从而密切配合，共同完成了对饮食物的受纳、消化、吸收和排泄。其中消化功能主要靠胆、胃、小肠的作用；吸收功能是小肠、大肠的作用；排泄功能主要是大肠和膀胱的作用。

54. 答：肺位最高，主宣发肃降，不断地将水液下输于肾和膀胱；肾位最低，靠肾阳、肾气的蒸腾气化，使水中之清重新被人体利用，水中之浊下注于膀胱。肺宣发肃降，通调水道，可助肾的主水功能，同时又赖肾阳的蒸腾气化，二者密切配合，共同维持水液的正常输布与排泄。

五、论述题

1. 答：藏象学说是研究人体脏腑器官的形态结构、物质基础和生理功能、病理变化、相互关系以及与外环境相互联系的理论。因此，其基本内容包括脏腑、经络、体质、精气血津液及生命活动的整体联系。藏象学说是中医理论体系的核心和精华，是临床各科辨证论治的基础，对于认识人体的生理，阐释疾病的病理变化，指导临床诊治和养生，具有重要的指导意义，正如王清任《医林改错》所说："著书不明脏腑，岂不是痴人说梦；治病不明脏腑，何异于盲子夜行。"

2. 答：心主血脉包括主血和主脉两个方面。心主血即心推动血液在脉内运行；心主脉指血脉与心连通，心脏具有保持血脉通利，与脉共同完成推动血液循环的功能。心主血脉的机理，从结构而言，心、血、脉三者以心为主导，共同构成了循行全身的密闭系统，其中心与脉构成闭合通路，血充养于脉，脉约束血行，心气是血行的动力。心主血脉的功能主要依赖于心气、心阳的推动和温煦，心脏的正常搏动，是心气、心阳与心血、心阴矛盾运动的体现。血液的正常循行，必须以心气充足、血液充盈、脉道通利为前提条件。心与脉二者配合，共同完成推动血液循行的功能。心主血脉的功能正常，则面色红润光泽，舌色红活荣润，脉象和缓有力，节律均匀，胸部感觉舒畅。

3. 答：心主神明指心具有主宰人体脏腑组织的一切生理活动和精神意识思维活动的功能。心主神明的生理基础是心主血脉的功能，血脉中运行的气血是神志活动的物质基础，而神实质是全身气血盛衰状况表现于外的征象。气血是生命活动最宝贵的物质，因此，心主宰着人的生命活动和精神活动。心主血脉和心主神明的功能密切相关。心主血脉的功能正常，心血充足，则心神有活动的物质基础；心神正常，调节灵活，则能主宰人体脏腑组织的功能和血的正常循行。病理情况下两者常相互影响，如心血不足，血不养神，则见心悸、失眠、烦躁、多梦等心神失常的病症；劳神过度，营血暗耗，则常见面色不华、心悸等心血不足之症。可见心主血脉与心藏神的功能相互依存，相互促进，相辅相成，互为影响。

4. 答：心其华在面，一是因为面部血脉丰富，且易于观察，而心主血脉，全身气血经血脉皆上注于面部；二是因为面部表情是心主神明状况的反映。因此，心的生理功能正常与否，可以显露在面部的色泽和表情变化上。心的功能正常，则面色红润光泽，表情自然。

心开窍于舌的机理，从经脉的联系上，手少阴心经及别络联系于舌。从功能而言，心主血脉，舌不但血脉丰富，且表面无表皮覆盖，最能敏感地反映心主血脉的状况；心又主神志，舌具有主司味觉、主言语等功能，均属神的活动。因此，舌最能反映心主血脉和主神的功能状况。心的功能正常，则表现为舌体红活荣润，柔软灵活，味觉灵敏，语言清晰流利。

5. 答："血汗同源"的理论依据为"津血同源"。津液和血均来源于脾胃所化生的水谷精微，津液入于脉中成为血液的组成成分，血液出于脉外则为津液，故而血与津液同源而相互化生，相互交会。汗为津液所化，汗出过多则耗津，津液耗伤则血少。临床上大汗的患者，其血必虚；大出血的患者，其津液必少，不可再行发汗或使用破血逐瘀的峻剂，故有"夺血者无汗"、"夺汗者无血"和"亡血家"、"衄家"、"疮家"不可发汗之诫。

6. 答：肺主气是指一身之气均归属于肺，由肺所主。首先是因为肺是呼吸的器官，主管呼吸之气，是体内外清浊之气交换的场所；其二是因为肺主管一身之气。气的生成源于先天精气，自然界清气和水谷精气，肺司呼吸吸入的清气是人体之气的主要来源，特别是宗气。肺在主呼吸之气的基础上，将吸入的自然之清气与脾转输至肺的水谷精气气化生成了宗气，宗气贯注心肺之脉，又进一步促进了气血的运行和肺的呼吸功能；其三是因为肺可调节全身气机。肺气通过宣发肃降，有节律地呼吸运动，推动着气的升降出入运动，从而维持和调节着全身气机的调畅。

从上可知，肺主气的功能均取决于肺的呼吸功能，肺主呼吸是肺主气的核心和前提条件。肺的呼吸功能正常，气的生成就充足，全身气机就能够调畅，而气的生成充足，气机调畅又可促进肺的呼吸功能。

7. 答：肺通调水道的功能是肺的宣发肃降作用在水液代谢方面的体现。肺气的宣发，可将津液布散于全身，外达于皮毛，发挥其滋润濡养作用；肺气的宣发呼出体内的浊气，可同时排出部分水液；肺通过宣发卫气，主司腠理的开合，调节汗液的排泄。肺气的肃降将津液向下、向内输送，同时也将代谢后的水液不断下输，成为尿液生成之源，经肾与膀胱的气化，生成尿液，排出体外。可见，肺气的宣发与肃降通过向上、向外和向下、向内的矛盾运动，推动水液的输布和排泄，是不可分割的两个方面。肺的肃降作用可防止肺气宣发太过，宣发作用又可防止肃降太过，宣发与肃降相互制约，互为前提，相互配合，共同维持着水液代谢的平衡。

8. 答：皮肤为一身之表，是人体防御外邪侵袭的第一道屏障。肺与皮毛相合的理论依据，一是肺主宣发，可将脾转输至肺的水谷精微及津液输布于皮毛，从而营养润泽皮毛；二是肺宣散卫气，卫气可温养皮毛，固表卫外，助皮肤抗御外邪，并控制调节汗孔的开合，调节汗液排泄和体温的恒定。而皮肤上汗孔的开合有辅助肺呼吸的作用。因此，只有肺的生理功能正常，才能使毫毛润泽，皮肤致密，汗孔开合正常，有较强的抵御外邪的能力。若肺之气阴不足，皮毛失养，则皮肤枯燥，毫毛憔悴；肺气虚弱，无力宣散卫气，则卫表不固，腠理疏松，常自汗出，易感外邪。而当外邪侵犯皮毛时，则可因卫气郁滞而影响肺的宣发，导致肺气不宣；外邪还可直接通过口鼻呼吸道侵入于肺，致肺气不宣，进而引起卫气郁滞，腠理闭塞。

9. 答：脾运化水谷是指脾具有促进胃肠对饮食物的消化吸收，并将精微物质转输至全身的功能。饮食物的消化主要赖胃与小肠的作用，但必须依靠脾气的推动；食糜中精微物质的吸收，主要是胃、小肠、大肠的作用，也必须靠脾气的推动；水谷精微被吸收后的转输，必须依赖脾的运化才能输布至全身，脾一方面将水谷精微直接布散至脏腑组织发挥其营养作用，另一方面将精微物质上输于心肺，经心肺的气化作用，生成气血，营养全身。因此，脾主运化的功能正常，即脾气健运，则饮食水谷才能在体内不断地被消化，精气血津液的化生才能充足，全身各脏腑组织器官才能得养。脾失健运，则饮食水谷不能消化，精微物质化生不足，常见食少、腹胀、便溏、头晕目眩、神疲乏力、面黄消瘦等虚弱之症。

10. 答：脾主统血是指脾气具有控制血液在血脉内循行而不致逸出脉外的功能。脾统血的实质，是脾气的固摄作用。脾气的充足与否，取决于脾的运化功能，脾气健运，气血化源充足，则气血生化旺盛，脾气的固摄作用能够正常发挥，血液统摄有力。脾气虚则统摄失职，可见多种出血病症，称之为脾不统血。脾不统血常见月经过多、崩漏、便血、尿血等下部出血，治疗常采用补脾摄血之法。

11. 答：肺主通调水道，脾主运化水液，肾为主水之脏，主管水液代谢，三者在水液代谢中均发挥着重要的作用。但由于肺、脾、肾所居的部位不同，功能特点有别，对水液代谢又有着不同的影响。肺居于上焦，为水之上源，肺气通过宣发肃降的矛盾运动，将水液输布至全身，并可通过皮毛汗孔排出一部分水液；还通过肃降作用将代谢后的水液下输于肾，进一步生成尿液，排出体外；此外还通过助大肠传导，将一部分水液从粪便中排出。可见肺主要影响水液的输布和排泄。脾居于中焦、为水之中州，主运化水液，其对饮食物中的水液具有吸收和输布作用，主要影响水液的生成和输布。肾居下焦，肾中阳气对水液代谢的作用，一是温煦、推动肺、脾、三焦、膀胱等内脏，从而促进诸脏对水液的代谢功能；二是肾阳升清降浊，水中之清可重新被利用，水中之浊下输膀胱；三是肾气控制膀胱的开合。可见，肾可影响水液生成、输布和排泄的全过程。

12. 答：肝主疏通调畅气机的功能，可调畅精神情志活动。因为人体的精神情志活动是以五脏精气血为物质基础的，肝主疏泄功能正常，气机调畅，则脏腑功能协调，气血生化充足，表现为精神愉快，情志舒畅。肝失疏泄，疏泄不及则肝气郁结，常见精神抑郁，善太息，多愁善感，甚则沉默呆滞，表情淡漠，悲伤欲哭；疏泄太过，则肝气上逆，常表现为烦躁易怒，失眠多梦，亢奋激动，甚则狂言失志，喧闹不宁，骂詈叫号，登高逾垣。

13. 答：肝主疏泄是脾胃运化功能正常的重要条件，“土得木而达”。肝疏泄气机对脾胃运化功能的影响主要在于：其一，协助脾升胃降，肝主升发，脾主升清，从而推动胃降浊于小肠，只有脾升胃降，脾胃对饮食物的运化才能正常；其二，肝主疏泄，分泌和排泄胆汁，也有助于脾胃的运化功能。因此，只有肝疏泄正常，气机调畅，脾胃运化功能才能正常。肝失疏泄，肝气郁结，则木不疏土，见胸胁胀痛、食少、腹胀、便溏等病症；肝气亢盛，则肝木乘犯脾土，见肠鸣矢气、腹痛欲泻、泻后痛减；肝气犯胃，则胃失和降，见呕恶、嗳气、呃逆、嘈杂、吞酸、厌食、胃脘胀痛等病症；肝失疏泄还可影响胆汁的分泌和排泄，见食欲不振，厌油腻、腹胀、砂石，或口苦、黄疸、呕吐黄绿水等病症。

14. 答：肝“体”是指肝脏之本体，肝“用”言肝脏之活动。肝属五脏之一，脏为阴，肝主藏血，血属阴，故言“体阴”。肝之功能主疏泄，以气为用，性喜条达而恶抑郁，主升主动，内寄相火，故言“用阳”。“体阴”与“用阳”之间即相互为用，又相互影响。生理上，肝藏血养肝，肝体柔和则肝气疏泄、升发得宜；肝疏泄正常、气机调畅，则气血调达而归藏于肝，肝体得以柔和。病理情况下，肝之病证以阴血不足，气阳偏亢为多见，故有“肝体常不足，肝用常有余”之说。

15. 答：肾具有封藏精气的生理功能，肾中精气的生理效应是促进人体的生长发育和生殖。肾中精气的盛衰与人体的生长发育和生殖状况呈正相关性，与机体生长壮老已的自然规律密切相关。人从幼年开始，肾中精气逐渐充盛，齿更发长；肾中精气充盛到一定的阶段，即青年期，机体便产生了一种促进和维持生殖机能的物质，即天癸，此时便有了生殖能力；进入青壮年期，肾中精气进一步充盛，真牙生长，筋骨健壮；随着人体逐渐地进入衰老期，肾中精气逐渐衰减，则发堕齿槁，身体沉重，天癸渐竭，生殖机能也渐衰。可见，人体的生长发育和生殖功能取决于肾中精气的盛衰，肾中精气不足，则可见生长发育迟缓，生殖功能障碍。

16. 答：肾主藏精，肾中精气是机体生命活动之根本，能够产生两种不同的生理效应，中医学分别用肾阴和肾阳来概括。凡是具有温煦、推动、兴奋、蒸化作用，能够制约肾阴，补充全身各脏腑之阳者称之为肾阳；凡是具有滋润、濡养作用，能够制约肾阳，补充全身各脏腑之阴者称之为肾阴。肾阳为全身诸阳之根，肾阴为全身诸阴之根，二者相互促进，相互制约，对立互根，协调平衡，共同推动和调节着脏腑的气化。病理情况下，肾的阴阳失调，必然影响其他各脏阴阳的协调，而其他脏腑的阴阳失调也常累及于肾，致肾之阴阳失调。可见，肾具有主宰和调节全身阴阳，以维持机体阴阳动态平衡的功能。

17. 答：肾在水液代谢过程中，具有主持和调节水液代谢平衡的功能。其一，肾阴、肾阳对于参与水液代谢的脏腑具有促进和调节作用，肺、脾、三焦、膀胱、肝等脏器促进水液代谢的作用，均是以肾中精气为原动力，尤其是肾阳，对津液的气化、布散、排泄具有促进作用；其二，肾阳蒸腾气化，升清降浊，将水中之清，吸收输布重新利用，将水中之浊气化为尿液下输膀胱；其三，肾司膀胱开合，控制尿液的排泄。因此，肾主宰对水液的生成、输布和排泄，有“水脏”之称，《素问·逆调论》说：“肾者水脏，主津液。”

18. 答：肾主纳气指肾具有摄纳肺所吸入的清气以防止呼吸表浅、协助肺完成呼吸功能的作用。机体的呼吸功能虽为肺所主，但其中呼气是依靠肺的宣发作用，吸气是依赖肺的肃降作用，而肺的肃降，还必须依赖肾气为之摄纳，如此才能保持呼吸的深度，使呼吸有根。肾主纳气的功能首先以经络的联系为基础，《灵枢·经脉》曰：“肾足少阴之脉……其直者，从肾上贯肝膈，入肺中。”《灵枢·本输》说：“肾上连肺。”通过经络的联系，肺吸入的清气，靠肺气的肃降，肾气的摄纳，由上而下归于肾。其二，肾主纳气也是肾的封藏作用在呼吸运动中的体现。肾主纳气的功能，对维持人体呼吸运动的通畅、调匀有重要意义。肾中精气充足，摄纳有力，则肺吸入之清气才能下归于肾，表现为呼吸均匀平稳，和调通畅，有一定的深度。若肾中精气不足，摄纳无权，肺吸入之清气不能归纳于肾，就会出现呼吸表浅，喘息气短，呼多吸少，气不接续等症，临床上称之为“肾不纳气”。

19. 答：肾藏精，精化髓，髓居于骨腔中，以滋养骨骼，牙齿为骨骼的外露部分，齿为骨之余。脑居颅内与脊髓相通，由髓汇集而成，有“髓海”之称。因此肾与骨、齿、髓、脑有着密切的关系。肾中精气充足，髓海化生有源，骨有所充，脑有所养，则骨骼健壮，齿坚固有力，耳目聪明，思维敏捷，感觉灵敏，语言流畅，肢体运动灵活，精力充沛，记忆力强，意识清晰，睡眠正常，生命力旺盛。肾中精气不足，髓液化生无源，骨失充，脑失养，则骨软无力，骨脆易折，牙齿松动早脱，头晕耳鸣，精神萎顿，健忘呆滞，感觉迟钝，失眠，多梦，语言和运动障碍。

20. 答：头发的生长依赖于精血的充养，故说“发为血之余”。肾藏精，精可以化血，血可以养精，精血互化；肾精化肾气，还可促进须发的生长。因此肾精充足，精血旺盛，则毛发润泽光亮。肾精不足，精血亏虚，则毛发失养，见头发生长迟缓，稀疏枯黄，或早白、早脱等；可见发的生长与脱落、润泽与枯槁与肾中精气的盛衰密切相关。

21. 答：胆的主要功能是贮藏和排泄胆汁，参与精神情志活动。胆属六腑，是由于胆的解剖形态中空，生理功能上可助腑消化水谷，并与肝的经脉相互络属，构成表里配合关系，与腑相似。胆属奇恒之腑是由于胆为中精之府，内藏精汁，本身无传化水谷的功能，并参与精神情志活动，与脏相似，而与一般六腑不同。

22. 答：“大肠主津”和“小肠主液”主要是由于津与液在性状上的不同，津质地清稀，液质地稠厚。小肠在受盛化物和泌别清浊过程中，将饮食物中的大量的水液吸收，其吸收的水液为富含营养的水谷精微，质地稠厚，故云“小肠主液”。大肠在传化糟粕的过程中，同时也吸收了饮食残渣中多余的水液，但多为清稀的水分，故称“大肠主津”。虽然津与液有别，但说明大肠、小肠在功能上都具有吸收水液的功能，二者都与水液生成有一定的关系。

23. 答：小肠泌别清浊指小肠将胃下降的食糜在进一步消化的同时，分化为水谷精微和食物残渣两个部分。其一方面将水谷精微和水液吸收，再经脾输布至全身，另一方面将食物残渣向大肠传送。小肠的这些功能实际上是脾的升清和胃的降浊功能的具体体现，其在饮食物的消化过程中发挥着重要的作用，故《素问·灵兰秘典论》说：“小肠者，受盛之官，化物出焉。”

24. 答：上焦指头面至横膈之间，主要包括心肺两脏，心肺主气的升发宣发并输布气血于全身，因此将上焦心肺的生理功能特点形象地概括为“上焦如雾”。中焦指横膈至脐之间，主要包括脾胃，脾胃消化吸收并输布水谷精微和化生气血，因此将中焦脾胃的生理功能特点形象地概括为“中焦如沤”。下焦指脐以下至耻骨之间，主要包括小肠、大肠、膀胱和肾，其主要功能是排泄糟粕和尿液，因此将下焦的生理功能特点形象地概括为“下焦如渎”。

25. 答：心主血脉而肺朝心脉，全身之血脉都与肺相连通。血液在心气的推动下，周流全身，回流于肺，在肺中进行清浊之气的交换，对于肺的呼吸功能起着促进作用。肺朝百脉，全身之血通过百脉会聚于肺，在肺中进行气体交换，而血液通过肺气贯通百脉，对于心主血脉的功能又起到协助作用。

26. 答：脾有运化水液的功能，脾运化水液的功能失常，水液代谢障碍，津液不能输布，则聚而生湿生痰，故说“脾为生痰之源”。肺主通调水道，通过肺气的宣发肃降对于水液的输布和排泄起到疏通调节作用，肺失宣降则津液停聚为痰。而肺是痰液易停滞的部位，不但肺失宣降所生之痰停于肺，脾不运化所生之痰也会上犯于肺，进而导致肺失宣降，故说“肺为贮痰之器”。“脾为生痰之源”、“肺为贮痰之器”说明了痰与脾肺及脾与肺之间的关系，临床治疗痰证，常从脾肺入手治疗。

27. 答：心与脾在生理上的联系，主要表现在血液的生成和运行两个方面。在血液的生成方面，心与脾相互依存，脾运化水谷，化生精微，为血之化源，保证心血充盈；心主血脉，心血滋养脾土，血液环流转输运化生成的精微物质，化赤为血，促进和维持脾胃的运化。在血液运行方面，心行血，脾统血，共同维持血液的正常运行。在病理情况下，心脾两脏常相互影响，如脾气虚弱，运化失职则气血化生乏源，或脾不统血，血液外逸，均可致心血不足；若思虑过度，既暗耗心血，又影响脾之运化。最终常导致心脾两虚之证，即心血虚、脾气虚，可见心悸、失眠、多梦、眩晕、面色无华、腹胀、食少、便溏等病症。

28. 答：肺与肾的关系主要表现在水液代谢、呼吸运动及阴液互资三个方面。

水液代谢方面：肺主通调水道，为水之上源；肾为主水之脏，主管水液代谢的全过程。肺通调水道有赖于肾阳的蒸腾气化，肾的主水功能需肺的宣发肃降。病理上，肺失宣降，水道不利，必累及于肾；肾阳不足，水液内停，也可致水气上泛于肺，从而导致肺肾同病，见咳喘、倚息不得平卧、尿少水肿等症。

呼吸方面：肺主呼吸，肾主纳气。病变情况下肺失宣降日久必累及于肾导致肾不纳气；肾中精气不足，摄纳无权，又可导致肺气上逆，终致肺肾气虚之证。

阴液互资方面：肾阴充盛，上润于肺；肺阴充足，下归于肾。水能润金，金能生水。病理上肺阴虚日久可致肾阴虚，肾阴虚也可致肺阴虚损，常见肺肾阴虚之证。

29. 答：肝与肾的关系主要表现在精血同源、藏泄互用和阴阳承制三个方面。

精血同源方面：肝藏血，肾藏精，精血互生，均以水谷精气为物质基础。肾精赖肝血的充养才能充盛，肝血赖肾精的气化才能化生。病理情况下常相互影响，形成肝肾精血两虚之证。

藏泄互用方面：肝主疏泄、肾主闭藏，藏与泄相反相成，共同调节女子的月经、排卵及男子泄精的功能。藏泄关系失调，可致女子月经不调、崩漏、闭经、不孕，或男子遗精、滑精、不育等病症。

阴阳承制方面：肝肾的阴阳可相互滋生、相互制约，称之为“水能涵木”。病理上肝阴不足与肾阴不足常互损而成肝肾阴虚之证。

30. 答：脾与胃同居中焦，经脉相互络属，构成表里关系，同司饮食物的消化、吸收和精微物质的转输，但性能上各有不同。脾主运化，胃主受纳；脾主升清，胃主降浊；脾喜燥而恶湿，胃喜润而恶燥。脾与胃纳运相得，升降相因，燥湿相济，共同完成对饮食物的消化、吸收，以及精微物质的转输，维持着生命活动的正常进行，因而同称为“后天之本”、“气血化生之源”。

脾与胃生理上密切联系，病理上常相互影响。脾虚失运，影响胃的纳降；胃失和降，影响脾之升清，则见食少、脘痞腹胀、便溏、泄泻、嗳气、呕吐等纳运失调之病证；脾虚气陷则胃失和降，胃气上逆则脾不升举，可见脘腹坠胀、头晕目眩、久泄滑脱、内脏下垂等升降失常之病证；脾湿太过则胃气不降，胃燥阴伤则脾阴不足，常见纳呆、嗳气、呕恶、胃脘胀满疼痛，或不思饮食、食入不化、消瘦、口渴、便秘、腹胀等燥湿失济之病证。

31. 答：肺与大肠在经脉上相互络属，生理上肺气的肃降有助于大肠传导糟粕，大肠的正常传导则有利于肺气肃降和主司呼吸。病理上，肺失宣降，津液不下，或肺热壅盛，可见肠燥便秘；肺气虚弱，推动无力则大便艰涩难行，可见气虚便秘；大肠实热，腑气不通，浊气上犯，还可致肺失清肃，见咳喘、胸闷、便秘等病症。因此，临床上肺气壅滞于上、痰涎壅盛于肺的病变，常用通腑利肠之法以泻肺实；大肠传导不利的便秘，常用清肃肺气之法以通腑；气虚便秘或泄泻，则常治以补肺益气之法。

32. 答：六腑在结构上通过七冲门相通，功能上接纳排空，虚空更替，以通为用，以降为和，分工有序，密切配合，共同完成对饮食物的受纳、消化、吸收和排泄，病理上常相互影响，互为因果。如胃有实热，耗伤津液，则大肠传导不利，而见便秘；大肠热结，也可致浊气上犯，导致胃气上逆，而见恶心、呕吐之症；胆失疏泄常可犯胃，而致胆胃同病。

33. 答：六腑的共同生理功能是受盛和传化水谷，胆、胃、大肠、小肠、膀胱、三焦共同完成了对饮食物的消化，精微物质的吸收和糟粕的排泄。但由于各自的结构特征不同，生理功能特点有别，作用上又有所不同。其中，胆、胃、小肠主要是完成了对饮食物的消化；大肠、小肠侧重于对精微物质的吸收；而排泄功能主要是大肠、膀胱的作用；三焦贯通上下，主要参与水液的输布和排泄。

34. 答：心、肝、脾三脏与女子胞的功能密切相关。女子胞的功能是主持月经和孕育胎儿，而月经的产生和胎儿的孕育均依赖于血液，心、肝、脾三脏在血液的生成和运行中均发挥着重要的作用。心主血脉，心主藏神，胞脉通于心，心血可充养胞宫，心神可调节胞宫的功能。肝主藏血可调节冲任二脉及胞宫的血流量；肝主疏泄可调畅气血，通行月经，促进排卵。脾运化水谷，化生气血以养胞宫；脾气还可固摄胞宫的血液。因此，心、肝、脾三脏的功能失调，均可导致月经和胎产病变。临床治疗女子胞的病变常从心、肝、脾等脏入手。

第三章　精气血津液

习题

一、选择题

(一) A_1 型题

1. 推动人体生长发育及脏腑机能活动的气是(　　)

　A. 元气　B. 宗气
　C. 营气　D. 卫气
　E. 肺气

2. 血的生成与哪个脏腑的关系最密切(　　)

　A. 肝　B. 心
　C. 肺　D. 脾
　E. 肾

3. 出现畏寒喜暖，是气的哪一项功能失常(　　)

　A. 防御作用　B. 温煦作用
　C. 气化作用　D. 推动作用
　E. 固摄作用

4. 下列哪项不属于津液的排泄途径(　　)

　A. 汗　B. 尿
　C. 呼气　D. 呕吐物
　E. 粪

5. 具有推动呼吸和血行功能的气是(　　)

　A. 心气　B. 肾气
　C. 卫气　D. 宗气
　E. 肺气

6. 充养脑髓，滑利骨节的主要物质是(　　)

　A. 气　B. 血
　C. 津　D. 液
　E. 精

7. 临床出现自汗、多尿、出血、遗精等症，为气的何种功能减退(　　)

　A. 防御作用　B. 固摄作用
　C. 温煦作用　D. 推动作用
　E. 气化作用

8. 治疗血瘀证时，常配补气、行气药物的理论依据是(　　)

　A. 气能生血　B. 气能行血
　C. 气能摄血　D. 血能载气
　E. 血能生气

9. 气的哪项功能减退易于引起感冒(　　)

　A. 推动作用　B. 温煦作用
　C. 防御作用　D. 气化作用
　E. 固摄作用

10. 布散于肌肤、孔窍，主要起滋润作用的是(　　)

　A. 精　B. 血
　C. 津　D. 液
　E. 气

11. 下列哪一脏与血液循行没有直接关系(　　)

　A. 心　B. 肺
　C. 肾　D. 脾
　E. 肝

12. 下列除哪一项外均是液的灌注部位(　　)

　A. 脏腑　B. 孔窍
　C. 骨节　D. 脑
　E. 髓

13. 下列哪一项不属于津液的范畴(　　)

A. 胃液　　B. 肠液

C. 涕液　　D. 血液

E. 泪液

14. 下列哪一种气上走息道而下注气街(　　)

A. 元气　　B. 宗气

C. 营气　　D. 卫气

E. 肺气

15. 血液生成的最基本物质是(　　)

A. 水谷精微　　B. 津液

C. 精　　D. 营气

E. 宗气

16. 因失血过多而出现下列症状，可用“津血同源”的理论加以说明的是(　　)

A. 面白　　B. 疲乏

C. 口渴　　D. 舌淡

E. 头晕

17. “吐下之余，定无完气”的理论根据是(　　)

A. 气能生津　　B. 气能行津

C. 气能摄津　　D. 津能载气

E. 津能化气

18. 下列哪一种气主要由肾精所化生(　　)

A. 营气　　B. 卫气

C. 元气　　D. 宗气

E. 后天精气

19. 构成胚胎的原始物质是(　　)

A. 先天精气　　B. 后天精气

C. 水谷精气　　D. 自然清气

E. 营气

20. 营气和卫气的共同特点是(　　)

A. 来源相同　　B. 性质相同

C. 特点相同　　D. 分布相同

E. 功能相同

21. 心神的物质基础是(　　)

A. 血　　B. 气

C. 精　　D. 津

E. 营气

22. 当人安静时血主要归藏于(　　)

A. 心　　B. 肺

C. 肝　　D. 肾

E. 脾

23. 对血液主要有固摄作用的脏是(　　)

A. 肺　　B. 脾

C. 肾　　D. 肝

E. 心

24. 津液变成汗、尿是气的何种功能(　　)

A. 推动作用　　B. 温煦作用

C. 防御作用　　D. 气化作用

E. 固摄作用

25. 下列不属于“五液"的是(　　)

A. 尿　　B. 涎

C. 涕　　D. 泪

E. 汗

26. 津液输布的主要通道为(　　)

A. 经络　　B. 腠理

C. 尿道　　D. 三焦

E. 肾

27. 气的运行受阻，运行不利，称为(　　)

A. 气滞　　B. 气结

C. 气闭　　D. 气机不畅

E. 气机失调

28. 与人的睡眠有密切关系的气是(　　)

A. 宗气　　B. 元气

C. 卫气　　D. 营气

E. 脾气

29. 机体内物质转化和能量转化过程有赖于气的(　　)

A. 推动作用　　B. 温煦作用

C. 固摄作用　　D. 气化作用
E. 防御作用

30. 下列哪一项是人体正常水液的总称(　　)
A. 体液　　B. 阴液
C. 津液　　D. 津
E. 液

31. 津液化为汗液排出体外，主要依赖于什么作用(　　)
A. 心主血脉　　B. 肺主宣发
C. 肾主气化　　D. 肝主疏泄
E. 脾主统摄

32. 下列除哪一项外均是血液正常运行所必需的条件(　　)
A. 血液充盈
B. 脉道通畅
C. 肺脾肾功能正常
D. 心气充沛
E. 三焦通利

33. 气能生津的机理是(　　)
A. 气为生津的物质基础
B. 气为生津的动力
C. 气为生津的物质基础和动力
D. 气能化生精气
E. 气能生血，血能化津

34. 血和津液生成的共同物质来源是(　　)
A. 水谷精微　　B. 宗气
C. 精　　D. 元气
E. 营气

35. 昼行于阳，夜行于阴的气是(　　)
A. 营气　　B. 卫气
C. 元气　　D. 宗气
E. 肾气

36. “夺血者无汗”的生理基础是(　　)
A. 肝肾同源　　B. 乙癸同源
C. 津血同源　　D. 精血同源
E. 以上均不是

(二) B_1 型题

A. 肺脾肾　　B. 心脾肝肾
C. 心肺脾肝　　D. 脾肺肾肝
E. 肺脾肾心

1. 与气的生成关系最为密切的是(　　)
2. 与血的生成关系最为密切的是(　　)

A. 脾胃　　B. 心
C. 肝　　D. 肺
E. 肾

3. 一身气机的枢纽是(　　)
4. 可以直接调节和影响全身气机升降出入的是(　　)

A. 元气　　B. 宗气
C. 卫气　　D. 营气
E. 脏腑经络之气

5. 贯心肺而上息道下气街的气是(　　)
6. 沿十四经脉循行的气是(　　)

A. 心　　B. 肺
C. 肝　　D. 脾
E. 肾

7. 能助心行血而调节血运行的是(　　)
8. 固摄血液在脉中运行的是(　　)

A. 气脱　　B. 气滞
C. 气虚　　D. 气逆
E. 气结

9. 大失血可导致(　　)
10. 血虚可导致(　　)

A. 脾胃　　B. 肝
C. 肺　　D. 心
E. 肾

11. 津液的生成与何项有关(　　)
12. 对津液的输布起主宰作用的是(　　)

（三）X 型题

1. 与宗气分布密切相关的脏是(　　)

A. 心　　B. 肝

C. 脾　　D. 肺

E. 肾

2. 血液的组成成分是(　　)

A. 精　　B. 营气

C. 津液　　D. 元气

E. 宗气

3. 下列哪几项是剧烈吐下可引起的病理变化(　　)

A. 气脱　　B. 液脱

C. 血脉空虚　　D. 精亏

E. 气闭

4. 津液的功能有(　　)

A. 滋润濡养　　B. 化生血液

C. 调节阴阳　　D. 排泄废物

E. 调理气机

5. 气的物质来源主要包括(　　)

A. 先天之精气

B. 脏腑之气

C. 自然界之清气

D. 水谷之精气

E. 宗气

6. 血的生成主要依赖气的(　　)

A. 推动作用　　B. 温煦作用

C. 防御作用　　D. 气化作用

E. 固摄作用

7. 津液的代谢过程与哪些脏腑密切相关(　　)

A. 肺　　B. 脾

C. 肾　　D. 肝

E. 心

8. 卫气不足时可见(　　)

A. 寐寤异常　　B. 体温偏低

C. 易患感冒　　D. 病后难愈

E. 乏力

9. 人体之气生成的基本条件是(　　)

A. 脏腑功能正常

B. 物质来源充足

C. 精气充足

D. 血液充足

E. 津液不足

10. 属于“气化”过程的有(　　)

A. 津液代谢　　B. 精化为气

C. 气化为形　　D. 升降出入

E. 血液生成

11. 汗出过多，则可损耗(　　)

A. 气　　B. 血

C. 精　　D. 津液

E. 宗气

12. 气虚致血虚者最适宜的调理方法是(　　)

A. 补气为主　　B. 养血为主

C. 佐以养血　　D. 佐以补气

E. 佐以祛邪

二、词语解释

1. 先天之精
2. 气（中医学之气）
3. 宗气
4. 气化
5. 气机失调
6. 血虚
7. 离经之血
8. 津液
9. 血为气之母
10. 精血同源
11. 汗血同源
12. 气随津脱

三、填空题

1. 人体气生成的基本条件是________。

2. 血液不能在脉内循行而溢出脉外时，称为________。

3. 一般说来，津主要布散于皮肤____

____等部位。

4. 血对气的关系，主要表现在________两方面。

5. 气陷的病理变化，主要表现在________两方面。

6. 气对津液的关系，表现为气能生津________。

7. ________的协调平衡维持着血液的正常运行。

8. 引起气虚的原因主要有________两方面。

9. 血液以________为主要物质基础。

10. 营气通过________而循行于全身。

11. 气机升降出入的场所，是指________。

12. 津液，是________的总称。

13. 津液对气的作用主要是指________。

14. 广义之精，泛指________。

15. 津液代谢的维持以________三脏的生理功能起着主要的调节作用。

16. 血液的运行与________四脏有十分密切的关系。

17. 人体的体温，需要气的________来维持。

18. 宗气积聚之处，称为________。

四、简答题

1. 人体之气是怎样生成的？

2. 何谓气机？气的运动形式及其与脏腑关系如何？

3. 何谓元气？其生成、分布与功能如何？

4. 宗气的生成、分布和功能如何？

5. 营气的生成、分布和功能如何？

6. 卫气的生成、分布和功能如何？

7. 气的固摄作用表现在哪些方面？

8. 直接影响血生成的因素是什么？

9. 血的营养和滋润作用体现在哪些方面？

10. 津液的生理功能是什么？

11. 气与血的关系是什么？

12. 调理气血关系的原则方法是什么？

13. 气的推动和固摄作用对血液的运行和津液的输布、排泄的影响是什么？

14. 气不摄津可导致哪些病证？

15. 为什么说“津血同源”？在临床上有何指导意义？

16. 津与液的主要异同有哪些？

17. 临床治疗出血运用补气法的机理是什么？

18. 治疗水肿时，为什么要采用益气利水法或行气利水法？

五、论述题

1. 试述气的生理功能。

2. 试述气的气化作用。

3. 试述气运动的形式及其在生理方面的体现。

4. 试述营气与卫气的异同。

5. 试述血的生理功能。

6. 试述血的运行与脏腑的关系。

7. 试述津液的生成、输布和排泄与脏腑的关系。

8. 试述“汗为心之液”的机理。

9. 简述气和津液的关系。

10. 试述脾与气、血、津液在生理上的联系。

11. 试述肺与气、血、津液在生理上的联系。

12. 试述“津血同源”和“汗血同源”的机理及其临床意义。

答案

一、选择题

(一) A_1 型题

1. A　答案分析：元气具有推动人体生长发育和生殖，激发和调节各个脏腑、经络等组织器官生理功能的作用，为人体生命活动的原动力。

2. D　答案分析：脾胃为后天之本，气血生化之源。

3. B　答案分析：人体的体温，需要气的温煦作用来维持，畏寒喜暖为气不足，温煦作用减弱的表现。

4. D　答案分析：津液的排泄主要依赖于肺、脾、肾等脏腑的综合作用，通过汗、呼吸、尿、粪便等途径排泄。

5. D　答案分析：宗气贯注于心肺，具有推动肺的呼吸、助心推动血液循行的作用。

6. D　答案分析：液质地稠厚，流动性较小，灌注于骨节、脏腑、脑、髓等组织，起濡养作用。

7. B　答案分析：气对体内的液态物质如血液、汗液、尿液、精液等具有固护统摄和控制、不使其无故丢失的作用。

8. B　答案分析：气的推动作用是血液循行的动力。气充则推动有力，血得畅行。以补气、行气药治疗血瘀证，即是气能行血作用的体现。

9. C　答案分析：气有卫护肌肤，抗御邪气的作用。气的防御功能减弱时，机体抵御邪气的能力下降，故易病。

10. C　答案分析：津质地清稀，流动性大，主要布散于体表皮肤、肌肉和孔窍等部位，起滋润作用。

11. C　答案分析：血液的循行与心主血脉、肺朝百脉、脾主统血、肝主藏血的生理功能密切相关。

12. B　答案分析：液质地较稠厚，流动性较小，灌注于骨节、脏腑、脑髓之中，起濡养作用。

13. D　答案分析：津液是机体内除血液之外其他所有正常水液的总称。

14. B　答案分析：宗气积聚于胸中，其向上出于肺，循喉咙而走息道；向下注于丹田，并注于足阳明之气街而下行于足。

15. A　答案分析：水谷精微是生成血液的最基本的物质。

16. C　答案分析：失血过多时，脉外之津液，渗入脉中以补充血容量的不足，因此而导致脉外的津液不足，出现口渴、尿少等表现。

17. D　答案分析：津液是气的载体之一，若因汗、吐、下使津液大量丢失，则气随之而外脱，形成“气随液脱”之危候。

18. C　答案分析：元气根于肾，由肾精化生。

19. A　答案分析：先天之精，来源于父母生殖之精，是构成胚胎的原始物质。

20. A　答案分析：营气和卫气均来源于脾胃运化的水谷精气。

21. A　答案分析：血是神志活动的主要物质基础。

22. C　答案分析：肝具有根据人体动静的不同情况，调节脉管中的血液流量的功能，当人体静卧时，血液主要归藏于肝。

23. B　答案分析：五脏六腑之血全赖脾气的统摄。

24. D　答案分析：气化是指通过气的运动而产生的各种变化，津液等的新陈代谢即是气化作用的体现。

25. A　答案分析：“五液”是指汗、泪、涎、涕、唾。

26. D　答案分析：三焦为“决渎之

官”，是津液在体内流注、输布的通道。

27. D　答案分析：气机不畅为气机失调的表现形式之一，是指气的运行受阻，运行不利。

28. C　答案分析：卫气循行与人的睡眠有密切关系，当卫气行于体内时，人便入睡；当卫气自睛明出于体表时，人便醒寤。

29. D　答案分析：气化过程是新陈代谢过程，是物质转化和能量转化的过程。

30. C　答案分析：津液是人体一切正常水液的总称。

31. B　答案分析：肺气宣发，将津液输布到体表皮毛，被阳气蒸腾而形成汗液，由汗孔排出体外。

32. E　答案分析：血液正常循行的必备条件是：血液充盈；脉管系统完整和通畅；全身各脏腑生理功能正常。

33. C　答案分析：津液来源于水谷精微，其生成离不开气的推动和激发作用。

34. A　答案分析：津液和血液同源于水谷精微。

35. B　答案分析：卫气昼行于阳，夜行于阴。

36. C　答案分析：由于“津血同源”，而汗为津液所化，汗出过多则耗津，津耗则血少，故对多汗夺津或津液大量丢失者，不可再用放血的方法治疗。

（二）B_1 型题

1. A　答案分析：人体之气是由先天之精气、水谷之精气和自然界的清气三者结合而成，有赖全身各脏腑组织的综合作用，其中与肺、脾胃和肾等脏腑的关系尤为密切。

2. B　答案分析：血液的生成是以脾胃为主，在心、肝、肾等脏腑的密切配合下共同完成的。

3. A　答案分析：脾胃居中央而属土，脾以阴土而升于阳，胃以阳土而降于阴，为一身气机的枢纽。

4. D　答案分析：肺主治节，肺的呼吸，即肺气的升降出入可以直接调节和影响全身气机的升降出入。

5. B　答案分析：宗气贯心肺，向上出于肺，循喉咙而走息道；向下注于丹田，并注入足阳明之气街。

6. D　答案分析：营气通过十二经脉和任督二脉而循行于全身，贯五脏而络六腑。

7. B　答案分析：肺主一身之气而司呼吸，调节着全身的气机，辅助心脏，推动和调节血液的运行。

8. D　答案分析：脾主统血，具有统摄血液、不使其逸出脉外的作用。

9. A　答案分析：血能载气，故大失血时可形成气随血脱之危候。

10. C　答案分析：气存于血中，血不断地为气的生成和功能活动提供水谷精微，故血虚则气少。

11. A　答案分析：津液来源于饮食水谷，是通过脾胃、小肠和大肠吸收饮食水谷中的水分和营养而成。

12. E　答案分析：津液的正常输布离不开肾中精气的蒸腾气化作用，故肾对津液的输布起着主宰作用。

（三）X 型题

1. A、D　答案分析：宗气贯注于心肺。

2. B、C　答案分析：血液是以水谷精微中的营气和津液为物质基础而生成。

3. A、B、C　答案分析：津液是气的载体之一；又因津血同源，故剧烈吐下后可导致气脱、液脱、血脉空虚。

4. A、B、C、D　答案分析：津液具有滋润和濡养、化生血液、调节机体的阴阳平衡、排泄代谢产物的功能。

5. A、C、D　答案分析：人体之气是由先天之精气、水谷之精气和自然界的清气三者结合而成。

6. A、D　答案分析：气的推动作用和

气化作用是血液生成的动力。

7. A、B、C　答案分析：津液的代谢过程，需要多个脏腑的综合调节，其中尤以肺、脾、肾三脏为要。

8. B、C、D　答案分析：卫气具有温煦作用及防御作用，当卫气不足时，温煦、防御作用减弱，则易被外邪侵袭，且病后难愈，体温低下。

9. A、B　答案分析：人体气生成的基本条件是：①物质来源充足，即先天精气、水谷精气和自然界清气供应充足；②脏腑功能正常，即肺、脾胃、肾等脏腑生理功能正常。

10. A、B、C、E　答案分析：气化过程包括了精、气、血、津液等物质的生成、转化、利用和排泄过程。

11. A、B、D　答案分析：因气附于津液、津血同源、血汗同源，故汗出过多，不仅损伤津液，而且耗气、耗血。

12. A、C　答案分析：气为化生血液的原料，且气化是血液生成的动力，此即气能生血之理，故对气虚致血虚者，治当补气为先（补气以生血），佐以养血。

二、词语解释

1. 先天之精是禀受于父母的生殖之精，它与生俱来，在出生前已经形成。

2. 中医学的气是构成人体和维持人体生命活动的最基本物质，是不断运动、活力很强的精微物质。

3. 宗气是由肺吸入的清气与脾胃化生的水谷之精气结合而成、聚于胸中之气。

4. 气化是指通过气的运动而产生各种变化的过程。

5. 气机失调即气的升降出入运动失调，是指疾病在其发展过程中，由于致病因素的影响，进而导致气机运行不畅或升降出入失去平衡协调的病理变化。

6. 血虚指血液虚损不足，营养功能减退，脏腑组织器官失养的病理状态。

7. 离经之血是指在某些因素的作用下，血液不能在脉内循行而溢出脉外，又称为出血。

8. 津液是人体内一切正常水液的总称，包括各脏腑组织的内在体液及其正常的分泌物。其中清稀者为津，稠厚者为液。

9. 血为气之母是指气在生成和运行中始终离不开血，其理由是：①血能生气；②血能载气。

10. 肝藏血，肾藏精，肝血的化生有赖于肾中精气的气化，肾精的充盛，亦有赖于血液的滋养，精血互生互化；血、精都是以水谷精微为物质基础，二者的密切关系，称为精血同源。

11. 汗为津液所化，而津液与血同源于水谷精微且相互化生，津血同源，汗血同源。汗出过多则伤津，津伤则血虚，故曰“汗血同源”。

12. 津液是气的载体之一，当大吐、大泻、大汗等津液大量流失时，气易随之外脱，即称为气随津脱。

三、填空题

1. 物质来源充足，脏腑功能正常
2. 出血
3. 肌肉、孔窍
4. 血能生气，血能载气
5. 上气不足，中气下陷
6. 气能行津，气能摄津
7. 推动力和固摄力
8. 气的化生不足，消耗太多
9. 营气、津液
10. 十二经脉，任督二脉
11. 人体的脏腑、经络等组织器官
12. 机体内一切正常水液
13. 津液载气，津液化气

14. 一切精微物质

15. 肺、脾、肾

16. 心、肺、肝、脾

17. 温煦作用

18. 上气海（膻中）

四、简答题

1. 答：人体之气，是由禀受于父母的先天精气、饮食物中的水谷精气和自然界的清气，通过肾、脾胃、肺等脏腑生理功能的综合作用，将三者有机结合而生成。

2. 答：气的运动称为气机。气的运动形式为升、降、出、入。其在脏腑功能的活动中得以体现，其中心肺在上宜降，肝肾在下宜升，脾胃居中为升降的枢纽。

3. 答：元气是人体中最基本最重要的气，是生命活动的原动力。元气由肾精化生，并得脾胃之资助，通过三焦布达周身。具有推动人体的生长发育和生殖，激发和推动脏腑等的功能活动的作用。

4. 答：宗气主要由水谷精微和自然界的清气所组成。宗气积聚于胸中，贯注于心肺。主要功能是：①走息道而司呼吸；②贯心脉而行气血；③与人体的视、听、言、动等机能相关。

5. 答：营气由脾胃运化的水谷精气所化生。营气分布于血脉之中，循脉上下，营运于全身。主要功能是营养全身、化生血液。

6. 答：卫气由水谷精气所化生，分布于脉外，运行于皮肤、分肉之间，熏于肓膜，散于胸腹。主要功能：一是护卫肌表，防御外邪入侵（防御）；二是温养脏腑、肌肉、皮毛；三是调节腠理的开合、控制汗液的排泄，以维持体温的相对恒定。

7. 答：气的固摄作用表现在以下三个方面：①固摄血液，防止血液溢出脉外，保证血液在脉内正常运行；②固摄汗液、尿液等物质，防止其无故流失；③固摄精液，防止妄泄。

8. 答：血液生成的基本条件是物质基础充足，脏腑功能活动正常。因此，直接影响血液生成的因素：一是物质基础方面，血液化生的主要物质基础是营气和津液，它们均来源于脾胃所化生的水谷精气，故饮食营养的优劣与脾胃运化功能的强弱均直接影响着血液的化生。二是相关脏腑的功能状态，血液的化生以脾胃功能为主，还与心、肺、肝、肾的功能密不可分。

9. 答：血的濡养和滋润作用体现在以下方面：①面色红润；②肌肉的丰满壮实；③皮肤和毛发的润泽有华；④感觉和运动的灵活自如。

10. 答：津液的生理功能有三个方面：一是滋润和营养周身，内而脏腑、骨节、脑髓，外而皮肤、肌肉、孔窍。二是进入脉中，化生血液，为血液的组成部分。三是运输体内的代谢废物至有关的排泄器官、并排出体外。

11. 答：气与血的关系可概括为“气为血之帅，血为气之母”。气为血之帅包含三方面的意义：气能生血，气能行血，气能摄血。血为气之母包含两方面的意义：血能生气，血能载气。

12. 答：调理气血的方法如下：①气病及血的调理：应以调气为主，或先调气后理血，或气血双调。②血病及气的调理：应以理血为主，佐以调气。③当大失血时宜先益气固脱止血，后进养血之剂。调理气血常与调理脏腑结合运用。

13. 答：气的固摄作用和推动作用是相辅相成的两个方面。一方面，气推动着血液的运行和津液的输布、排泄；另一方面，气又固摄着体内液态物质，防止其无故流失。气的这两方面的作用相互协调、控制和调节着体内液态物质的正常运行、分布和排泄，这是维持人体正常的血液循行和津液代谢的重要环节。

14. 答：气不摄津可导致多汗、自汗、漏汗、多尿、尿失禁、流涎、泛吐清水、泄泻滑脱等病症。

15. 答：津液与血液同由水谷精微所化，均赖脾胃功能而生成，因此说“津血同源”。临床上大失血的病人不可再用汗法；多汗夺津或津液大量丢失者不可复用放血等损伤血液的疗法。

16. 答：津和液，同属体内的正常水液，均来源于饮食，依靠脾胃的纳运功能而生成，故两者之间可以相互转化，常同时并称。区别点：一般来说，性质较清稀，流动性较大，布散于体表皮肤、肌肉和孔窍之中，起滋润作用的，称为津；性质较稠厚，流动性较小，灌注于骨节、脏腑、脑髓之中，起濡养作用的，称为液。

17. 答：运用补气法治疗出血的机理：①气能摄血，通过补气可达止血的目的；②气能生血，补气可促进血液的生成；③血载气而行，出血量多，易致气伤，甚则气脱，此时补气恰病情所需。

18. 答：气能行津，气的运动变化是津液输布和排泄的动力。因此，气之失常，不能行水，可致水湿停滞而为水肿。治疗时若为气虚推动无力者，采用益气利水法；若为气滞水停者，当用行气利水法。

五、论述题

1. 答：气的生理功能有以下六个方面：①推动作用：指气的激发和推动作用。体现在三个方面：一是推动人体的生长发育；二是激发推动脏腑、经络的功能活动，三是推动血的生成、运行以及津液的生成、输布和排泄。②温煦作用：指阳气温煦机体的作用。体现在三个方面：一是维持体温的相对恒定；二是温养脏腑；三是温通血脉及津液。③防御作用：指气有保卫机体、抗御外邪的作用。体现在两个方面：一是防邪入侵；二是驱邪外出。④固摄作用：指气有固护控制体内液态物质，使其不无故丢失的作用。体现在三个方面：一是固摄血液；二是固摄汗、尿、唾液等；三是固摄精液。⑤气化作用：指通过气的运动而产生的各种变化，即精、气、血、津液各自的新陈代谢和相互转化。⑥营养作用：指气能营养全身及构成形体的作用。

2. 答：气化，是指通过气的运动而产生的各种变化。主要包括：在气的升降出入运动中，气自身发生的变化。将某一物质转化为另一种物质，如精和血之间的互生互化等。将多种物质合成为一种物质，如先天之精气、水谷之精气和自然界清气结合生成为人体之气等。将一种物质化生为多种物质，如水谷精微化生成营气、卫气、宗气及血等。总之，体内物质之间的转化及其新陈代谢过程，均可统称为气化。

3. 答：气运动的基本形式为升、降、出、入四种。人体脏腑、经络等组织器官，都是气升降出入的场所，故气的升降出入只有在脏腑、经络等组织器官的生理活动中，才能得到具体体现。如肺的呼吸功能和宣发肃降，脾气升清、胃气降浊，肾气的蒸腾气化、升清降浊等都是升降出入的具体体现。

4. 答：相同点：营气与卫气均以脾胃所化生的水谷精气为其主要的物质来源，皆出入脏腑，流布经络。不同点：营气，其性精专柔和，属阴，行于脉中，具有营养周身、化生血液之功；卫气，其性慓疾滑利，属阳，行于脉外，具有温养脏腑，护卫肌表之功。

5. 答：血的生理功能有二：①濡养滋润全身脏腑组织：血沿脉管循行于全身，为全身各脏腑组织器官的功能活动提供营养。全身各部分无一不是在血的濡养作用下发挥其生理功能的。②为精神情志活动的物质基础：血液与神志活动有密切关系，《黄帝内经》说："血者，神气也"；"血脉和利，精神乃居"。

6. 答：血的正常运行与心、肝、肺、脾四脏关系密切。心主血脉，心气充沛则心搏正常，能有效地推动血液在脉中循行于全身上下，以发挥血液的濡养作用。肝主疏泄气机，气机调畅则气血运行畅达有序；肝主藏血，能调节全身血液的分配比例，并防止出血。肺朝百脉，肺宣发肃降，使血会聚于肺，在肺中进行气体交换后又输布到全身，肺气充足，则能助心行血。脾能生血而统血，脾为气血生化之源，脾气又能统摄血液在脉中运行而防止血液溢出脉外，脾气足则血化生有源，并使血液循经脉而周流全身。

7. 答：津液来源于饮食水谷，通过脾胃、小肠和大肠吸收饮食水谷的水分和营养而生成。具体过程是：脾胃运化、小肠主液、大肠主津。津液的输布主要依靠脾、肺、肾、肝和三焦等脏腑生理功能的综合作用而完成。脾气散精：①将津液"上输于肺"；②直接将津液布散全身，"灌溉四旁"。肺主行水：①通过宣发作用将津液输布至上部和体表；②通过肃降作用将津液输布至肾和膀胱以及人体下部。肾主津液：①推动脾、肺、肝、小肠和三焦等脏腑津液代谢的生理功能；②将由肺下输于肾的津液中之"清"者重新吸收，经三焦上输于肺而布散全身，"浊"者生成尿液下注膀胱。肝主疏泄：调畅气机，气行则水行。三焦决渎：是津液在体内流注、输布的通道。津液的排泄通过尿、汗、呼气和粪便的途径排出体外，主要依赖肺、脾、肾等脏腑的综合作用而完成。

8. 答：人体出汗有两种情况：一是散热性出汗；二是精神性出汗。精神性出汗是指人在精神紧张时，或受惊时出汗，由于心为五脏六腑之大主，主宰人体的精神情志活动，因精神情志而引起的出汗皆与心直接相关，故称汗为心之液。

9. 答：气和津液的关系表现在：①气能生津，指气的气化作用是津液化生的动力。②气能行津，指气的运动是津液输布和排泄的动力。③气能摄津，指气的固摄作用可以控制津液的排泄量。津能载气，指气必须依附于津液之中才能存于体内。此外，津液在元阳的蒸腾下，可化为气。

10. 答：脾与气、血、津液在生理上的联系主要表现在气、血、津液的生成、运行、输布等方面。①气的生成来源有三个方面，其中脾胃运化产生的水谷精微是生成人体之气的非常重要的一个方面。另外脾胃属于中焦，为一身气机升降之枢纽。②脾胃化生的水谷精微是血液化生的最基本物质，所以称脾胃为"气血生化之源"。同时，脾统摄血液在脉中运行，维持正常的血行。③津液是脾、胃、小肠、大肠等综合作用而生成，其中脾起主导作用。生成后，又经脾的"散精"作用，或上输至肺而布于全身，或直接向四周布散，以灌溉四旁。

11. 答：①肺与气：肺主气，司呼吸，为气体交换的场所，并对气的生成、敷布及气机条畅均有重要的作用。肺吸入清气，呼出浊气，保证了人体新陈代谢的正常进行。②肺与血：血液的生成和运行，都与肺有密切关系，血液虽然主要由脾胃运化的水谷精微所化生，但离不开心肺的气化作用。肺主气而朝百脉，肺气能助心行血，与血液的循行密切相关。③肺与津液：肺主宣发肃降，通调水道，能将津液布散全身，将汗液排出体外，并能使水液下行，有助于津液的排泄。故有"肺主行水"之说。

12. 答：津液与血液都来源于水谷精微，且二者可以相互转化，故曰"津血同源"。汗为津液所化，汗多则伤津，津伤则血虚，故曰“血汗同源”。临床上病人失血过多时，可见口渴、尿少、皮肤干燥等津液不足之症。因此，对于失血和血虚的病人，不宜用汗法。故《黄帝内经》有“夺血者无汗”，《伤寒论》有“衄家不可发汗”和“亡血家不可发汗”之诫。若津液大量耗损时，不仅渗入脉内的津液不足，甚至脉内的津液亦可渗出于脉外，形成血脉空虚，津枯血燥和津亏血瘀等病变。因此，对于多汗夺津或津液大亏的患者，不可轻易地使用破血、逐血之剂。故《黄帝内经》有“夺汗者无血”的告诫。

第四章　经　络

习题

一、选择题

(一) A_1 型题

1. 经络学说形成的标志性著作是(　　)
   A. 《十四经发挥》
   B. 《难经》
   C. 《扁鹊心书》
   D. 《吴医汇讲》
   E. 《内经》

2. 正经是指(　　)
   A. 督脉　B. 冲脉
   C. 十二经别　D. 十二经脉
   E. 任脉

3. 循经取穴的理论依据是(　　)
   A. 阴阳学说　B. 卫气营血理论
   C. 脏腑学说　D. 经络学说
   E. 五行学说

4. 十二经脉命名的主要依据是(　　)
   A. 阴阳　五行　脏腑
   B. 内外　脏腑　五行
   C. 手足　五行　阴阳
   D. 手足　阴阳　脏腑
   E. 手足　五行　脏腑

5. 下列哪一经的名称是错误的(　　)
   A. 手太阴肺经　B. 足少阳胆经
   C. 足太阳肾经　D. 足太阴脾经
   E. 手少阴心经

6. 下列经脉循行流注次序错误的是(　　)
   A. 肺经，大肠经，胃经
   B. 肾经，心包经，三焦经
   C. 心经，小肠经，膀胱经
   D. 心经，膀胱经，肾经
   E. 三焦经，胆经，肝经

7. 经脉的分支是(　　)
   A. 奇经八脉　B. 经筋
   C. 皮部　D. 络脉
   E. 气街

8. 分布于四肢外侧、头面和躯干的经脉是(　　)
   A. 阴经　B. 带脉
   C. 奇经　D. 阴维脉
   E. 阳经

9. 手三阴经在上肢的分布规律是(　　)
   A. 太阴在前,厥阴在中,少阴在后
   B. 太阴在前,少阴在中,厥阴在后
   C. 厥阴在前,太阴在中,少阴在后
   D. 少阴在前,厥阴在中,太阴在后
   E. 厥阴在前,少阴在中,太阴在后

10. 十二经脉中阴经与阳经的交接部位在(　　)
    A. 头面　B. 手足
    C. 胸腹　D. 上肢
    E. 下肢

11. 手足阳明经的交接部位在(　　)
    A. 食指端　B. 小指端
    C. 鼻翼旁　D. 目内眦
    E. 目外眦

12. 手足三阳经在四肢的分布规律是(　　)
    A. 阳明在前,少阳在中,太阳在后

B. 阳明在前,太阳在中,少阳在后
C. 少阳在前,阳明在中,太阳在后
D. 少阳在前,太阳在中,阳明在后
E. 太阳在前,阳明在中,少阳在后

13. 足太阳膀胱经所络的内脏是(　　)
A. 心　　B. 三焦
C. 肾　　D. 肝
E. 小肠

14. 具有“主胞胎”功能的奇经是(　　)
A. 冲脉　　B. 任脉
C. 督脉　　D. 带脉
E. 阴维脉

15. 除下列哪项外，均属十二经表里相合关系(　　)
A. 手太阴经与手阳明经
B. 足阳明经与足太阴经
C. 足太阳经与足少阴经
D. 足少阳经与足厥阴经
E. 手厥阴经与手太阳经

16. 奇经八脉中，起于季胁，环行腰间一周的是(　　)
A. 冲脉　　B. 任脉
C. 督脉　　D. 带脉
E. 阳维脉

17. 关于奇经八脉的名称，下列哪项说法不正确(　　)
A. 督有统率、总管之意
B. 任有总任、担任及妊养之意
C. 跷有轻健矫捷之意
D. 维有维系、连接之意
E. 带指妇女白带

18. 绕阴器，至小腹的经脉是(　　)
A. 任脉　　B. 肝经
C. 阴维脉　　D. 脾经
E. 肾经

19. 行于背部正中线的经脉是(　　)
A. 任脉　　B. 督脉
C. 肾经　　D. 膀胱经
E. 冲脉

20. 脾之大络分出部位的穴位是(　　)
A. 丰隆　　B. 内关
C. 大包　　D. 公孙
E. 列缺

21. 内踝上8寸处以下，循行于下肢内侧前缘的经脉是(　　)
A. 足太阴脾经
B. 足阳明胃经
C. 足厥阴肝经
D. 足少阳胆经
E. 足少阴肾经

22. 十二经脉气血流注形式为(　　)
A. 直线贯注　　B. 循环贯注
C. 手足贯注　　D. 左右贯注
E. 上下贯注

23. 下列各组经脉中，从手指末端走向头面部的是(　　)
A. 胃、大肠、胆经
B. 心、脾、胆经
C. 小肠、三焦、胃经
D. 大肠、小肠、三焦经
E. 胆、大肠、三焦经

24. 奇经八脉中与脑、髓、肾关系密切的是(　　)
A. 带脉　　B. 冲脉
C. 任脉　　D. 督脉
E. 阴跷脉

25. 与月经关系最密切的奇经是(　　)
A. 冲脉、任脉
B. 冲脉、督脉
C. 任脉、带脉
D. 阴维脉、阳维脉
E. 阴跷脉、阳跷脉

26. 十二经脉气血充盛有余时，则渗注于(　　)
A. 经别　　B. 别络

C. 奇经　　D. 督脉

E. 浮络

27. 头痛的部位在前额者，病变多在(　　)

A. 少阳经　　B. 阳明经

C. 太阳经　　D. 厥阴经

E. 督脉

28. 在头面部，行于头侧部的经脉是(　　)

A. 少阳经　　B. 少阴经

C. 阳明经　　D. 太阳经

E. 厥阴经

29. 行于腹面正中线的经脉是(　　)

A. 手少阴心经　　B. 任脉

C. 足阳明胃经　　D. 足太阴脾经

E. 督脉

30. 以下经脉入于上齿中者为(　　)

A. 手太阳小肠经

B. 手阳明大肠经

C. 足阳明胃经

D. 手少阳三焦经

E. 足少阳胆经

（二）B_1 型题

A. 足厥阴肝经　　B. 足太阴脾经

C. 足少阴肾经　　D. 足少阳胆经

E. 手少阴心经

1. 起于足大趾爪甲后丛毛处的经脉是(　　)

2. 起于足小趾下，斜行于足心的经脉是(　　)

A. 足少阴肾经

B. 足厥阴肝经

C. 手太阳小肠经

D. 督脉

E. 足阳明胃经

3. 出于额，上达巅顶的经脉是(　　)

4. 沿头部正中线，经头顶的经脉是(　　)

A. 冲脉　　B. 任脉

C. 督脉　　D. 阴跷脉

E. 阴维脉

5. 称为“血海”的经脉是(　　)

6. 称为“十二经脉之海”的经脉是(　　)

A. 能约束纵行诸脉

B. 加强相为表里的两条经脉在体内的联系

C. 抗御外邪、感应和传递相关信息

D. 约束骨骼，有利于关节的屈伸运动

E. 参与女性的特殊生理活动

7. 经筋的主要功能是(　　)

8. 皮部的主要功能是(　　)

A. 足太阳经　　B. 足少阳经

C. 足阳明经　　D. 手太阳经

E. 手少阳经

9. 起于目内眦的经脉是(　　)

10. 起于目外眦的经脉是(　　)

（三）X 型题

1. 经络学说的产生与哪些医疗实践的关系最密切(　　)

A. 熨法　　B. 针灸

C. 气功　　D. 推拿

E. 敷药

2. 经络能联络组织器官，沟通表里上下，主要表现在(　　)

A. 内脏之间的联系

B. 内脏与五体之间的联系

C. 经脉之间的联系

D. 内脏与五官九窍之间的联系

E. 气血与津液之间的联系

3. 循行于下肢内侧中线的经脉是(　　)

A. 足厥阴经　　B. 足太阴经

C. 足少阴经　　D. 足太阳经

E. 足阳明经

4. 环绕口唇后到两目眶下的经脉

是(　　)

A. 督脉　　B. 任脉
C. 冲脉　　D. 带脉
E. 阴维脉

5. 循行于人体背部的经脉是(　　)

A. 肾经　　B. 膀胱经
C. 任脉　　D. 督脉
E. 胃经

6. 下列有别络分出的经脉有(　　)

A. 任脉　　B. 督脉
C. 胃经　　D. 冲脉
E. 脾经

7. 络脉主要包括有(　　)

A. 十五别络　　B. 十二经筋
C. 孙络　　D. 十二皮部
E. 浮络

8. 以经络学说指导临床诊疗，主要用于(　　)

A. 局部用药　　B. 药物归经
C. 按摩　　D. 针灸
E. 推拿

9. 十二经别的循行特点，概括起来为(　　)

A. 离　　B. 散
C. 入　　D. 出
E. 合

10. 在目内眦（睛明穴）相交会的经脉有(　　)

A. 手太阳小肠经
B. 足太阳膀胱经
C. 足阳明胃经
D. 阴跷脉
E. 阳跷脉

二、词语解释

1. 经络
2. 经络学说
3. 奇经
4. 六合
5. 诸阳之会
6. 十二皮部
7. 足三阳经
8. 任主胞胎
9. 十五别络
10. 一源三歧

三、填空题

1. ________能总督一身之阳气，称为阳脉之海。

2. 分布于人体浅表部位的络脉称为________。

3. 根据经络的循行路线和联系范围来取穴，称为________。

4. 依次络于上、中、下焦的经脉是________。

5. 《灵枢·逆顺肥瘦》说：“手之三阴，从脏走手；手之三阳，从手走头；________。”

6. 同起于胞中的经脉有________。

7. ________就是指某些能引导其他药物的药力到达病所，起着“向导”作用的药物。

8. 手太阴肺经联系到的脏腑有________。

9. 既循行于目内眦又循行于目外眦的经脉是________。

10. 十二经别就是从十二经脉别行分出，循行于________的重要支脉。

11. 督、任二脉不仅同起于胞中，而且在________部位相连接，形成二脉之间的紧密联系。

12. 阴经与阴经相交，是在________部位。

13. 脾之大络分布在________。

14. ________对全身无数细小的络脉起着主导作用。

15. 分别起自四肢，循行于体腔脏腑深部，然后浅出体表而上头面的是________。

16. 任脉能总督一身之阴气，称为________。

17. 经络系统中，________与脏腑有直接络属关系。

18. ________的气血充盛有余时，则渗注于奇经。

19. 足少阳胆经的起止点分别是________。

20. 其经脉循行左右成对，起于内外踝下，汇合于目内眦的是________。

四、简答题

1. 根据十二经脉的气血循环流注次序，十二经脉的名称依次是什么？

2. 十二经脉的走向和交接规律如何？

3. 经络系统由哪些部分组成？

4. 十二经脉在头面部的分布特点是什么？

5. 十二经脉在躯干部的分布规律是什么？

6. 经络的生理功能有哪些？

7. 经别的功能特点是什么？

8. 十五别络的功能特点是什么？

9. 正经与奇经有何区别？

10. 督脉与任脉的起止点和循行有何不同？

11. 十二经脉的表里关系如何？

12. 十二经脉与脏腑间是如何络属的？

五、论述题

1. 简述十二经脉的特点。

2. 简述奇经八脉的含义及其功能特点。

3. 试述冲、任、督、带各自的生理功能。

4. 试述奇经八脉各脉名称的含义。

5. 简述经筋的含义、命名方法、分布特点及主要功能。

6. 试述手三阳经各自的起止、交接和主要循行分布部位。

7. 试述十二经别的概念与循行。

8. 试述经络学说在阐释疾病传变时的应用。

答案

一、选择题

（一）A_1 型题

1. E　答案分析：经络学说在《灵枢》中有较详细的记载，并已形成了比较系统的理论。

2. D　答案分析：十二经脉与奇经八脉是经络系统的重要组成部分，相对于奇经八脉，十二经脉又被称为“正经”。

3. D　答案分析：循经取穴是按照经络学说进行辨证，判断疾病属于何经，然后根据经络的循行路线和联系范围来选取穴位进行治疗的方法。

4. D　答案分析：十二经脉的名称各不相同。每一经脉的名称，都是由手或足、阴或阳、脏或腑三个部分组成。

5. C　答案分析：足太阴配脾经，足少阴配肾经。

6. D　答案分析：起于小指端的手少阴心经流注于手太阳小肠经，再流至足太阳膀胱经和足少阴肾经。

7. D　答案分析：经络是经脉和络脉的总称。经脉是经络系统中的主干部分，络脉是经脉小的分支。

8. E　答案分析：手足阳经在头面部交接，分布于四肢的外侧面。在躯干部手三阳经与足太阳经分布在肩胛、背、腰部，足阳明经分布在胸腹部，足少阳经分布在腋、胁侧，即手足阳经分布在躯干的前、侧、后部。

9. A　答案分析：手三阴经分布在上肢的内侧面，其中手太阴经在前缘，手厥阴经在中线，手少阴经在后缘。

10. B　答案分析：十二经脉的走向与交接规律可以概括为："手三阴经，从胸走手，交手三阳经；手三阳经，从手走头，交足三阳经；足三阳经，从头走足，交足三阴经；足三阴经，从足走腹上胸，交手三阴经。"故阴经与阳经的交接是在手足部位。

11. C　答案分析：阳经与阳经的交接，是在头面部，其中手足阳明经的交接部位在鼻翼旁。

12. A　答案分析：手足三阳经分布于四肢的外侧面，其中阳明经在前缘，少阳经在中线，太阳经在后缘。

13. C　答案分析：手足三阳经与脏腑的联系规律是属腑络脏，故足太阳膀胱经属膀胱络肾。

14. B　答案分析：任脉起于胞中，与女子经、胎、产的关系密切，故"任脉通而月事以时下"，并有"任主胞胎"之说。

15. E　答案分析：手厥阴心包经应与手少阳三焦经相表里。

16. D　答案分析：带脉起于季胁，斜向下行到带脉穴，绕身一周，环行于腰腹部。

17. E　答案分析：带脉的带有腰带、束带之意。

18. B　答案分析：足厥阴肝经起于足大趾，经小腿内侧，过膝，沿大腿内侧中线进入阴毛中，绕阴器，至小腹，属肝络胆。

19. B　答案分析：督脉在背部的走行是沿脊柱里面上行，故行于背部正中线的经脉是督脉。

20. C　答案分析：十五别络的名称以其别出处的穴位而命名，脾之大络分出部位的穴位是大包。

21. C　答案分析：足三阴经循行于下肢的内侧面，在内踝上 8 寸处以下，足厥阴经在前缘，足太阴经在中线，足少阴经在后缘。

22. B　答案分析：十二经脉分布于全身的内外上下，其中的气血阴阳是流动不息，循环贯注的。

23. D　答案分析：从手指末端走向头面部的经脉是手三阳经，即手阳明大肠经、手少阳三焦经、手太阳小肠经。

24. D　答案分析：督脉起于胞中，上行入脑，在下连属于肾，故其功能除与脑髓有关外，主要参与了肾的生殖功能。

25. A　答案分析：冲、任二脉皆起于胞中，其中"冲为血海"、"任脉通而月事以时下"，二脉均与月经有密切关系。

26. C　答案分析：奇经八脉错综贯穿在十二经脉之间，起着调节其气血阴阳的作用。当正经中的气血阴阳充盛时，则流入奇经而贮蓄之。

27. B　答案分析：阳明经循行于面额部，故头痛在前额者，病变多在阳明经。

28. A　答案分析：手足阳经在头面部交接，其中手足少阳经分布在耳颞部。

29. B　答案分析：任脉起于胞中，下出会阴，经阴阜，沿腹部和胸部正中线上行，至咽喉，再经下颌，绕口唇，沿面颊，分行至目眶下。

30. C　答案分析：手足阳明经循行过齿中，其中足阳明胃经入上齿中，手阳明大肠经入下齿中。

（二）B_1 型题

1. A　答案分析：足三阴经起于足部，其中足厥阴肝经起于足大趾爪甲后丛毛处。

2. C　答案分析：足三阴经起于足部，其中足少阴肾经起于足小趾下，斜行于足心。

3. B　答案分析：足厥阴肝经在头部的

循行是沿喉咙的后边，向上进入鼻咽部，上行连于目系，出于额，上行与督脉会于头顶部。

4. D　答案分析：督脉在头部的走行是从项后风府穴处进入颅内，络脑，并由项沿头部正中线，经头顶、额部、鼻部、上唇，到上唇系带处。

5. A　答案分析：冲脉能容纳十二经脉之血，是调节血液运行的要道，故又称为“血海”。

6. A　答案分析：冲脉能容纳十二经脉之血，是调节血液运行的要道，故又称为“十二经脉之海”。

7. D　答案分析：经筋的主要功能是约束骨骼，有利于关节的屈伸运动。

8. C　答案分析：皮部的主要功能为抗御外邪、感应和传递相关信息。

9. A　答案分析：足太阳膀胱经起于目内眦。

10. B　答案分析：足少阳胆经起于目外眦。

（三）X 型题

1. B、C、D　答案分析：经络学说的形成是古人在长期的医疗实践中，尤其是针灸、推拿、气功等各方面知识的积累，并结合当时的解剖知识，逐步上升为理论。

2. A、B、D　答案分析：人体是由内脏、五体、五官九窍等组织器官所构成的有机整体，这种组织器官之间的相互联系与有机配合，主要依靠经络的联络、沟通作用而实现，具体体现在内脏之间的联系、内脏与五体之间的联系、内脏与五官九窍之间的联系。

3. A、B　答案分析：足三阴经分布于下肢内侧面。在内踝上 8 寸处以下，足太阴经在中线，8 寸处以上，足厥阴经在中线。

4. B、C　答案分析：奇经八脉中，任脉与冲脉在面部的走行是环绕口唇后，至目眶下。

5. B、D　答案分析：督脉与膀胱经均循行于人体背部。

6. A、B、C、E　答案分析：十二经脉与任督二脉各有一别络，再加上脾之大络，合为十五别络。

7. A、C、E　答案分析：络脉主要包括十五别络、浮络和孙络。

8. B、C、D、E　答案分析：经络学说被广泛地应用于临床各科的治疗，特别是在针刺、艾灸、推拿、按摩和药物治疗中更具有重要的指导意义。

9. A、C、D、E　答案分析：十二经别的循行特点，可用“离、合、出、入”来概括。

10. A、B、D、E　答案分析：手足太阳经、阴阳跷脉在目内眦（睛明穴）相交会。

二、词语解释

1. 经络是经脉和络脉的总称。是运行全身气血，联络脏腑肢节，沟通上下内外，调节人体功能的特殊联络系统。

2. 经络学说是阐述人体经络系统的内容、循行分布、生理功能的理论。

3. 奇经即奇经八脉。是督脉、任脉、带脉、冲脉、阳跷脉、阴跷脉、阴维脉、阳维脉的总称，是经络系统的重要组成部分。因其有别于十二正经，故名奇经。

4. 六合即十二经脉表里相合关系。十二经脉通过经别和别络互相沟通，组合成六对，称为六合。

5. 诸阳之会指人体的头部。因手三阳经止于头面，足三阳经起于头面，手三阳经与足三阳经在头面部交接，所以说“头为诸阳之会”。

6. 皮部指体表的皮肤按经络的分布部位分区。十二经脉及其所属的络脉，在体表有一定的分布范围与之相应，全身的皮肤也就划分为十二个部分，称为十二皮部。

7. 足三阳经指十二经中的三条经脉，即足阳明胃经、足太阳膀胱经、足少阳胆经。它们的循行方向均由头面部经过躯干部、下肢外侧止于足部。

8. 任脉起于胞中，与女子经、胎、产的关系密切，故“任脉通而月事以时下”，并有“任主胞胎”之说。

9. 十二经脉与任督二脉各有一别络，再加上脾之大络，合为十五别络。

10. 督、任、冲三脉皆起于胞中，同出于会阴，然后别道而行，分布于腰背胸腹等处，所以称此三脉为“一源三歧”。

三、填空题

1. 督脉
2. 浮络
3. 循经取穴
4. 手厥阴心包经
5. 足之三阳，从头走足；足之三阴，从足走腹
6. 冲脉、任脉、督脉
7. 引经报使药
8. 肺、大肠、胃
9. 手太阳小肠经
10. 胸、腹及头部
11. 口唇
12. 胸腹
13. 胸胁部
14. 别络
15. 经别
16. 阴脉之海
17. 十二经脉
18. 十二经脉
19. 目外眦与足大趾
20. 阴阳跷脉

四、简答题

1. 答：按照十二经脉的气血循环流注次序，十二经脉的名称依次为：手太阴肺经、手阳明大肠经、足阳明胃经、足太阴脾经、手少阴心经、手太阳小肠经、足太阳膀胱经、足少阴肾经、手厥阴心包经、手少阳三焦经、足少阳胆经、足厥阴肝经。

2. 答：十二经脉的走向和交接规律是：手三阴经，从胸走手，交手三阳经；手三阳经，从手走头，交足三阳经；足三阳经，从头走足，交足三阴经；足三阴经，从足走腹上胸，交手三阴经。

3. 答：经络系统主要包括十二经脉、奇经八脉、十五别络以及从十二经脉分出的十二经别和经筋、皮部。

4. 答：十二经脉在头面部的分布特点是：手足阳明经分布于面额部；手太阳经分布于面颊部；手足少阳经分布于耳颞部；足太阳经分布于头项、枕项部。十二经脉在头面部的分布可以概括为：阳明在前，少阳在侧，太阳在后。

5. 答：十二经脉在躯干部分布的一般规律是：足三阴与足阳明经分布在胸、腹部（前），手三阳与足太阳经分布在肩胛、背、腰部（后），手三阴、足少阳与足厥阴经分布在腋、胁、腹部（侧）。

6. 答：经络的生理功能表现在：联络组织器官，沟通表里上下；通行气血阴阳；感应与传递信息及调节机能活动等方面。

7. 答：经别的功能特点是：加强了十二经脉中相为表里的两条经脉在体内的联系；加强了十二经脉对头面的联系，加强了体表与体内、四肢与躯干的向心性联系；加强了足三阴、足三阳经脉与心脏的联系。

8. 答：十五别络的功能特点是：加强了十二经脉表里两经间在肢体的联系，加强了十四经脉与躯体组织之间的联系。

9. 答：奇经是不同于正经的另一类经脉，它们的分布不似十二经脉那样规律，与脏腑没有直接的络属关系，彼此之间也无表里配合关系，都无经别、经筋和皮部，故称之为“奇经”。

10. 答：督脉起于胞中，止于上唇系带处，行于腰背正中，循脊柱上行；任脉起于胞中，止于两目眶下，循腹部和胸部正中线上行。

11. 答：十二经脉通过经别和别络互相沟通，组成六对表里相合关系。足太阳与足少阴为表里，足少阳与足厥阴为表里，足阳明与足太阴为表里，手太阳与手少阴为表里，手少阳与手厥阴为表里，手阳明与手太阴为表里。

12. 答：手太阴经属肺络大肠，手厥阴经属心包络三焦，手少阴经属心络小肠，手阳明经属大肠络肺，手少阳经属三焦络心包，手太阳经属小肠络心，足太阴经属脾络胃，足厥阴经属肝络胆，足少阴经属肾络膀胱，足阳明经属胃络脾，足少阳经属胆络肝，足太阳经属膀胱络肾。

五、论述题

1. 答：十二经脉的特点主要有：①十二经脉的循行，有一定的走向和交接规律。②阴经与阳经的配合，形成了表里之间的联系，即每一条阳经，配合一条阴经，阳经主表，阴经主里。③十二经脉分布于全身的内外上下，其中的气血阴阳是流动不息，循环贯注的，其流注的次序从手太阴肺经开始，依次传至足厥阴肝经，由此复传至手太阴肺经。如此首尾相贯，如环无端，构成一个传注气血的循环通路。④十二经脉的循行分布有一定的区域。阴经循行于肢体的内侧及胸胁部，阳经循行于肢体的外侧及背部。⑤十二经脉与内在脏腑之间有直接的络属关系。诸阳经皆属腑而络脏，诸阴经皆属脏而络腑，且在经脉的命名上都冠以脏腑、手足的名称。

2. 答：奇经八脉是督脉、任脉、冲脉、带脉、阴跷脉、阳跷脉、阴维脉和阳维脉的总称，是经络系统的重要组成部分。奇经八脉错综贯穿在十二经脉之间，并与某些内脏器官相联系，具有三个方面的功能特点：①加强十二经脉的联络与沟通。②调节十二经脉中的气血与阴阳。③参与女性的特殊生理活动。

3. 答：冲脉能容纳十二经脉之血，是调节血液运行的要道，故称为“血海”、“十二经脉之海”。又因其起于胞中，为血海，与月经和生殖功能有关。任脉能总任一身之阴气，故为“阴脉之海”。又因其起于胞中，与女子经、胎、产的关系密切，故“任脉通而月事以时下”，并有“任主胞胎”之说。督脉能总督一身之阳气，称为“阳脉之海”。又因其起于胞中，上行入脑，在下连属于肾，故其功能除与脑髓有关外，主要参与了肾的生殖功能（包括男性）。带脉绕腰一周，能约束纵行诸脉，故可固护胎儿和主司带下。

4. 答：奇经八脉的名称，不像十二经脉那样有手足、阴阳、脏腑的共同规律而各具涵义，其名称多反映了各自的特点。督，有统帅，总管之意；任有总任，担任以及妊养之意；冲有要冲、要道之意；带有腰带、束带之意；跷有轻健矫捷之意；维有维系、连接之意。阴阳跷脉与阴阳维脉之阴阳，均表示经脉循行于下肢的内侧和外侧。

5. 答：经筋是十二经脉连属于筋肉的体系，其功能活动有赖于经络气血的濡养，并受十二经脉的调节，所以也划分为十二个系统，称为“十二经筋”。经筋的主要功能是约束骨骼，有利于关节的屈伸运动。

6. 答：手三阳经即手阳明大肠经、手少阳三焦经、手太阳小肠经。手阳明大肠经：起于食指桡侧端（商阳穴），行于上肢外侧前缘，上肩，向前下行入锁骨上窝（缺盆），进入胸腔络肺，向下通过膈肌下行，属大肠；上行支在鼻旁交足阳明胃经。手太阳小肠经：起于小指外侧端（少泽穴），沿手背、上肢外侧后缘，过肘部，到肩关节后面，前行入缺盆，深入体腔，络心，属小肠；上行支至目内眦，交足太阳膀胱经。手少阳三焦经：起于无名指尺侧端（关冲穴），向上沿无名指尺侧至手腕背面，上行至肩，向前行入缺盆，布于膻中，散络心包，穿过膈肌，依次属上、中、下三焦；上行支到目外眦，交足少阳胆经。

7. 答：十二经别，即别行的正经，就是从十二经脉别行分出，循行于胸、腹及头部的重要支脉。十二经别的循行，都是从十二经脉循行于四肢的部分（多为肘膝以上）别出（称为“离”），走入体腔脏腑深部（称为“入”），然后浅出体表（称为“出”）而上头面，阴经的经别合入阳经的经别而分别注入六阳经脉（称为“合”）。所以十二经别的循行特点，可用“离、合、出、入”来概括。

8. 答：经络具有沟通表里上下、感应传导等生理功能，在人体发生病变时，经络就成为传递病邪和反映病变信息的通路。①经络是外邪内传脏腑的途径，对于侵袭人体的病邪有传递作用，而外邪多有由表入里的特点，所以当体表受到病邪侵袭时，就可以通过经络而传入内脏。②由于经络在内脏之间有多种联络关系，所以可成为内脏疾病相互传变的途径。③各脏腑的经络在体表都有一定的分布部位，同时脏腑又通过经络直接或间接地与五官九窍发生联系，所以脏腑疾病通过经络的传导，可以在体表某些部位或有关孔窍反映出症状和体征，从而说明经络是内脏病变反映到形体官窍的途径。

第五章 体质

习题

一、选择题

(一) A_1 型题

1. 观察和测量身体各部分的大小、形状、匀称程度，以及体重、胸围、肩宽、骨盆宽度和皮肤与皮下软组织情况可判断(　　)

A. 体表形态　B. 体格
C. 体型　D. 体姿
E. 性征

2. 体型中最有代表性的差异是(　　)

A. 皮肤之厚薄　B. 肤色
C. 腠理之坚松　D. 形体之肥瘦
E. 身高

3. 衡量体格的重要指标是(　　)

A. 体型　B. 体重
C. 体姿　D. 身高
E. 性征

4. 体质是指人体的(　　)

A. 身体素质　B. 心理素质
C. 身心特性　D. 遗传特质
E. 形态结构

5. 奠定中医体质理论基础的古代医籍为(　　)

A.《伤寒杂病论》
B.《妇人良方》
C.《景岳全书》
D.《内经》
E.《千金要方》

6. 先天禀赋决定着体质的相对(　　)

A. 可变性　B. 连续性
C. 复杂性　D. 普遍性
E. 稳定性

7. 后天各种因素使体质具有(　　)

A. 可变性　B. 稳定性
C. 全面性　D. 普遍性
E. 复杂性

8. 健康之人应为(　　)

A. 偏阳质　B. 偏阴质
C. 阴阳平和质　D. 肥胖质
E. 瘦小质

9. 嗜食肥甘厚味，易形成(　　)

A. 火旺体质　B. 痰湿体质
C. 心气虚体质　D. 脾气虚体质
E. 肝郁体质

10. 具有亢奋、偏热、多动等特点的体质为(　　)

A. 阴阳平和质　B. 偏阴质
C. 偏阳质　D. 肝郁质
E. 阳虚质

11. 具有抑制、偏寒、多静等特点的体质为(　　)

A. 阴阳平和质　B. 偏阴质
C. 偏阳质　D. 阴虚质
E. 气虚质

12. 以下除哪项外，都是小儿的体质特点(　　)

A. 脏腑娇嫩　B. 形气未充
C. 易虚易实　D. 易寒易热
E. 代谢缓慢

13. 以下除哪项外，都是老人的体质特点(　　)

A. 精气神渐衰

B. 脏腑功能减退

C. 代谢旺盛

D. 气血郁滞

E. 阴阳失调

14. 气虚湿盛体质，受邪后多从(   )

A. 寒化 B. 热化

C. 燥化 D. 湿化

E. 火化

15. 素体津亏血耗者，易致邪从(   )

A. 寒化 B. 实化

C. 虚化 D. 湿化

E. 燥化

16. 某人身体强壮，胖瘦适中，饮食无偏嗜，二便通调，面色红润，性格开朗随和，精力充沛，举动灵活，睡眠良好。属于(   )

A. 偏阳质 B. 偏阴质

C. 阴阳平和质 D. 阳亢质

E. 痰湿质

17. 某人形体偏瘦，面色红润，食欲旺盛，喜饮冷水，易出汗，性格外向，喜动好强，自制力较差。属于(   )

A. 偏阳质 B. 偏阴质

C. 阴阳平和质 D. 气郁质

E. 阳虚质

18. 某人形体偏胖，面色萎黄，食量较小，喜饮热水，性格内向，动作迟缓，容易疲劳。属于(   )

A. 偏阳质 B. 偏阴质

C. 阴阳平和质 D. 阴虚质

E. 气郁质

(二) B_1 型题

A. 体格 B. 体型

C. 体重 D. 体姿

E. 性征

1. 反映体质的体表形态标志是(   )

2. 衡量体格的重要指标为(   )

A. 甘寒凉润 B. 补气培元

C. 健脾芳化 D. 清热利湿

E. 温补益火

3. 体质偏阴者治宜(   )

4. 体质偏阳者治宜(   )

A. 寒化 B. 热化

C. 燥化 D. 湿化

E. 传化

5. 素体阴虚阳亢者，受邪后多从(   )

6. 素体阳虚阴盛者，受邪后多从(   )

(三) X 型题

1. 体质的构成要素包括(   )

A. 形态结构的差异性

B. 生理功能的差异性

C. 心理特征的差异性

D. 对某些病因的易感性

E. 发病的倾向性

2. 体格反映了人体的(   )

A. 生长发育水平 B. 营养状况

C. 锻炼程度 D. 体姿

E. 性征

3. 偏阳质者(   )

A. 易感风、暑、热邪

B. 易感寒湿之邪

C. 耐寒

D. 耐热

E. 发病后多表现为热证、实证

4. 偏阴质者(   )

A. 易感风、暑、热邪

B. 易感寒湿之邪

C. 耐寒

D. 耐热

E. 发病后多表现为寒证、虚证

5. 偏阳质的人易发展演化成的病理体质是(   )

A. 阳亢 B. 阴虚

C. 痰湿 D. 痰火

E. 阳虚

6. 偏阴质的人易发展演化成的病理体质是(　　)

A. 阳虚　　B. 阴虚

C. 阳亢　　D. 痰湿

E. 水饮

7. 影响体质的因素有(　　)

A. 先天禀赋　　B. 年龄

C. 性别差异　　D. 饮食劳逸

E. 情志

二、词语解释

1. 体质
2. 体质学说
3. 体格
4. 体型
5. 偏阳质
6. 偏阴质

三、填空题

1. 体质是通过人体________的差异性表现出来的。

2. 体质是人群在生理共性的基础上，不同个体所具有的________。

3. 体型是指身体各部位________的形态特征。

4. 心理特征的差异性，主要表现为________等的差异。

5. 理想体质的标志也反映了________的标志。

6. 中医体质理论渊源于________。

7. ________是形成体质的生理学基础。

8. 研究体质，实质上就是从差异性方面研究________。

9. 理想的体质应是________之质。

四、简答题

1. 体质构成要素有哪些？主要包括哪些内容？

2. 在体质的构成要素中形态结构、生理功能、心理活动之间的关系如何？

3. 体质具有哪些特点？表现形式如何？

4. 父母素质强壮，其子女体质也一定强壮吗？为什么？

5. 饮食因素对体质的形成有何影响？

6. 体力劳动和脑力劳动对体质的影响有何不同？

7. 情志因素是怎样影响体质的？

8. 地理因素是如何影响体质的？

9. 疾病对体质有何影响？

10. 体质对疾病的传变有何影响？

11. 运用体质学说如何指导中医学的治疗？

五、论述题

1. 试论人体生理功能的差异性。

2. 试述人体心理特征的差异性的形成。

3. 试述体质形成的生理学基础。

4. 简述男、女、老、幼的体质特征。

5. 试述体质学说在中医学中的应用。

6. 试述体质与证的关系。

答案

一、选择题

(一) A_1 型题

1. B　答案分析：体格是指反映人体生长发育水平、营养状况和锻炼程度的状态，一般通过观察和测量身体各部分的大小、形状、匀称程度，以及体重、胸围、肩宽、骨盆宽度和皮肤与皮下软组织情况来判断。

2. D　答案分析：中医观察体型，主要观察形体之肥瘦长短，皮肉之厚薄坚松，肤色之黑白苍嫩的差异等。其中尤以肥瘦最有代表性。

3. A　答案分析：体型是指身体各部位大小比例的形态特征，是衡量体格的重要指标。

4. C　答案分析：体质反映着个体在形态结构、生理功能和心理活动中的基本特征，体现了内在脏腑气血阴阳之偏倾和机能活动之差异，是对人体身心特性的概括。

5. D　答案分析：《内经》较系统地论述了个体及不同群体的体质特征、差异规律，体质形成与变异规律，体质与脏腑经络气血的关系，体质的分类方法，体质与疾病的发生、发展规律，体质与疾病的诊断、辨证和治疗用药规律，体质与预防、养生的关系等，奠定了中医体质理论的基础。

6. E　答案分析：体质禀承于先天，先天禀赋决定着个体体质的相对稳定性和特异性。

7. A　答案分析：体质得养于后天，后天各种环境因素、营养状况、饮食习惯、精神因素、年龄变化、疾病损害、针药治疗等均可对体质形成影响，使体质具有可变性。

8. C　答案分析：中医学常常将理想体质的标志融于健康的标志之中，阴阳平和质是功能较为协调的体质类型，故健康之人应为阴阳平和之质。

9. B　答案分析：嗜食肥甘厚味可助湿生痰，故易形成痰湿体质。

10. C　答案分析：偏阳质指具有亢奋，偏热、多动等特征的体质类型。

11. B　答案分析：偏阴质指具有抑制、偏寒、多静等特征的体质类型。

12. E　答案分析：小儿由于未发育成熟，故表现为脏腑娇嫩、形气未充、易虚易实、易寒易热等体质特点，但生机旺盛，蓬勃生长，故代谢并不缓慢。

13. C　答案分析：老年人由于内脏机能活动的生理性衰退，体质常表现为精气神渐衰、阴阳失调、脏腑功能减退、代谢缓慢、气血郁滞等特点。

14. D　答案分析：气虚湿盛体质，受邪后邪多依附于质势而湿化。

15. E　答案分析：素体津亏血耗者，受邪后邪多从体质而燥化。

16. C　答案分析：阴阳平和质是功能较为协调的体质类型。其体质特征为：身体强壮，胖瘦适度，面色明润含蓄，目光有神，性格开朗随和，食量适中，二便通调，脉象缓匀有神，夜眠安和，精力充沛，反应灵活，自身调节和适应能力强。

17. A　答案分析：偏阳质是指具有亢奋、偏热、多动等特点的体质类型。其体质特征为：形体适中或偏瘦，面色多略偏红，性格外向，喜动好强，易急躁，自制力较差，食量较大，大便易干燥，小便易黄赤，平时畏热喜冷，动则易出汗，精力旺盛，动作敏捷，反应灵敏。

18. B　答案分析：偏阴质是指具有抑制、偏寒、多静等特点的体质类型，其体质特征为：形体适中或偏胖，但较弱，容易疲劳，面色偏白或欠华，性格内向，喜静少动，或胆小易惊，食量较小，平时畏寒喜热，精力偏弱，动作迟缓，反应较慢。

（二）B_1 型题

1. A　答案分析：体表形态包括体格、体型、体重、体姿、性征等，体格反映了人体生长发育水平、营养状况和锻炼程度的状态，是反映体质的标志。

2. B　答案分析：体型是体格的主要内容，故是衡量体格的重要指标。

3. E　答案分析：体质偏阴者，阳气偏弱，长期发展，易致阳气虚弱，脏腑功能偏衰，水湿内生，故治宜温补益火，忌苦寒泻火。

4. A　答案分析：体质偏阳者，阳气偏亢，多动少静，日久必有耗阴之势，故治宜甘寒、酸寒、咸寒、凉润之品，忌辛热温散伤阴之品。

5. B　答案分析：素体阴虚阳亢者，机能活动相对亢奋，故受邪后多从热化。

6. A　答案分析：素体阳虚阴盛者，机能活动相对不足，故受邪后多从寒化。

（三）X型题

1. A、B、C　答案分析：体质由形态结构、生理功能和心理状态三个方面的差异性构成。

2. A、B、C　答案分析：体格是指反映人体生长发育水平、营养状况和锻炼程度的状态。

3. A、C、E　答案分析：偏阳质者对风、暑、热等阳邪的易感性较强而耐寒，受邪发病后多表现为热证、实证。

4. B、D、E　答案分析：偏阴质者对寒、湿等阴邪的易感性较强而耐热，受邪发病后多表现为寒证、虚证。

5. A、B、D　答案分析：偏阳质者，阳气偏亢，并易化燥伤阴，易发展演化为临床常见的阳亢、阴虚、痰火等病理性体质。

6. A、D、E　答案分析：偏阴质者，阳气偏弱，易致阳气虚弱，脏腑机能偏衰，水湿内生，故易发展演化为临床常见的阳虚、痰湿、水饮等病理性体质。

7. A、B、C、D、E　答案分析：体质特征取决于脏腑经络气血的强弱盛衰，因此先天禀赋、年龄、性别、饮食劳逸、情志、地理环境等凡能影响脏腑经络、精气血津液功能活动的因素，均可影响体质。

二、词语解释

1. 体质是指人类个体在生命过程中，由遗传性和获得性因素所决定的表现在形态结构、生理机能和心理活动方面综合的相对稳定的特性。

2. 体质学说是以中医理论为指导，研究正常人体体质的概念、形成、特征、类型、差异规律，及其对疾病发生、发展、演变过程的影响，并以此指导对疾病进行诊断和防治的理论知识。

3. 体格是指反映人体生长发育水平、营养状况和锻炼程度的状态。

4. 体型是指身体各部位大小比例的形态特征，又称身体类型。

5. 偏阳质是指具有亢奋、偏热、多动等特点的体质。

6. 偏阴质是指具有抑制、偏寒、多静等特点的体质。

三、填空题

1. 形态、机能和心理活动
2. 生理特殊性
3. 大小比例
4. 人格、气质、性格
5. 健康
6. 《内经》
7. 脏腑经络及精气血津液
8. 藏象
9. 阴阳平和

四、简答题

1. 答：体质由形态结构、生理功能和心理状态三方面的差异性构成，形态结构的差异性主要通过身体外形体现出来，以躯体形态为基础，与内部脏器结构密切相关，首先表现为体表形态、体格、体型等方面的差异；生理功能的差异性反映了脏腑功能的盛衰偏颇，表现为脏腑经络及精气血津液的生理功能的强弱差异；心理特征的差异性主要表现为人格、气质、性格等的差异。

2. 答：形态结构包括外部形态结构和内部形态结构（脏腑经络精气血津液等），外部形态结构是体质的外在表现，内部形态结构是体质的内在基础，也是产生生理功能的基础。不同的形态结构特点决定着机体生理功能及对刺激反应的差异，而机体生理功能的差异，又会影响其形态结构，引起一系列相应的改变。一定的形态结构与生理功能，又是产生心理特征的基础，特定的形态结构总是表现为某种特定的心理倾向，不同脏腑的机能活动，总是表现为某种特定的情感、情绪反应与认知活动，而心理活动在长期的显现中，又影响着形态结构与生理功能，并表现出相应的行为特征。

3. 答：体质的特点有八：先天遗传性、差异多样性、形神一体性、群类趋同性、相对稳定性、动态可变性、连续可测性、后天可调性。体质是表明人体生命特征差异性的一个概念，这种差异性有两种基本的表现形式，一是特异性和非特异性，二是生理性和病理性。体质的特异性和非特异性，可以将体质分为特异体质和非特异体质两大类；体质的生理性和病理性，可以将体质分为生理体质和病理体质两大类。

4. 答：不一定。因为人体体质的形成，不仅受先天因素的影响，还受后天多种因素的共同影响。即使先天因素，除父母的素质外，父母血缘关系的远近、父母生育的年龄、母亲在妊娠期的胎养情况和疾病因素等均会对体质造成影响。

5. 答：饮食物各有不同的成分或性味特点，长期的饮食习惯和固定的膳食品种质量，日久可因体内某些成分的增减等变化而影响体质。如果饮食品种多样，搭配合理，定时定量，五味调和，再加上脾胃健运，则水谷精气充足，脏腑组织得养，有利于形成良好的体质。如果长期饮食不节，则必然给体质带来不利的影响，如饮食量少，精气血津液化生不足，会导致体质虚弱；嗜食肥甘厚味，助湿生痰，易形成痰湿体质；嗜食辛辣则易化火灼津，形成阴虚火旺体质；过食咸则胜血伤心，易形成心气虚体质；饮食无度，日久损伤脾胃，易形成形盛气虚体质。

6. 答：体力劳动主要动用筋骨，适度的劳作或体育锻炼，可使筋骨强壮，关节通利，能促进饮食物的消化吸收，加强内脏的功能活动，有利于形成良好的体质；脑力劳动主要动用心神，若同时适当参加体力劳动或体育锻炼，可增强体质。但过度的劳作，则易于损伤筋骨，消耗气血，致脏腑精气不足，形成虚性体质；长期端坐伏案，脑力劳动过度，则易致气血不畅，并暗耗营血，使心脾两虚，也易形成虚性体质。

7. 答：情志活动的产生和维持有赖于内在脏腑的机能活动，以脏腑精气阴阳为物质基础，故七情的变化，可以通过影响脏腑精气的盛衰变化，而影响人体的体质。情志和调则气血通畅，脏腑功能协调，体质强壮；情志过激，或持久不解，往往导致内脏气血阴阳的耗损或紊乱，进而给体质造成不良的影响。

8. 答：不同地区或地域具有不同的地理特征，包括地壳的物理性状、土壤的化学成分、水土性质、物产及气候条件等特征。这些均影响着不同地域人群的饮食结构、居住条件、生活方式、社会民俗等，从而制约着不同地域生存的不同人群的形态结构、生理机能和心理行为特征的形成和发展，形成了不同地域人群的体质差异和特征。如西北方人形体多壮实，腠理致密；东南方人多体型瘦弱，腠理疏松等。

9. 答：疾病对体质的影响多是不利的，如大病、久病之后，常使体质虚弱；某些慢性病迁延日久，也易表现出相应的体质特异性，如慢性肝炎，易形成瘀血体质和阴虚体质；慢性肾炎易形成肾阳虚、肾阴虚体质；慢性肺痨，则易形成肺肾阴虚体质。但感染某些病邪，患某些疾病，如麻疹、痄腮等，还会使机体具有相应的免疫力，使患者终生不再罹患此病。

10. 答：体质主要从两个方面对疾病的

传变发生作用。其一是通过影响正气的强弱，决定发病和影响传变。体质强壮者，正气充足，抗邪能力强，一般不易感邪发病，即便发病，也多为正邪斗争剧烈的实证，病势虽急，但不易传变，病程也较短暂；体质虚弱者，不但易于感邪，且易深入，病情多变，易发生重证或危证；若在正虚邪退的疾病后期，精气阴阳的大量消耗，身体不易康复；若罹患某些慢性病，则病势较缓，病程缠绵，难以康复。其二是通过决定病邪的"从化"而影响传变。如素体阳盛阴虚者，感邪多从阳化热，疾病多向实热或虚热方面演变；素体阴盛阳虚者，则邪多从阴化寒，疾病多向实寒或虚寒方面转化。

11. 答："因人制宜"的核心即是区别体质而治疗，具体来说，又主要体现于以下几个方面：一要区别体质特征而施治：体质有阴阳之别，强弱之分，偏寒偏热之异，所以在治疗中，常以患者的体质状态作为立法处方用药的重要依据。二要根据体质特征注意用药宜忌：体质有寒热虚实之异，药物有性味偏颇，针灸也有补泻手法的不同，因此治疗时就要明辨体质对针药的宜忌，把握用药及针灸的"度"，中病即止。三要兼顾体质特征重视善后调理：疾病初愈或趋向恢复时，促其康复的善后调理十分重要。调理时选择应用药物、食饵、精神心理和生活习惯等多方面的措施，皆须兼顾患者的体质特征。

五、论述题

1. 答：人体生理功能的差异，反映了脏腑功能的盛衰偏颇，涉及人体消化、呼吸、血液循环、水液代谢、生长发育、生殖、感觉运动、精神意识思维等各方面功能的强弱差异。诸如心率、心律、面色、唇色、脉象、舌象、呼吸状况、声音的高低、食欲、口味、体温、对寒热的喜恶、二便情况、性机能、生殖机能、女子月经情况、形体的动态及活动能力、睡眠状况、视听觉、触嗅觉、耐痛的程度、皮肤肌肉的弹性、须发的多少和光泽等，均是脏腑生理功能的反映。

2. 答：心理活动的产生是以人体的形态结构、脏腑机能活动为基础产生的，某种特定的形态结构总是表现为某种特定的心理倾向，不同脏腑的机能活动，总是表现为某种特定的情感、情绪反应与认知活动。同时，个体的生活经历以及所处的社会文化环境也对心理活动产生着明显的影响，从而形成了不同个体心理特征的差异性。

3. 答：人体脏腑、经络、形体官窍通过经络的联络、功能的配合与隶属关系，以五脏为中心构成了五大生理系统，以精气血津液为物质基础，通过五脏系统的功能活动，调节着体内外环境的协调平衡，决定着个体的体质差异。人体的生命活动，离不开脏腑，脏腑的形态和功能特点是构成并决定体质差异的最根本因素，在个体先后天因素的共同作用下，不同个体常表现出某一脏象系统的相对优势或劣势化的倾向，从而产生了不同的体质。经络是联系沟通、协调各脏腑机能活动的结构基础，精气血津液是决定体质的重要物质基础，其既是脏腑生理活动的产物，又通过经络的转输作用，输布于人体各脏腑形体官窍。脏腑精气的盛衰，经络气血的多少，决定着体质的强弱，并影响着体质类型。故脏腑经络、精气血津液是体质形成的生理学基础。

4. 答：男子以肾为先天，以精气为本，性多刚悍，体魄健壮魁梧，能胜任繁重的体力和脑力劳动，性格多外向、粗犷，心胸开阔。由于男子多用气，故气常不足，病多耗精伤气。女子以肝为先天，以血为本，性多柔弱，体型小巧苗条，性格多内向、文静、细腻，多愁善感。由于女子多用血，故血常不足，病多伤血，并因经带产乳的特殊生理，而有月经期、妊娠期、产褥期的体质改变。老年人的体质特点是精气神渐衰，阴阳失调，脏腑功能减退，代谢缓慢，气血郁滞，动作迟缓，劳动、生活能力渐退。小儿生机旺盛，体质渐强，其体质特点为：脏腑娇嫩，形气未充，筋骨未坚，肌肤柔嫩，易虚易实，易寒易热。

5. 答：体质学说在中医学中的应用：①说明个体对某些病因的易感性、耐受性和发病倾向性。②阐释发病原理：体质反映了正气的盛衰偏颇，体质强壮者，正气旺盛，抗病力强，不易发病；体质偏弱者，正气不足，或调节能力差，抗病力弱，易发病。③解释病理变化：主要解释病机的从化和疾病的传变。④指导辨证：体质决定证候类型，证候特征中包含着体质的特征。⑤指导治疗："因人制宜"的核心应是区别体质而治疗，故治疗时一要区别体质特征而施治，二要根据体质特征注意用药宜忌，三要兼顾体质特征重视善后调理。⑥指导养生：调摄时形神共养，在饮食情志、起居、劳逸、运动等各方面都需兼顾体质特征。

6. 答：体质是在非疾病状态下就已存在的个体差异性，证候是对疾病某一阶段或某一类型的病变本质的分析和概括。体质是证候产生的基础，同病异证，异病同证的基础是体质，由于体质的差异，感受相同的病因或患同一种疾病，可表现出不同的证候。而不同的病因或疾病，体质在某些方面有共同点时，证候随体质而化，常又可表现为相同或类似的病机变化和证候类型。故判别体质状况是辨证的前提和主要依据。

第六章 病 因

第一节 外感病因

习题

一、选择题

（一）A_1 型题

1.“六淫”是指（　　）

A. 六气

B. 六气的太过和不及

C. 六种毒气

D. 六种外感病邪的统称

E. 风寒暑湿燥火

2. 下列哪项不是六淫致病的特点（　　）

A. 季节性　　B. 地区性

C. 传染性　　D. 转化性

E. 外感性

3. 常为外感病致病先导的邪气是（　　）

A. 热邪　　B. 风邪

C. 寒邪　　D. 暑邪

E. 燥邪

4. 六淫中易侵犯人体上部和肌腠的外邪是（　　）

A. 风邪　　B. 寒邪

C. 湿邪　　D. 燥邪

E. 暑邪

5. 六淫中，易导致疼痛的邪气是（　　）

A. 风邪　　B. 寒邪

C. 暑邪　　D. 湿邪

E. 燥邪

6. 六淫中易阻遏气机，损伤阳气的邪气是（　　）

A. 风邪　　B. 寒邪

C. 暑邪　　D. 湿邪

E. 燥邪

7. 在六淫中，最易伤肺的邪气是（　　）

A. 风邪　　B. 寒邪

C. 暑邪　　D. 湿邪

E. 燥邪

8. 燥邪致病最易损伤人体的（　　）

A. 津液　　B. 气

C. 血　　D. 精

E. 神

9. 在六淫中，易扰心神的邪气是（　　）

A. 风邪　　B. 寒邪

C. 火邪　　D. 湿邪

E. 燥邪

10. 下列哪项属于风性善行的致病特点（　　）

A. 手足震颤

B. 四肢抽搐

C. 四肢游走性疼痛

D. 角弓反张

E. 四肢麻木

11. 下列哪项属于湿邪的性质（　　）

A. 凝滞　　B. 黏滞

C. 涩滞　　D. 瘀滞

E. 动血

12. 可致小便浑浊涩滞不畅等症的邪气是(　　)

A. 风邪　　B. 寒邪

C. 暑邪　　D. 湿邪

E. 燥邪

13. 寒性收引可导致(　　)

A. 阻滞气机　　B. 损伤阳气

C. 耗气伤津　　D. 气机收敛

E. 凝滞经脉

14. 称为“百病之始”的邪气是(　　)

A. 风邪　　B. 寒邪

C. 暑邪　　D. 湿邪

E. 燥邪

15. 常引起筋脉拘挛、屈伸不利、腠理闭塞的邪气是(　　)

A. 风邪　　B. 寒邪

C. 湿邪　　D. 瘀血

E. 暑邪

16. 在六淫中独见于夏季的邪气是(　　)

A. 风邪　　B. 寒邪

C. 暑邪　　D. 湿邪

E. 火邪

17. 只有外感而无内生的邪气是(　　)

A. 寒　　B. 燥　　C. 湿

D. 暑　　E. 火

18. 导致行痹发生的主要邪气是(　　)

A. 寒邪　　B. 湿邪

C. 热邪　　D. 风邪

E. 火邪

19. 导致着痹发生的主要邪气是(　　)

A. 寒邪　　B. 湿邪

C. 热邪　　D. 风邪

E. 火邪

20. 具有升散而又挟湿特性的邪气是(　　)

A. 湿邪　　B. 燥邪

C. 热邪　　D. 暑邪

E. 寒邪

21. 寒邪的致病特点是易致(　　)

A. 气消　　B. 气耗

C. 气泄　　D. 气乱

E. 气收

22. 炎夏之日，症见气短乏力，甚则突然昏倒，不省人事，是由于(　　)

A. 暑热炽盛　　B. 扰及心神

C. 耗气伤津　　D. 暑湿夹杂

E. 热极生风

23. 临床上症见头痛如裂，目赤肿痛，其病机为(　　)

A. 心火上炎　　B. 肝火上炎

C. 胃火炽盛　　D. 肺火炽盛

E. 阴火炽盛

24. 寒邪、湿邪的共同致病特点是(　　)

A. 损伤阳气　　B. 阻遏气机

C. 黏腻重浊　　D. 凝滞收引

E. 病程缠绵

25. 在一定条件下，“五志”和“五气”皆可化(　　)

A. 风　　B. 寒　　C. 湿

D. 火　　E. 燥

26. 下列哪一项是火、燥、暑共同的致病特点(　　)

A. 上炎　　B. 耗气

C. 伤津　　D. 动血

E. 扰神

27. 六淫之中，唯一可直中少阴为病者，应属(　　)

A. 燥邪　　B. 寒邪

C. 暑邪　　D. 火邪

E. 湿邪

28. 不属于疫气性质及致病特点的

是(　　)

A. 传染性强　　B. 特异性强

C. 症状相似　　D. 气候反常

E. 发病急骤

29. 下列哪项不属于疫病发生流行的原因(　　)

A. 社会因素　　B. 气候因素

C. 隔离因素　　D. 环境因素

E. 体质因素

30. 明确提出“三因学说”的医家是(　　)

A. 张仲景　　B. 刘完素

C. 陈无择　　D. 陶弘景

E. 巢元方

(二) A_2 型题

1. 某人素体虚弱，感受寒邪而发病，自诉恶寒，手足冷，腹痛腹泻，便下清稀。

望诊：精神萎靡，嗜卧，舌淡胖嫩。脉诊：脉微细。此为(　　)

A. 寒中阳明　　B. 寒中少阳

C. 寒中厥阴　　D. 寒中少阴

E. 寒中太阴

2. 某小儿突然发病，头面一身悉肿，尿少，舌苔薄白，脉浮。其病因为(　　)

A. 风邪　　B. 寒邪

C. 暑邪　　D. 湿邪

E. 燥邪

3. 某人四肢关节疼痛，痠楚沉重，肌肤不仁，阴雨天加重。其病因主要是(　　)

A. 风邪　　B. 寒邪

C. 暑邪　　D. 湿邪

E. 燥邪

4. 时值秋季，某人干咳少痰，痰黏难于咯出，咳甚胸痛，口鼻干燥。此为(　　)

A. 伤及肺气　　B. 伤及肺阴

C. 伤及肺津　　D. 伤及卫气

E. 伤津耗气

5. 某女月经过多，血色鲜红，舌红，脉数。其病机为(　　)

A. 寒凝血瘀　　B. 热迫血行

C. 瘀血阻滞　　D. 脾不统血

E. 肝不藏血

(三) B_1 型题

A. 寒邪伤于脏腑

B. 寒邪伤于肌表

C. 寒邪伤于筋脉

D. 寒邪入于血分

E. 寒邪伤于关节

1. “伤寒”是指(　　)

2. “中寒”是指(　　)

A. 风邪　　B. 湿邪

C. 火邪　　D. 燥邪

E. 暑邪

3. 六淫中最易导致肿疡的是(　　)

4. 六淫中最易导致出血的是(　　)

A. 开泄　　B. 收引

C. 涩滞　　D. 生风

E. 重浊

5. 燥邪的性质是(　　)

6. 湿邪的性质是(　　)

A. 风邪　　B. 寒邪

C. 湿邪　　D. 燥邪

E. 火邪

7. 导致四肢抽搐的病因是(　　)

8. 导致胸闷苔腻的病因是(　　)

A. 风邪　　B. 寒邪

C. 湿邪　　D. 燥邪

E. 火邪

9. 易于阻气的邪气是(　　)

10. 易于耗气的邪气是(　　)

(四) X 型题

1. 六淫致病若表证不除，其传变途径是(　　)

A. 由表及里　　B. 由腑至脏

C. 由寒转热　　D. 由浅入深
E. 由实致虚

2. 引起疾病的常见原因有(　　)
A. 六淫　　B. 七情
C. 疠气　　D. 药邪
E. 医过

3. 风性主动常表现为(　　)
A. 眩晕　　B. 震颤
C. 四肢抽搐　　D. 角弓反张
E. 狂躁妄动

4. 伤暑的临床表现有(　　)
A. 发热面赤　　B. 心烦不宁
C. 胸闷呕恶　　D. 气短乏力
E. 大便溏泻

5. 寒邪的基本特性是(　　)
A. 收引　　B. 属阴
C. 凝滞　　D. 寒凉
E. 黏滞

6. 下列哪项是“湿性趋下”特点的表现(　　)
A. 带下　　B. 小便浑浊
C. 泄泻　　D. 下痢
E. 崩漏

7. 湿性黏滞，所见症状有(　　)
A. 大便黏腻不爽
B. 舌苔黏腻
C. 带下黏浊
D. 缠绵难愈
E. 反复发作

8. 火邪致病的特点是(　　)
A. 其性炎上　　B. 善行数变
C. 耗气伤津　　D. 阻遏气机
E. 生风动血

9. 易于耗气伤津的邪气有(　　)
A. 风邪　　B. 暑邪
C. 湿邪　　D. 燥邪
E. 火邪

10. 属性为阴的邪气有(　　)
A. 风邪　　B. 暑邪
C. 湿邪　　D. 燥邪
E. 寒邪

二、词语解释

1. 病因
2. 辨证求因
3. 六气
4. 六淫
5. 疠气
6. 风胜则动
7. 寒则气收
8. 湿胜则阳微
9. 壮火食气
10. 阴暑

三、填空题

1. 中医临床探求病因的方法有两种：一是________，二是________。

2. 外感病因从________，或从________等体表部位侵入人体，引起外感病。

3. 风邪以轻扬开泄、________、________、多兼他邪为基本特性。

4. 寒邪以寒凉、________、________为基本特性。

5. 暑邪以炎热、________、________为基本特性。

6. 燥邪以________、________为基本特性。

7. 湿邪以________、________、趋下为基本特性。

8. 火邪以燔灼、________、________为基本特性。

9. 风性善行，故致病有________，________的特点。

10. 寒邪伤于肌表，郁遏卫阳，称为________；寒邪直中于里，伤及脏腑阳气，称为________。

11. 暑月受热，即为________；暑月感寒，即为________。

12. 风邪易于侵袭________位；湿邪易于侵袭________位。

13. 寒邪阻滞气血，多见________；火热之邪动血，可引起________病证。

14. 疫气有别于其他病邪的最显著特征，是具有强烈的________和________。

15. 疫气通过空气和接触传染，多从________、皮肤侵入人体；也可随饮食、蚊叮虫咬、血液或________等途径侵入人体而发病。

四、简答题

1. 中医学的病因包括哪些内容？
2. 中医探求病因的方法是什么？
3. 六淫致病共同的特点是什么？
4. 为什么说“风为百病之长”？
5. 如何理解“风性善行而数变”？
6. 寒邪的致病特点是什么？
7. 为什么寒邪容易导致疼痛？
8. 湿邪的致病特点是什么？
9. 如何理解湿性黏滞？
10. 温燥和凉燥有何区别？
11. 为什么说“燥易伤肺”？
12. 暑邪的性质和致病特点是什么？
13. 火邪的性质和致病特点是什么？
14. 如何理解“壮火食气”？
15. 疠气的发生和流行与哪些因素有关？

五、论述题

1. 简述风邪的性质和致病特点。
2. 简述火邪的性质和致病特点。
3. 以寒邪、湿邪伤及阳气为例，说明“阴胜则阳病”的原理。
4. 试述暑邪、火邪的性质和致病特点的异同。
5. 试述六淫与疠气致病特点的区别。
6. 试述根据不同病位的病证探求外感病因的方法。
7. 试述导致疼痛发生的病因和病机。
8. 试述外湿与内湿的区别和联系。
9. 试述外寒与内寒的区别和联系。
10. 试述疫气的概念、传播途径、致病特点及流行原因。

答案

一、选择题

（一）A_1 型题

1. D　答案分析：六淫，即风、寒、暑、湿、燥、热（火）六种外感病邪的统称。

2. C　答案分析：传染性是疠气最显著的致病特点。

3. B　答案分析：风邪常为外感病致病的先导，寒、湿、燥、热等邪气，多依附于风而侵袭人体。

4. A　答案分析：风性轻扬开泄，易袭阳位，容易侵犯人体上部和肌腠。

5. B　答案分析：寒性凝滞，寒邪侵入人体，阳气受损，经脉气血失于阳气温煦，则凝结阻滞，涩滞不通，不通则痛，故寒邪伤人多见疼痛症状。

6. D　答案分析：湿邪侵及人体，由于其黏腻停滞的特性，最易阻滞气机，导致气机升降失常的病理变化。湿为阴邪，湿胜即阴胜，阴胜则阳病，故湿邪为害，易伤阳气。

7. E　答案分析：燥为秋令主气，与肺相应。肺为娇脏，喜清肃滋润而恶燥。肺开窍于鼻，燥邪伤人，多从口鼻而入，故燥邪最易伤肺。

8. A　答案分析：燥性干涩，侵犯人

体，最易损伤人体的津液。

9. C　答案分析：心在五行中属火，火热之性躁动，与心相应，故火热之邪入于营血，尤易影响心神。

10. C　答案分析："善行"是指风邪具有善动不居、易行而无定处的特征。风邪偏盛所致痹证为"行痹"，其特点是四肢关节游走性疼痛。

11. B　答案分析：湿性黏滞。寒邪凝滞，燥邪涩滞，热（火）邪易动血。凝滞、涩滞、瘀滞等都是干扰答案。

12. D　答案分析：湿性重浊黏滞，故湿邪为患，易于出现排泄物和分泌物秽浊不清，黏腻不爽的症状。

13. D　答案分析：寒性收引，"寒则气收"，故寒邪侵袭人体，可使气机收敛，腠理闭塞。

14. A　答案分析：寒、湿、燥、热等邪气，多是依附于风而侵袭人体致病。风邪常为外邪致病的先导，故又有"风为百病之长"、"风为百病之始"之称。

15. B　答案分析：寒性收缩牵引，具有收引拘急之特性，故常引起筋脉拘挛、屈伸不利、腠理闭塞的症状。

16. C　答案分析：暑为夏季主气，暑邪为夏令的火热之邪。暑邪独见夏令，具有明显的季节性，一般发生在夏至以后，立秋之前。

17. D　答案分析：暑邪纯属外邪，只有外感而无内生，故无"内暑"之说。

18. D　答案分析：风邪偏盛所致痹证为"行痹"，其特点是四肢关节游走性疼痛，体现了风邪善行数变的特性。

19. B　答案分析：湿邪偏盛所致痹证为"着痹"，其特点是四肢关节酸重疼痛，体现了湿性重浊的特点。

20. D　答案分析：暑性升散，易于伤津耗气；暑多挟湿，故暑邪为病，常见暑湿夹杂证候。

21. E　答案分析：《素问·举痛论》说："寒则气收。"

22. C　答案分析：炎热夏季容易感受暑邪，暑邪易于伤津耗气，症见气短乏力，甚则突然昏倒，不省人事。

23. B　答案分析：肝开窍于目，火性炎上，故肝火上炎，而见头痛如裂，目赤肿痛。

24. A　答案分析：寒邪和湿邪都是阴邪，易损伤阳气。

25. D　答案分析："五志"和"五气"皆可化火。

26. C　答案分析：热（火）邪侵犯人体，因其燔灼蒸腾而消灼煎熬阴津；燥性干涩，侵犯人体，最易损伤人体的津液；暑邪侵犯人体多直入气分，使腠理开泄、津液发散于体表，而致大汗出，从而耗伤津液。

27. B　答案分析：心肾阳虚，寒邪可直中少阴，则可见恶寒踡卧，手足厥冷，下利清谷，精神萎靡，脉微细等。

28. D　答案分析：气候反常是疫气的发生和流行因素，而不是疫气的致病特点。

29. E　答案分析：A、B、C、D 都是疫病发生流行的原因，而 E 不是疫病发生流行的原因。

30. C　答案分析：宋代陈无择明确提出"三因学说"。

（二）A_2 型题

1. D　答案分析：本题要求确定病位。寒属阴邪，最易损伤人体阳气，所以首先排除 A 和 B。综合分析病人的主诉和医生的望诊和脉诊所得，病因病机为心肾阳虚，寒邪直中少阴。

2. A　答案分析：本病具有风邪的致病特点：发病急骤，变化无常；病发于上，以头面一身悉肿为主。属于小儿风水病，故其病因为风邪所致。

3. D　答案分析：肢体困重，肌肤不仁，关节疼痛，阴雨天加重，体现了湿邪重浊的致病特点，故其病因为湿邪所致。

4. C　答案分析：本病的临床特点：①有季节性因素：秋季易感燥邪；②有伤肺症状；③口鼻干燥，干咳少痰，痰黏难于咯出等。故本病病因为燥邪，主要伤及肺津。

5. B　答案分析：本患者月经过多，血色鲜红而没有血块，故不是血瘀证，排除A和C。非虚性出血，其血色鲜红，排除D和E。病人表现出一派火热症象，舌脉主热象，体现了火热之邪可加速血行的致病特点。

（三）B_1 型题

1. B　答案分析：外寒致病根据寒邪侵犯部位的深浅有伤寒、中寒之别。寒邪伤于肌表，郁遏卫阳，称为“伤寒”。

2. A　答案分析：寒邪直中于里，伤及脏腑阳气，称为“中寒”。

3. C　答案分析：火热之邪入于血分，可聚于局部，腐蚀血肉，形成阳性疮疡痈肿。

4. C　答案分析：火热之邪侵犯血脉，可扩张血脉，加速血行，甚则灼伤脉络，迫血妄行，引起各种出血的病证。

5. C　答案分析：燥性干燥涩滞。

6. E　答案分析：湿性重浊。

7. A　答案分析：风性主动，风邪致病具有肢体动摇不定的特点，可见四肢抽搐等症状。

8. C　答案分析：湿性黏腻停滞，故湿邪留滞于脏腑经络，最易阻滞气机，导致气机升降失常的病理变化。湿阻胸膈，气机不畅则胸闷。湿性黏腻，故苔腻。

9. C　答案分析：湿邪具有黏腻停滞的特性，其致病最易阻滞气机，导致气机升降失常的病理变化。

10. E　答案分析：壮火食气。火热阳邪过盛，机能亢奋，易于消蚀人体正气；同时，火热之邪迫津外泄，也会导致气随津泄，则更加耗气。

（四）X 型题

1. A、D　答案分析：六淫致病表证不除，其传变途径是由表及里、由浅入深。

2. A、B、C、D、E　答案分析：病因即致病因素，泛指能破坏人体相对平衡状态而导致疾病的原因，包括六淫、疫气、七情内伤、饮食失宜、劳逸过度、痰饮、瘀血、结石、外伤、寄生虫以及先天因素、医过、药邪等。

3. A、B、C、D　答案分析：风邪具有使物体摇动的特性，故其致病临床常见到肢体异常运动，如破伤风之四肢抽搐，角弓反张，直视上吊等。但狂躁妄动多为火热之邪扰及心神所致，非风邪引起。

4. A、B、D　答案分析：暑邪伤人多表现出阳热之象、耗气伤津，如出现壮热，心烦，面赤，烦躁，气短乏力等症状。暑邪挟湿，称为暑湿，方有胸闷呕恶，大便溏泻等症状。

5. A、C、D　答案分析：寒邪的基本特性包括寒凉、凝滞、收引。用排除法：E是湿邪的性质，B是寒邪的阴阳属性。要注意区别六淫的性质和致病特点。

6. A、B、C、D　答案分析：湿邪有趋下之性，致病具有易于伤及人体下部的特点。例如水湿所致小便浑浊，泄泻，下痢，妇女带下等，多由湿邪下注所致。崩漏虽见于下，但并非为湿邪所致。

7. A、B、C　答案分析：湿性黏腻，故湿邪为患，易于出现排泄物和分泌物秽浊不清，黏腻不爽的症状。例如面垢，眵多；大便溏泄黏腻不爽，下痢脓血黏液；小便浑浊涩滞不畅，妇女黄白带下过多。缠绵难愈、反复发作是湿邪的致病特点，而非所见症状。

8. C、E　答案分析：火热之邪的致病特点包括耗气伤津和生风动血。注意区别邪气的性质和致病特点是不同的，不能混淆。

9. B、E　答案分析：暑性升散，暑邪为害，易于导致伤津耗气；火邪燔灼蒸腾而消灼煎熬阴津，又逼迫汗液外泄，从而耗伤人体的津液，同时火热阳邪过盛，机能亢奋，易于消蚀人体正气。此外暑邪和火热之邪迫津外泄，还会导致气随津泄，则更加耗气。

10. C、E　答案分析：寒邪、湿邪属于阴邪。

二、词语解释

1. 病因即致病因素，又称为病原（古作“病源”）、病邪等，泛指能破坏人体相对平衡状态而导致疾病的原因。

2. 辨证求因即以疾病的临床表现为依据，通过对疾病症状和体征的综合分析来推求致病因素，这种方法又叫做“审证求因”。

3. 六气指风、寒、暑、湿、燥、热（火）六种正常的自然界气候。

4. 六淫即风、寒、暑、湿、燥、热（火）六种外感病邪的统称。

5. 疠气泛指具有强烈传染性的外邪。又称为“疫气”、“疫疠之气”、“戾气”、“异气”、“杂气”、“乖戾之气”等。

6. 风胜则动言风善动不居，其性动摇不定，故《素问·阴阳应象大论》说：“风胜则动。”其致病特点为肢体异常运动，如破伤风之四肢抽搐，角弓反张，直视上吊等。

7. 寒则气收即寒性收缩牵引，具有收引拘急之特性。故《素问·举痛论》说：“寒则气收。”寒邪侵袭人体，可使气机收敛，腠理闭塞，经脉收缩而挛急。

8. 湿胜则阳微是因为湿为阴邪，湿胜即阴胜，阴胜则阳病，故湿邪为害，易伤阳气，故有“湿胜则阳微”之说。

9. 壮火即病理之火。火热阳邪过盛，机能亢奋，易于消蚀人体正气；加之火热之邪迫津外泄，气随津泄，使气更加耗伤，故曰“壮火食气”。

10. 暑月感寒，即为阴暑。

三、填空题

1. 详细询问发病经过及有关情况；辨证求因

2. 皮毛肌腠；口鼻

3. 善行数变；动摇不定

4. 凝滞；收引

5. 升散；挟湿

6. 干燥；涩滞

7. 重浊；黏滞

8. 炎上；急迫

9. 病位游移；行无定处

10. 伤寒；中寒

11. 阳暑；阴暑

12. 阳；阴

13. 疼痛；出血

14. 传染性；流行性

15. 口鼻；性传播

四、简答题

1. 答：目前的医学家综合了历代医家对病因分类的认识，将病因分为外感病因、内伤病因、病理产物性病因和其他病因四类。即将六淫、疫气归属于外感病因，七情内伤、饮食失宜、劳逸过度归属于内伤病因，痰饮、瘀血、结石归属于病理产物性病因，外伤、寄生虫以及先天因素、医源因素、药邪因素归属于其他因素。

2. 答：中医临床探求病因的方法主要有两种：一是直接询问发病原因，例如详细询问患者是否感受外邪，有无情志因素和外伤，有无接触传染病源等。这种方法简便易行，但实际应用时常受到较多因素的限制或干扰。二是辨证求因，即以疾病的临床表现为依据，通过对疾病症状和体征的综合分析来推求致病因素，这种方法又叫做“审证求因”。

3. 答：六淫致病的共同特点有：①外感性：六淫之邪多从肌表、口鼻侵犯人体而发病。②季节性：六淫致病多与季节气候变化密切相关。③环境性：六淫致病常与生活、工作的地区和环境有关。④相兼性：六淫既可单独侵袭人体发病，又可两种以上邪气相兼同时侵犯人体而致病。⑤转化性：六淫致病在一定的条件下，其证候的病理性质可发生转化。

4. 答：风邪致病极为广泛，且常挟带其他病邪共同侵犯人体。风邪是外感病因中主要的致病因素，寒、湿、燥、热等邪气，多是依附于风而侵袭人体致病。例如风与寒合为风寒，与热合为风热，与湿合为风湿，与燥合为风燥，与火合为风火等。可见，风邪常为外邪致病的先导，故又有“风为百病之长”、“风为百病之始”之称。

5. 答：“善行”是指风邪具有善动不居、易行而无定处的特征。风邪致病，病位游移、行无定处。如痹证中的“行痹”，四肢关节疼痛，游移不定，属于风邪偏盛的表现。“数变”是指风邪致病具有发病急、变化快的特点。如荨麻疹的皮疹，皮肤瘙痒，发无定处，此起彼伏，反映了风性数变的特点。

6. 答：寒邪的致病特点为：①易伤阳气，表现寒象。②阻滞气血，多见疼痛。③腠理、经脉、筋脉收缩拘急。

7. 答：气血津液的运行，有赖于阳气的温煦推动。寒性凝滞，寒邪侵入人体，阳气受损，经脉气血失于阳气温煦，则凝结阻滞，涩滞不通，不通则痛，故寒邪伤人多见疼痛症状。

8. 答：湿邪的致病特点：①易于损伤阳气。②易于阻遏气机。③易于侵袭阴位，致病具有易于伤及人体下部的特点。④病程缠绵难愈：湿性黏滞，胶着难解，故起病缓慢隐袭，病程较长，反复发作，缠绵难愈。⑤多见头身肢体困重。⑥排泄物和分泌物秽浊不清、黏滞不爽。

9. 答：湿乃水液弥散浸渍的状态，多黏腻不爽，易于停滞留积，故湿性黏滞。湿性黏滞主要从两个方面来理解：一是湿邪为患，易于出现排泄物黏腻不爽的症状。例如湿滞大肠，则大便溏泄黏腻不爽，下痢脓血黏液；湿浊下注，则小便浑浊涩滞不畅。二是指病程较长，缠绵难愈。湿疹、着痹等，亦因其为湿邪所侵而常反复发作，不易痊愈。

10. 答：燥邪为病，有温燥、凉燥之分。初秋有夏热之余气，久晴无雨，秋阳以曝，则燥与热相结合而侵犯人体，故病温燥。深秋近冬之凉气，西风肃杀，则燥与寒相结合而侵犯人体，故病凉燥。

11. 答：燥为秋令主气，与肺相应。肺为娇脏，喜清肃滋润而恶燥。肺主气而司呼吸，开窍于鼻，直接与自然界的大气相通，外合皮毛，燥邪伤人，多从口鼻而入，故燥邪最易伤肺。燥邪犯肺出现干咳少痰，或痰黏难咯，或痰中带血，甚则喘息胸痛等症。

12. 答：暑邪具有炎热、升散、挟湿的基本特性。暑邪的致病特点：①表现阳热之象。②上犯头目，扰及心神。③易于伤津耗气。④多见暑湿夹杂。

13. 答：火邪为阳邪，具有燔灼、炎上、急迫的基本特性。火邪的致病特点：①表现阳热之象。②易于伤津耗气。③主要侵犯人体上部。④易致生风动血。⑤易扰心神。⑥易致阳性疮痈。

14. 答：壮火即病理之火。火热阳邪过

盛，机能亢奋，易于消蚀人体正气；加之火热之邪迫津外泄，气随津泄，使气更加耗伤。

15. 答：导致疫气发生和流行的因素有：①气候反常。②环境污染和饮食不洁。③预防隔离工作不严格。④社会因素影响。

五、论述题

1. 答：风邪以轻扬开泄、善行数变、动摇不定、多兼他邪为基本特性。风性轻扬开泄、善行数变、动摇不定，故为阳邪。风邪具有轻扬、上浮、外越和发散、疏通、透泄的特性，故其性轻扬开泄。又来去迅速、易行而无定处、变幻无常，故风性善行数变。风善动不居，其性动摇不定，故“风胜则动”。六淫之邪中，以风邪最为突出，多与其他邪气相结合，具有相兼性的特点，故称之为多兼他邪。

风邪的致病特点：①易于侵袭阳位：风为阳邪，阳邪易袭阳位，风邪致病常易侵袭人体的头面、咽喉、肌肤、腰背等属于阳的部位。例如，风邪循经上扰头面，则头项强痛、口眼歪斜；风邪犯肺，则鼻塞流涕、咽痒咳嗽。②病位游移不定：风性善行，故致病有病位游移，行无定处的特点。如风疹、荨麻疹发无定处，此起彼伏。③发病急骤，变化无常：风邪致病具有变化无常和发病急骤，症状时隐时现的特点。例如，小儿风水病短时间会发生头面一身悉肿，均反映了风性数变的特点。④肢体异常运动：风性主动，风邪致病具有动摇不定的特点。如因受外伤再感风邪，出现的四肢抽搐、角弓反张、直视上吊等症状的“破伤风”等。⑤常为外邪致病的先导：六淫之中，风邪居于首位，它致病极为广泛，而且风邪常为外邪致病的先导，寒、湿、燥、热等邪气，多依附于风而侵袭人体。例如，风与寒合为风寒，与热合为风热，与湿合为风湿，与暑合为暑风，与燥合为风燥，与火合为风火等，故又有“风为百病之长”、“风为百病之始”之称。

2. 答：热（火）邪具有燔灼、炎上、急迫的基本特性。热（火）邪之性炎热燔灼，温度升高，蒸腾向上，其动也来势紧急，其变则迅速猛烈，故热（火）邪为阳邪。

热（火）邪的致病特点：①表现阳热之象：热（火）为阳邪，其性燔灼，故火热之邪侵犯人体表现为一派阳热之象，可见壮热，面赤，烦躁，舌红，脉洪数等症状。②易于伤津耗气：热（火）邪侵犯人体，因其燔灼蒸腾而消灼煎熬阴津，又逼迫汗液外泄，从而耗伤人体的津液，故火（热）邪致病临床表现除热象显著外，往往伴有大汗出，口渴喜饮，咽干舌燥，小便短赤，大便秘结等津液不足的症状。火热阳邪过盛，机能亢奋，易于消蚀人体正气，故有“壮火食气”之说；同时，火热之邪迫津外泄，也会导致气随津泄，则更加耗气，因此临床上还可见倦怠乏力、少气懒言等气虚的症状。③主要侵犯人体上部：热（火）邪具有上炎的特点，其致病主要表现在人体上部。例如，风热上扰可见头痛，耳鸣，咽喉红肿疼痛；阳明火盛可见牙痛，齿龈红肿等症状。④易致生风动血：火热之邪侵犯人体，易于引起肝风内动和血液妄行的病证。火热之邪伤人，可燔灼肝经，劫耗阴液，使筋脉失养，运动失常，而致肝风内动，称为“热极生风”。临床表现为高热、四肢抽搐、两目上视，角弓反张等。血得寒则凝，得温则行。火热之邪侵犯血脉，可扩张血脉，加速血行，甚则灼伤脉络，迫血妄行，引起各种出血的病证。如吐血、衄血、便血、尿血、皮肤发斑、妇女月经过多、崩漏等。⑤易扰心神：心在五行中属火，火热之性躁动，与心相应，故火热之邪入于营血，尤易影响心神，轻者心神不宁而心烦失眠，重者可扰乱心神，出现狂躁不安，神昏谵语等症。⑥易致阳性疮痈：火热之邪入于血分，可聚于局部，腐蚀血肉，形成阳性疮疡痈肿。故曰：“痈疽原是火毒生”。可见，火热之邪是引起阳性疮疡的主要病因，其临床表现以疮疡局部红肿热痛为主要特征。

3. 答：①寒属阴邪，故寒邪偏盛则阴邪偏盛，“阴盛则阳病”，阴寒偏盛，最易损伤人体阳气。感受寒邪，阳气受损，失于温煦，故全身或局部可出现明显的寒象。寒邪侵袭肌表，郁遏卫阳，则恶寒；寒邪直中于里，损伤脾阳，则运化升降失常，以致脘腹冷痛，吐泻清稀；若心肾阳虚，寒邪直中少阴，则可见恶寒踡卧，手足厥冷，下利清谷，精神萎靡，脉微细等。②湿为阴邪，湿胜即阴胜，阴胜则阳病，故湿邪为害，易伤阳气，而有“湿胜则阳微”之说。湿邪侵袭人体，常先困脾，使脾阳不振，运化无权，水湿停聚，发为泄泻，水肿，小便短少等症。③“阴盛则阳病”即阴邪偏盛，损伤阳气，而致阳气绝对或相对不足。寒、湿均为阴邪，易伤阳气。人体阳气不仅不足以祛除寒、湿之邪，反而被阴邪所伤，造成阴盛阳虚，故称“阴盛则阳病”，这是阴阳消长原理在病因病机理论中的体现。

4. 答：暑邪、火邪的相同点：①皆为外感病邪，具有季节性以及其他六淫致病的共同特点。②皆为阳邪，都具有炎热、升散的基本特性。③皆有以下致病特点：a. 表现出一系列阳热征象。b. 上犯头目，扰及心神。c. 易于伤津耗气。

暑邪、火邪的不同点：①暑为夏季主气，暑邪为夏令的火热之邪。暑邪独见夏令，具有明显的季节性。火热之邪常见于夏季，但四时皆可发生。②暑邪纯属外邪，只有外感，而无内生。热多属外感，而火邪常自内生，多由脏腑阴阳气血失调所致，如心火上炎、肝火炽盛之类病变。③暑邪有挟湿的基本特性，致病多见暑湿夹杂证。火邪还具有以下致病特点：a. 易致生风动血。b. 易致阳性疮痈。

5. 答：六淫致病的共同特点包括：①外感性：六淫之邪来源于自然界，多从肌表、口鼻侵犯人体而发病，故六淫致病多为外感病。②季节性：六淫致病多与季节气候变化密切相关。③环境性：六淫致病常与生活、工作的地区和环境有关。④相兼性：六淫既可单独侵袭人体发病，又可两种以上邪气相兼同时侵犯人体而致病。⑤转化性：六淫致病在一定的条件下，其证候的病理性质可发生转化。

疫疠之气的致病特点：①传染性强，易于流行：疫气具有强烈的传染性和流行性，这是疫疠之气有别于其他病邪的最显著特征。②特异性强，症状相似：疫气具有很强的特异性，体现在致病因素的特异性，一种疫气只能导致一种疫病发生，所谓“一气一病”；疫气对机体作用部位具有一种特异的亲和力，即具有特异性定位的特点；因此，每一种疫气所致之疫病，均有较为相似的临床特征和传变规律。③发病急骤，病情危笃：疫气多属热毒之邪，其性疾速迅猛，故其致病具有发病急骤，来势凶猛，变化多端，病情险恶的特点，发病过程中常出现热盛、伤津、扰神、动血、生风等临床表现。某些疫病预后不良，死亡率高，甚至“缓者朝发夕死，重者顷刻而亡”。

故两者的主要区别在于：①疫疠之气有别于六淫，是一类具有强烈传染性的外邪，所以既可散在发生，又可造成大面积流行。②疫疠之气致病其发病比六淫更为急骤，且来势凶猛，病情危笃。③一种疫疠之气致病，可造成一种疾病，症状相似，与六淫不同。④疫疠之气和六淫致病皆与气候反常有关，但疫疠之气的发生和流行又与环境污染和饮食不洁、预防工作不好、社会因素等有密切的关系。

6. 答：①按人体属阴、属阳的病位来区分病因：风为阳邪，其性轻扬开泄，易于侵袭阳位，例如病位在上，出现头痛，咽痒，面目浮肿；病位在表，腠理开张发泄，出现发热，汗出，恶风等症状。湿性类水，水性就下，质重下沉，故湿邪有下行趋低之势，易于侵袭阴位，致病具有易于伤及人体下部的特点。例如，水湿所致浮肿以下肢水肿较为多见，小便浑浊，泄泻，下痢，妇女带下等，多由湿邪下注所致。故有"伤于风者，上先受之"、"伤于湿者，下先受之"之说。②以太阴、少阴病位来区分病因：脾属太阴，寒、湿俱为阴邪，皆可损伤脾阳。寒伤脾阳，则运化升降失常，以致脘腹冷痛，吐泻清稀；湿困脾阳，导致运化无权，水湿停聚，发为泄泻，水肿，小便短少等症。寒邪与湿邪又有不同：寒邪侵袭肌表，郁遏卫阳，导致伤寒；若心肾阳虚，寒邪可直中少阴，则可见恶寒踡卧，手足厥冷，下利清谷，精神萎靡、脉微细等。③燥邪最易伤肺：燥为秋令主气，与肺相应。肺为娇脏，喜清肃滋润而恶燥。肺主气而司呼吸，开窍于鼻，直接与自然界大气相通，又外合皮毛，而燥邪伤人，多从口鼻而入，故燥邪最易伤肺。燥邪犯肺，使肺津受损，清肃失职，从而出现干咳少痰，或痰黏难咯，或痰中带血，甚则喘息胸痛等。④暑邪、火热之邪皆可上犯头目，扰及心神。伤于暑邪，上犯头目，则头昏目眩；暑热之邪，扰动心神，可引起心烦闷乱而不宁。火热之邪入于营血，影响心神，轻者心神不宁而心烦失眠，重者可扰乱心神，出现狂躁不安，神昏谵语等症。

7. 答：六淫中的寒邪、病理产物性致病因素中的瘀血、结石和其他病因中的外伤都可以导致疼痛。①寒邪侵入人体，阳气受损，经脉气血失于阳气温煦，则凝结阻滞，涩滞不通，不通则痛，故寒邪伤人阻滞气血多见疼痛症状。感受寒邪所致疼痛的特点，多为局部冷痛，得温则减，遇寒加重。②瘀血阻于经脉之中，可致血运不畅，或血行停蓄，血液不能正常运行，受阻部位得不到血液的濡养，局部可出现疼痛。瘀血所致疼痛的特点为：多为刺痛，痛处固定，拒按，夜间加重。③结石停留体内，气血运行受阻，不通则通。结石引起的疼痛，性质一般为局部胀痛、钝痛、痠痛、隐痛，甚则导致通道梗阻、结石嵌顿，出现剧烈的绞痛，绞痛时疼痛难忍，常伴有冷汗淋漓，恶心呕吐；部位常固定不移，或放射至邻近部位，亦可随结石的移动而有所变化；以阵发性、间歇性为多，发作时剧痛难忍，而缓解时一如常人。④其他：外伤中的各种因素，如跌打损伤、持重努伤、枪弹伤、利器损伤、意外事故，以及化学伤、电击伤、烧烫伤、冻伤、虫兽咬伤等，皆可导致疼痛。寄生虫病的血吸虫病可致肝区疼痛，蛔虫病可致右胁下剧烈疼痛等。

8. 答：①区别：主要为病因、病机的不同。外湿指病因而言，多由气候潮湿，居处潮湿，以水为事，或涉水淋雨等外界湿邪所致；内湿指病机而言，由脾失健运，津液代谢障碍，水湿停聚所形成的病理变化。②联系：外湿入侵每易伤脾，湿邪困脾伤阳，则易脾失健运，滋生内湿；脾虚运化无力，内湿素盛者，又每易招致外湿入侵而致病。

9. 答：①区别：外寒指病因而言，寒邪外袭，多见于冬季，但也可见于其他季节；贪凉露宿，饮食过于寒凉，空调致冷等，均为感受外寒的途径。内寒指病机而言，是机体阳气不足，温煦气化功能减退，阳不制阴，虚寒内生的病理变化，其形成多与脾、肾的阳气虚衰有关。主要区别为病因与病理变化的不同：外寒是损伤人体阳气的致病因素，内寒则是因机体阳气虚损而表现出寒象的病理变化。外寒是以寒为主，属实寒；内寒是以虚为主，属虚寒。②联系：外寒不解，必然会损伤阳气，病变发展可导致阳虚内寒；而阳虚之体，抗邪无力，又易感外寒而致病。

10. 答：疫气，泛指具有强烈传染性的外邪。在中医文献中，疫气又称为“疠气”、“疫疠之气”、“戾气”、“异气”、“杂气”、“乖戾之气”等。

疫气的传播途径：疫气通过空气和接触传染，多从口鼻侵入人体，或随饮食入里，或蚊叮虫咬，或通过血液途径，或由性传播而致病。

疫气的性质及致病特点：①传染性强，易于流行：疫气具有强烈的传染性和流行性，这是疫气有别于其他病邪的最显著特征。处在疫气流行的地区的人群，无论男女老少，体质强弱，只要接触疫气的，都可能发生疫病。②特异性强，症状相似：一种疫气只能导致一种疫病发生，所谓“一气一病”；疫气对机体作用部位具有一种特异的亲和力，即具有特异性定位的特点；因此，每一种疫气所致之疫病，均有较为相似的临床特征和传变规律。③发病急骤，病情危笃：疫气多属热毒之邪，其性疾速迅猛，故其致病具有发病急骤，来势凶猛，变化多端，病情险恶的特点，发病过程中常出现热盛、伤津、扰神、动血、生风等临床表现。

疫气发生和疫病流行的原因：①气候反常。②环境污染和饮食不洁。③预防隔离工作不严格。④社会因素。

第二节　内伤病因

习题

一、选择题

(一) A_1 型题

1. 惊则易于导致(　　)
   A. 气上　　B. 气乱
   C. 气结　　D. 气消
   E. 气下
2. 过怒主要影响(　　)
   A. 肺的呼吸功能
   B. 肝的疏泄功能
   C. 肝的藏血功能
   D. 肾的纳气功能
   E. 脾的运化功能
3. 七情太过，首先伤及(　　)
   A. 肝气　　B. 脾阳
   C. 肾精　　D. 心神
   E. 肺气
4. 过度悲哀，则易损伤(　　)
   A. 肝气　　B. 心气
   C. 肾气　　D. 脾气
   E. 肺气
5. 思虑过度，易导致(　　)
   A. 肝失疏泄　　B. 心气紊乱
   C. 肾气虚弱　　D. 脾气郁结
   E. 肺失宣肃
6. 过食肥甘厚味，易于(　　)
   A. 阻滞气机　　B. 损伤胃肠
   C. 化热生痰　　D. 营养失调
   E. 寒湿内生
7. 过饱主要损伤(　　)
   A. 心肾　　B. 肝肾
   C. 脾胃　　D. 心脾
   E. 心肺
8. 味过于咸则易致(　　)
   A. 肝盛而乘脾　　B. 肾盛而乘心

C. 脾盛而乘肾　D. 心盛而乘肺

E. 肺盛而乘肝

9. 劳力过度主要伤及(　　)

A. 精　B. 气　C. 血

D. 津液　E. 神

10. 劳神过度主要伤及(　　)

A. 肝脾　B. 肺脾

C. 脾肾　D. 心脾

E. 心肾

11. 过劳则易致(　　)

A. 气上　B. 气乱

C. 气结　D. 气耗

E. 气下

12. 长期形体少动，先是导致(　　)

A. 气血运行不畅

B. 脏腑功能减退

C. 脾胃运化呆滞

D. 心肺之气不足

E. 形体消瘦痿废

(二) A_2 型题

1. 某人有七情内伤病因，症状表现脘腹痞塞，腹胀便溏，心悸怔忡，失眠多梦，应考虑为(　　)

A. 怒则气上　B. 喜则气缓

C. 悲则气消　D. 思则气结

E. 恐则气下

2. 某人脘腹胀满，嗳腐吞酸，呕吐泄泻，应考虑为(　　)

A. 饮食停滞　B. 饮酒过度

C. 饮食偏嗜　D. 食物中毒

E. 饮食不洁

(三) B_1 型题

A. 气　B. 血　C. 肉

D. 骨　E. 筋

1. 久行伤(　　)

2. 久立伤(　　)

A. 肝　B. 心　C. 脾

D. 肺　E. 肾

3. 恐伤(　　)

4. 忧伤(　　)

(四) X 型题

1. 情志所伤的病证，多见于(　　)

A. 心　B. 肝　C. 肺

D. 脾　E. 肾

2. 七情内伤的形成因素有(　　)

A. 社会因素　B. 疾病因素

C. 环境因素　D. 体质因素

E. 气候因素

3. 饮食失宜包括(　　)

A. 饥饱无常　B. 饮食无时

C. 五味偏嗜　D. 饮酒过度

E. 食物中毒

4. 情志内伤的症状表现有(　　)

A. 头胀头痛　B. 失神狂乱

C. 恶寒无汗　D. 二便失禁

E. 呼吸不畅

二、词语解释

1. 七情内伤

2. 饮食失宜

3. 食复

4. 过劳

三、填空题

1. 内伤病因包括________、饮食失宜、________等。

2. 饮食不洁会导致________、________、食物中毒等。

3. 过劳包括劳力过度、________和________。

4. 过逸指因病或生活过于安闲，很少参加________和________。

5. 七情内伤的致病特点包括________、________和情志波动，影响病情。

6. 喜则气________，悲则气________。

四、简答题

1. 如何理解“七情皆从心而发”？

2. 七情内伤是怎样影响脏腑气机的？

3. 七情内伤的致病特点是什么？

4. 饮食失宜的病因有哪些？

5. 偏嗜饮酒会有哪些损害？

6. 劳逸与健康的关系如何？

五、论述题

1. 试述七情与脏腑气血的关系以及七情内伤的致病特点。

2. 试述七情内伤的概念及其形成因素。

3. 试述饥饱失常的病理表现。

4. 试述过劳致病的机理。

答案

一、选择题

（一）A_1 型题

1. B　答案分析：惊则气乱。

2. B　答案分析：怒伤肝，导致肝的疏泄功能失常。

3. D　答案分析：心主神明。七情致病，皆可损伤心神。

4. E　答案分析：悲伤肺，悲则气消，损伤肺气。

5. D　答案分析：思伤脾，思则气结，导致脾气郁结。

6. C　答案分析：过食肥甘厚味，“肥则令人内热，甘则令人中满”，易于导致化热生痰。

7. C　答案分析：饮食过饱，主要损伤脾胃。

8. B　答案分析：五味太过，则损伤五脏。味过于咸，导致肾盛而乘心。

9. B　答案分析：劳力过度主要伤气。

10. D　答案分析：劳神过度，主要损伤心脾，暗耗心血，损伤脾气。

11. D　答案分析：劳力过度主要伤气，如《素问·举痛论》说：“劳则气耗。”

12. A　答案分析：长期形体少动，始则气血运行不畅，继则脏腑功能减退，脾胃呆滞，心肺气虚等，并可导致其他疾病。

（二）A_2 型题

1. D　答案分析：情志致病因素是思虑过度，伤及心脾。思则气结，脾气郁结，失于健运，则脘腹痞塞，腹胀便溏；暗耗心血，心神失养，则心悸怔忡，失眠多梦。

2. A　答案分析：食量过多，饮食停滞，则损伤脾胃，导致腐熟运化功能障碍，则出现脘腹胀满，嗳腐吞酸，呕吐泄泻等症状。

（三）B_1 型题

1. E　答案分析：站立、行走等时间过长，亦可损伤筋骨肌肉而成疾患，此即“久立伤骨”、“久行伤筋”。

2. D　答案分析：久立伤骨。

3. E　答案分析：恐伤肾。

4. D　答案分析：忧伤肺。

（四）X 型题

1. A、B、D　答案分析：七情太过可影响相应脏腑。情志所伤病证，以心、肝、脾三脏为多见。

2. A、B、C、D　答案分析：七情内伤的形成有社会、疾病、体质、环境等因素。

3. A、B、C、D、E　答案分析：饥饱无常、饮食无时、五味偏嗜、饮酒过度、食物中毒各项都属于饮食失宜。

4. A、B、D、E　答案分析：情志内伤的症状表现：怒则气上，肝气上逆，可见头痛头胀；喜则气缓，心气涣散，可见失神狂乱；悲则气消，肺气耗伤，可见呼吸不畅；恐则气下，肾气不固，可见二便失禁。而恶寒无汗是外感病的症状。

二、词语解释

1. 七情内伤是由于突然、剧烈或长期持久的情志刺激，超过人体的生理调节范围，引起喜、怒、忧、思、悲、恐、惊七情的异常变化，使气机紊乱，脏腑损伤，阴阳失调而导致疾病的发生。

2. 饮食失宜即不合理的膳食，包括饮食不节、饮食不洁、饮食偏嗜等。

3. 在疾病过程中，饮食不节还可能使病情复发或迁延，称之为“食复”。

4. 过劳，指过度劳累，又称劳伤、劳倦，包括劳力过度、劳神过度和房劳过度三个方面。

三、填空题

1. 七情内伤；劳逸过度
2. 胃肠道疾病；寄生虫病
3. 劳神过度；房劳过度
4. 劳动；运动锻炼
5. 直接伤及内脏；影响脏腑气机
6. 缓；消

四、简答题

1. 答：①心脏是生命活动的主宰，包括主宰人的情志活动。②人的七情都是外界刺激通过人的感官内传于心，由心所作出的反映，所以说七情皆由心而发。③七情内伤可直接伤及相关内脏，但皆与损伤心神有关。

2. 答：七情内伤，可使脏腑气机紊乱，血行失常，阴阳失调。不同的情志变化，其气机失调的表现也不尽相同。怒则气上，喜则气缓，悲则气消，思则气结，恐则气下，惊则气乱。

怒则气上：暴怒伤肝，肝气上逆，并可致气迫血升，甚则气厥。

喜则气缓：暴喜伤心，心气涣散，神不守舍。

悲则气消：悲哀太过，耗伤肺气。

思则气结：思虑太过，气结于中，脾气郁结，中焦气滞，水谷不化。

恐则气下：过于恐惧，则肾气不固，气陷于下。

惊则气乱：突然受惊，心气紊乱，气血失调。

3. 答：七情内伤的致病特点：①直接伤及脏腑：七情过激可影响脏腑之活动而产生病理变化。不同的情志刺激可伤及不同的脏腑，即喜伤心，怒伤肝，思伤脾，忧、悲伤肺，惊、恐伤肾。其中以心、肝、脾三脏失调为多见。②影响脏腑气机：怒则气上，喜则气缓，悲则气消，思则气结，恐则气下，惊则气乱。③情志波动，可致病情改变：异常情志波动，可使病情加重或迅速恶化。

4. 答：饮食失宜即不合理的膳食，包括饮食不节、饮食不洁、饮食偏嗜等。①饮食不节：是指饮食质量或时间没有节制，没有规律，如饥饱失常，或不能按时饮食等致病因素。包括 a. 饥饱失常：食量过少、过多均可导致疾病。b. 饮食无时。②饮食不洁：是指饮食不清洁卫生，或进食腐败变质有毒食物，或误食毒物等致病因素。③饮食偏嗜：是饮食偏于个人嗜好，膳食结构失宜，如饮食过寒过热，或五味有所偏颇，或过度饮酒，导致阴阳失调，或某些营养缺乏的致病因素。

5. 答：饮酒适量，可宣通血脉，舒筋活络；但偏嗜饮酒，长期、过量饮酒，可损伤肝脾，导致疾病。酒性既热且湿，偏嗜饮酒，易于内生湿热，临床可见脘腹胀满，胃纳减退，口苦口腻，舌苔厚腻等症状，甚至引起酒精中毒，危及生命。

6. 答：正常的劳动和体育锻炼，有助于气血流通，增强体质。必要的休息，可以消除疲劳，恢复体力和脑力，对健康有益，不会使人致病。劳逸过度，包括过度劳累和过度安逸两个方面。比较长时间的过度劳累，或体力劳动，或脑力劳动或房劳过度；过度安逸，完全不劳动不运动，可损害健康，成为致病因素而使人发病。

五、论述题

1. 答：七情与脏腑气血的关系：七情属于中医学“神”的范畴。神总属于心、脑而分属五脏。心藏神，即主宰五脏六腑的生命活动，主宰精神意识、思维活动。“脑为元神之府”，脑是管理精神活动的内脏。因此，喜、怒、忧、思、悲、恐、惊七情变化正常与否，皆与心、脑的功能状态密切相关。五脏藏神，即心藏神，肝藏魂，肺藏魄，脾藏意，肾藏志。精神情志活动以脏腑所化生和贮藏的精气血为物质基础。脏腑的精气血充盈，生理功能正常，则人体对外界客观事物的刺激才能做出各种不同的反应，例如，喜、怒、忧、思、悲、恐、惊的正常情志变化。正常的精神情志活动，是脏腑生理功能正常，精气血充盈的外在表现。脏腑、气血等生理活动异常，也可表现为不同的情志异常反应。

七情内伤的致病特点主要为：①直接伤及脏腑：七情过激可影响脏腑之活动而产生病理变化。不同的情志刺激可伤及不同的脏腑，即喜伤心，怒伤肝，思伤脾，忧、悲伤肺，惊、恐伤肾。其中，以心、肝、脾三脏失调为多见。②影响脏腑气机：怒则气上：暴怒伤肝，肝气上逆，并可致气迫血升，甚则气厥。喜则气缓：暴喜伤心，心气涣散，神不守舍。悲则气消：悲哀太过，耗伤肺气。思则气结：思虑太过，气结于中，脾气郁结，中焦气滞，水谷不化。恐则气下：过于恐惧，则肾气不固，气陷于下。惊则气乱：突然受惊，心气紊乱，气血失调。③情志波动，可致病情改变：异常情志波动，可使病情加重或迅速恶化。

2. 答：七情内伤是喜、怒、忧、思、悲、恐、惊七情的异常变化，由于突然、强烈或长期持久的情志刺激，超过了人体的生理活动范围，使气机紊乱，脏腑损伤，阴阳失调，而导致疾病的发生。由于七情直接影响有关脏腑而发病，病由内生，因而又称之为“内伤七情”。

形成因素：①社会因素：社会因素常常直接或间接地影响人体的心身健康。社会政治、经济、文化等变动，例如，战争，社会角色、地位变化，人际关系不和谐，工作不顺利，婚姻、家庭破裂，生活遭遇等，都是导致七情内伤的常见因素。②疾病因素：急性发病，或长期患病，导致脏腑功能失常，阴阳失调，精气血津液不足，则精神情志活动就会受到不同程度的影响，形成情志内伤。不良的情志刺激可影响脏腑、气血的正常生理活动；脏腑、气血等生理活动异常，也可表现为不同的情志异常反应。不能正确对待疾病，也可表现为情绪低沉、忧郁寡欢、悲观失望等。③体质因素：人体情志活动由于禀赋因素、后天修养、正气盛衰等有所区别，心理适应能力范围差异很大，因此对不同强度的情志刺激就会出现不同程度的反应。精神豁达，思想开朗，风格高尚，正气充沛的人，情志活动较少有大起大落。年龄的差异与七情内伤亦有一定关系。例如，青少年、老年阶段是人体结构、机能、代谢变化较大的时期，情志变化相对较大。此外，环境因素，如噪音、空气、水源污染等，亦可影响情志活动而导致疾病发生。

3. 答：饥饱失常，即指饮食明显低于或超过本人平时的饮食量。前者称为过饥，后者称为过饱。食量过少、过多均可导致疾病。①食量过少，则人体处于饥饿状态。由于长期摄入不足，导致营养不良，气血衰少。人体正气虚弱，功能减退，抗病能力低下，形体消瘦，易于出现其他病证。②食量过多，饮食停滞，则损伤脾胃，导致消化吸收功能障碍，出现脘腹胀满，嗳腐吞酸，呕吐泄泻等症状。故有“饮食自倍，肠胃乃伤”之说。经常饮食过饱，饮食停滞胃肠，不仅可致消化不良，亦可影响气血运行，经脉郁滞，出现下痢、便血、痔疮等。若过食肥甘厚味，“肥则令人内热，甘则令人中满”，易于导致化热生痰，甚至引起消渴，出现痈疽疮毒等病症。③小儿多为饥饱失常所伤。饮食过少，营养缺乏，可影响正常的生长发育；饮食过量，乳食无度，食滞日久，可郁而化热；若伤于过食肥甘生冷，又可聚湿生痰；婴幼儿内伤乳食不节，影响脾胃功能，乳食停聚不化，经久不愈，日渐羸弱，则成“疳积”，出现手足心热，心烦易哭，脘腹胀满，面黄肌瘦等症状。

4. 答：过劳，指过度劳累，又称劳伤、劳倦，包括劳力过度、劳神过度和房劳过度三个方面。①劳力过度：劳力过度指体力劳动负担过重的致病因素。多因长时间的持续劳作，使身体始终处于疲劳状态，以致积劳成疾；或承受力不能及的持重、受压及超大强度的运动等，都可作为病因，导致疾病发生。劳力过度主要伤气，如《素问·举痛论》说：“劳则气耗。”劳力过度则喘息、汗出，导致气从内出，从外而越，因而损耗人体的精气。形体劳倦日久，亦可损伤脏腑，以脾病为多见，甚至导致虚劳病。常见症状如形体消瘦，精神疲惫，四肢倦怠，声低息微等。此外，站立、行走、端坐等时间过长，亦可损伤筋骨肌肉而成疾患。此即所谓“久立伤骨，久行伤筋，久坐伤肉。”②劳神过度：劳神过度指脑力劳动负担过重的致病因素。劳神过度，主要损伤心脾。暗耗心血，损伤脾气则出现心悸，健忘，失眠，多梦及倦怠，纳呆，腹胀，便溏等症。亦可影响肝疏泄气机的功能，可见头昏目眩，急躁易怒等症状。③房劳过度：房劳过度指性生活过于频繁，失于节制的致病因素。正常的性生活，一般不会损伤身体。房事过度，耗伤肾中精气，可致腰膝痠软，眩晕耳鸣，精神萎靡，性功能减退等肾虚症状，男子可见遗精滑泄，甚则阳痿。

第三节　病理产物性致病因素

习题

一、选择题

(一) A_1 型题

1. 与痰饮形成关系较小的内脏是(　　)

　A. 脾　B. 心　C. 肺
　D. 肾　E. 膀胱

2. 痰与饮的主要区别是(　　)

　A. 热者为痰，寒者为饮
　B. 得阳气煎熬而成者为痰，受阴气凝聚而成者为饮
　C. 黏稠者为痰，清稀者为饮
　D. 色黄者为痰，色白者为饮
　E. 痰量多者为痰，少者为饮

3. 神昏、痴呆、癫证是由于(　　)

　A. 痰浊上蒙清窍
　B. 痰迷心窍
　C. 痰火扰心
　D. 饮逆于上
　E. 痰浊内动

4. 下列哪一项属于痰饮的致病特

点(　　)

A. 症状复杂，变幻多端

B. 生风动血，易致疮痈

C. 善动数变，百病之长

D. 耗气伤津，易扰心神

E. 气血凝滞，筋脉挛急

5. 具有随气流行，机体内外无处不至特征的致病因素为(　　)

A. 痰饮　　B. 瘀血

C. 结石　　D. 疠气

E. 风邪

6. 下列哪项是饮邪为害(　　)

A. 癫狂　　B. 眩晕

C. 流注　　D. 水肿

E. 瘰疬

7. 梅核气为痰气结于(　　)

A. 心　　B. 咽喉

C. 肠胃　　D. 肺

E. 皮肤

8. 瘀血引起的出血特点是(　　)

A. 血色鲜红　　B. 伴有血块

C. 色淡质清稀　　D. 出血量多

E. 出血量少

9. 下列哪项是瘀血致病的特征(　　)

A. 腹痛，泻后痛减

B. 形成肿胀，时聚时减

C. 胁痛且胀，随情绪波动而增减

D. 胸闷咳嗽，不能平卧

E. 疼痛如针刺，位置不移

10. 下列哪项不是瘀血的别名(　　)

A. 恶血　　B. 败血

C. 蓄血　　D. 衃血

E. 离经之血

11. 下列哪一项不是瘀血的病因(　　)

A. 气虚　　B. 气滞

C. 血寒　　D. 外伤

E. 过劳

12. 下列哪项不是结石的多发部位(　　)

A. 大肠　　B. 胃

C. 胆　　D. 膀胱

E. 肾

13. 下列哪项不属于结石的致病特点(　　)

A. 多发于六腑

B. 阻滞气机，损伤脉络

C. 在体内形成癥块

D. 病程较长，症状不固定

E. 可发生绞痛

14. 下列哪项不是瘀血致病的症状特征(　　)

A. 刺痛　　B. 胀痛

C. 痛处不移　　D. 压痛

E. 疼痛夜间加重

15. 下列哪项不属于水湿痰饮、瘀血、结石的共同致病特点(　　)

A. 与气滞有关　　B. 致病广泛

C. 病程较长　　D. 导致疼痛

E. 为有形之病理产物

16. 少腹疼痛，痛经闭经，经血紫色成块，或见崩漏，为瘀血阻于(　　)

A. 肝　　B. 三焦

C. 胃肠　　D. 冲任

E. 胞宫

17. 空腹进食大量未成熟的柿子或黑枣，易形成(　　)

A. 肝结石　　B. 肾结石

C. 胃石　　D. 膀胱结石

E. 胆结石

18. 下列哪项不是结石形成的原因(　　)

A. 嗜食辛辣　　B. 嗜酒过度

C. 恣食生冷　　D. 服药不当

E. 生活习惯

(二) A_2 型题

1. 某人经常情志抑郁，且嗜酒，时有

右胁隐痛，脘腹胀闷，食欲不振。应考虑为(　　)

A. 肝胆结石　　B. 肾结石

C. 胃石　　D. 膀胱结石

E. 其他结石

2. 某人患癫痫，发作时喉中有声，口角流涎，舌苔白腻，脉象弦滑。应考虑病因为(　　)

A. 情志因素　　B. 痰浊因素

C. 饮食因素　　D. 瘀血因素

E. 过劳因素

3. 某人胸部憋闷疼痛，牵引左臂内侧，气短，舌有瘀斑，脉结代。此为瘀血阻于(　　)

A. 肺　B. 心　C. 肝

D. 心包　E. 上焦

（三）B_1 型题

A. 喘咳咯痰　　B. 胸闷心悸

C. 恶心呕吐　　D. 瘰疬痰核

E. 眩晕昏冒

1. 痰浊上扰可见(　　)

2. 痰阻经络可见(　　)

A. 面颈胸臂血痣朱纹

B. 痛经崩漏

C. 心痛心悸

D. 胁痛痞块

E. 大便色黑如漆

3. 瘀阻脉络可见(　　)

4. 瘀阻胞宫可见(　　)

A. 溢饮　　B. 支饮

C. 悬饮　　D. 痰饮

E. 留饮

5. 饮在肠间，则肠鸣沥沥有声者称为(　　)

6. 水饮停留胸膈，则胸闷、咳喘而不能卧者称为(　　)

（四）X 型题

1. 形成痰饮的原因有(　　)

A. 外感六淫　　B. 内伤七情

C. 疫疠之气　　D. 瘀血停滞

E. 劳逸过度

2. 痰饮致病特点有(　　)

A. 症状复杂　　B. 病势缠绵

C. 变化多端　　D. 损伤内脏

E. 易扰心神

3. 瘀血是指(　　)

A. 溢出于体外的血液

B. 积于体内的离经之血

C. 阻滞于血脉中的血液

D. 脏腑内运行不畅的血液

E. 贮藏于肝内的血液

4. 除瘀血临床表现特点外，以下哪项有助于瘀血的诊断(　　)

A. 外伤史　　B. 出血史

C. 分娩史　　D. 过度劳累史

E. 病程较久

5. 结石停留于脏腑多影响(　　)

A. 气血运行　　B. 水谷运化

C. 水液代谢　　D. 精血互化

E. 神志活动

6. 结石的形成原因有(　　)

A. 饮食失宜　　B. 情志内伤

C. 寄生虫感染　D. 服药不当

E. 生活习惯

二、词语解释

1. 痰饮
2. 瘀血
3. 结石
4. 无形之痰
5. 怪病多痰
6. 久病在血

三、填空题

1. 病理产物形成的病因包括瘀血、________和________。

2. 痰饮在不同的部位临床表现各异，但大体可归纳为咳、喘、悸、________、呕、满、________、痛八大症状。

3. 痰饮包括痰饮、悬饮、________、和________。

4. 形成痰饮的中心环节是________及________主司水液代谢的生理功能失常。

5. 初病在________，久病在________。

6. 形成瘀血的病理基础是________，形成瘀血的中心环节是________。

7. 结石引起疼痛，一般为局部胀痛、钝痛、________、胀痛，甚则________。

8. 常见的结石有胃结石、________和________等。

9. 结石是指体内________蕴结不散，或久经煎熬形成的________病理产物，属于继发性病因。

四、简答题

1. 水湿痰饮四者之间的关系如何？

2. 痰饮是如何形成的？

3. 何谓“有形之痰”？何谓“无形之痰”？

4. 瘀血的形成机制是什么？

5. 瘀血和血瘀有何不同？

6. 瘀血致病的症状特征有哪些？

7. 结石的致病特点是什么？

8. 结石形成的原因有哪些？

9. 结石为什么会引起疼痛？其特点是什么？

五、论述题

1. 试述“百病多由痰作祟”和“怪病多痰”的道理。

2. 试述痰饮的形成原因及其致病特点。

3. 试述瘀血的概念、形成及其病机特征。

4. 试述气滞和瘀血的区别和联系。

5. 试述结石的概念、形成及其致病特点。

6. 试述病理产物性致病因素的内容及其区别和联系。

答案

一、选择题

（一）A_1 型题

1. B　答案分析：痰饮是机体水液代谢障碍所形成的病理产物，故凡参与水液代谢的脏腑都与痰饮生成有关。其中尤以肺、脾、肾、肝及膀胱对水液代谢关系最为密切。

2. C　答案分析：痰与饮的区别主要在形质上，一般以稠浊者为痰，清稀者为饮。

3. B　答案分析：痰迷心窍，扰乱神明，可见神昏，痴呆，癫证等症状。

4. A　答案分析：痰饮致病特点之一是症状复杂，变化多端。其他项分别是燥、风、热（火）、寒邪的致病特点。

5. A　答案分析：从发病部位而言，饮多见于胸腹四肢，而痰则随气流行，全身各处均可出现，无处不到。

6. D　答案分析：水液积聚为饮，水饮泛溢于肌肤而发水肿。

7. B　答案分析：痰气结于咽喉，则发为梅核气。

8. B　答案分析：瘀血引起出血时必然伴有血块。

9. E　答案分析：瘀血所致症状之一是疼痛如针刺，位置不移。其他不是瘀血致病的症状。

10. E　答案分析：恶血、败血、蓄血和衃血都是瘀血的别称。

11. E　答案分析：气虚、气滞、血寒和外伤都能导致瘀血，过劳一般不会导致瘀血。

12. A　答案分析：胃、胆、膀胱和肾都是结石的多发部位。

13. C　答案分析：在体内形成癥块的病因是瘀血，而不是结石。

14. B　答案分析：胀痛是气滞致病的症状特征。

15. D　答案分析：瘀血和结石能导致疼痛，但水湿痰饮一般很少引起疼痛。

16. E　答案分析：胞宫主月经，故见月经不调，痛经或闭经属瘀血者，即可确定病机是瘀阻胞宫。

17. C　答案分析：空腹进食大量的柿子或黑枣等，特别是未成熟、或未去皮的新鲜柿子，其中的某些成分与胃酸作用后，凝结形成团块，而为胃石。

18. C　答案分析：结石与体内湿热浊邪，蕴结不散密切相关，恣食生冷一般不导致结石。

（二）A_2 型题

1. A　答案分析：区别结石的部位，因为有情志因素，且嗜酒，右胁隐痛，所以判定病位在肝胆。

2. B　答案分析：癫痫，发作时喉中痰鸣，口角流涎，舌苔白腻，脉象弦滑，都提示痰浊因素。

3. B　答案分析：心血瘀阻，可见心悸气短，心胸憋闷，心前区隐痛或绞痛阵作，或引左臂内侧而痛，甚则唇舌青紫，汗出肢冷。

（三）B_1 型题

1. E　答案分析：痰浊上扰，清阳不升，故眩晕昏冒。

2. D　答案分析：痰阻经络，结于局部，则形成瘰疬痰核。

3. A　答案分析：瘀阻脉络，则见腹部脉络怒张，面色青黑，面颈胸臂有血痣朱纹。

4. B　答案分析：瘀阻胞宫，可见小腹疼痛拒按，或有痛经、闭经、月经不调，经色紫暗有块，或崩漏下血。

5. D　答案分析：饮停肠间者，则肠鸣沥沥有声，为痰饮。

6. B　答案分析：饮停胸膈者，则胸闷，咳喘而不能卧，为支饮。

（四）X 型题

1. A、B、C、D、E　答案分析：各项均可以导致痰饮。

2. A、B、C、E　答案分析：痰饮共同的致病特点包括：易于阻滞气机，壅塞经络气血；易于内扰心神；症状复杂，变化多端；病势缠绵，病程较长。

3. B、C、D　答案分析：瘀血包括积于体内的离经之血、阻滞于血脉中的血液和脏腑内运行不畅的血液等。

4. A、B、C、E　答案分析：过度劳累史，不能有助于瘀血的诊断。

5. A、B、C　答案分析：结石为有形实邪，停留体内，势必阻滞气机，可影响气血运行、水谷运化和水液代谢。

6. A、B、C、D、E　答案分析：各项都能导致结石。

二、词语解释

1. 痰饮是机体水液代谢障碍所形成的病理产物，一般稠浊者为痰，清稀者为饮，属于继发性病因。

2. 瘀血是血液运行障碍，血液停滞所形成的病理产物，属于继发性病因，包括离经之血停积体内，以及阻滞于脏腑经络内的运行不畅的血液。

3. 结石是指体内湿热浊邪，蕴结不散，或久经煎熬，形成的砂石样病理产物，属于继发性病因。

4. 无形之痰是指由水液代谢障碍所形成的病理产物及其病理变化和临床表现而

言，如梅核气等，虽然无形质可见，但却有证可察，临床上主要通过其所表现的症状和体征来分析，从而被确定为因痰所致，采用祛痰的方法治疗能够取得较好效果。

5. 痰之为病，无所不至，其病理变化多种多样，临床表现非常复杂，故有“怪病多痰”之说。

6. 久病在血是指各种病证久治不愈，疾病失治、治疗不当，或久病入络，由浅入深，势必影响血液运行，而致瘀血。

三、填空题

1. 痰饮；结石
2. 眩；肿
3. 溢饮；支饮
4. 肺脾肾；三焦
5. 气；血
6. 气血运行失调；脏腑主司血液运行功能失常
7. 瘆痛；绞痛
8. 肝胆结石；肾结石
9. 湿热浊邪；砂石样

四、简答题

1. 答：痰饮与水湿，皆为水液代谢失常所致，异名而同类。四者皆为阴邪，性质有所不同：稠浊者为痰，清稀者为饮，更清者为水，湿则呈弥散状态。又有密切联系：湿聚为水，积水成饮，饮凝成痰。因此，有时水湿痰饮不予严格区分，例如水湿、水饮、痰湿、痰饮等，又可相提并论。

2. 答：外感六淫，或饮食及七情所伤等，使肺、脾、肾及三焦等脏腑气化功能失常，水液代谢障碍，导致水津停滞而成痰饮。外感六淫、疫疠之气，内伤七情、饮食劳逸，瘀血、结石等致病因素是形成痰饮的初始病因；肺、脾、肾及三焦主司水液代谢的生理功能失常，是形成痰饮的中心环节；水液代谢障碍是形成痰饮的病理基础。

3. 答：所谓有形之痰，系指视之可见，闻之有声，触之可及的有形质的痰液而言，如咳出可见之痰液，喉间可闻之痰鸣，体表可触之瘰疬痰核等。所谓无形之痰，系指由水液代谢障碍所形成的病理产物及其病理变化和临床表现而言，如梅核气等，虽然无形质可见，但却有证可察，临床上主要通过其所表现的症状和体征来分析，从而被确定为因痰所致，采用祛痰的方法治疗能够取得较好效果。

4. 答：瘀血的形成，主要有两个方面：一是由于气虚、气滞、血寒、血热等内伤因素，导致气血功能失调而形成瘀血；二是由于各种外伤或内出血等因素，直接形成瘀血。外伤、六淫之邪、疫疠之气、内伤七情、饮食、劳逸、痰饮、结石等致病因素是形成瘀血的初始病因；气血运行失调是形成瘀血的病理基础；脏腑主司血液运行功能失常，是形成瘀血的中心环节。

5. 答：瘀血具有病理产物与致病因素的双重性，因病致瘀，因瘀导致新病。一般而论，侧重讨论病理产物和病因时，称为“瘀血”；侧重讨论病机时，称为“血瘀”。

6. 答：瘀血致病的症状特点为：①疼痛：一般多刺痛，固定不移，且多有昼轻夜重的特征，病程较长。②肿块：肿块固定不移，在体表色青紫或青黄，在体内为癥积，较硬或有压痛。③出血：血色紫暗或夹有瘀块。④紫绀：面部、口唇、爪甲青紫。⑤舌质紫暗（或瘀点瘀斑）：是瘀血最常见的也是最敏感的指征。⑥脉细涩沉弦或结代。此外，面色黧黑、肌肤甲错、皮肤紫癜、精神神经症状（善忘、狂躁、昏迷）等也较为多见。

7. 答：结石致病，主要与其所在部位、形状大小、是否梗阻因素等密切相关。结石较小，表面光滑，所在部位腔隙较大，无梗阻嵌顿，有时不出现任何症状；若结石较大，形状不规则，所在部位腔隙较小，出现梗阻嵌顿，则症状典型，导致疾病发生。结石的主要致病特点：①多发于肝胆、胃、肾和膀胱等脏腑；②易阻气机，损伤脉络；③梗阻通道，导致疼痛；④病程较长，轻重不一。

8. 答：结石形成的原因比较复杂，常与以下因素有关：①饮食失宜；②情志内伤；③寄生虫感染；④服药不当。另外，结石的发生还与年龄、性别、体质、生活习惯有关，也可因受其他疾病的影响而致。

9. 答：结石停留体内，气血运行受阻，不通则痛。结石引起的疼痛，性质一般为局部胀痛、钝痛、痠痛、隐痛，甚则导致通道梗阻、结石嵌顿，则出现剧烈的痠痛，绞痛时疼痛难忍，常伴有冷汗淋漓，恶心呕吐；部位常固定不移，或放射至邻近部位，亦可随结石的移动而有所变化；以阵发性、间歇性为多，发作时剧痛难忍，而缓解时一如常人。

五、论述题

1. 答：痰导致的病证病位广泛，上达于头，下至于足，内而脏腑，外而肌肤，无所不至，故说“百病皆由痰作祟”。痰之为病，不仅无所不至，而且病理变化多种多样，临床表现非常复杂，又可时伏时作，故有“怪病多痰”之说。例如，痰饮在肺，肺失宣降，出现咳嗽喘息，胸部满闷，甚则不能平卧；痰结咽喉，气机不利，则见咽中梗阻，如有异物，吐之不出，吞之不入；痰流注肢体，则使经络阻滞，气血运行不畅，出现肢体麻木、屈伸不利，甚则半身不遂；痰结于经络筋骨，则可致痰核瘰疬、阴疽流注等；饮停肠胃，气机升降失常，则见恶心呕吐，腹胀肠鸣；饮停胸胁，气机阻滞，则见胸胁胀满，咳唾引痛等症状。痰浊上蒙清窍，可见头昏目眩、精神不振等症状；痰迷心窍，扰乱神明，可见神昏，痴呆，癫证等；痰郁化火，痰火扰心，可见神昏谵语，甚则发狂等病证。

2. 答：痰饮是机体水液代谢障碍所形成的病理产物。这种病理产物一经形成，就作为一种致病因素作用于机体，导致脏腑功能失调而引起各种复杂的病理变化。

外感六淫，或饮食及七情所伤等，使肺、脾、肾及三焦等脏腑气化功能失常，水液代谢障碍，导致水津停滞而成。外感六淫、疫疠之气，内伤七情、饮食劳逸，瘀血、结石等致病因素是形成痰饮的初始病因。肺、脾、肾及三焦主司水液代谢的生理功能失常，是形成痰饮的中心环节。水液代谢障碍是形成痰饮的病理基础。

痰饮的致病特点主要有：①阻碍经脉气血运行：痰饮随气流行，机体内外无所不至。若痰饮流注经络，易使经络阻滞；气血运行不畅，出现肢体麻木、屈伸不利，甚至半身不遂等；若结聚于局部，则形成瘰疬、痰核，或形成阴疽、流注等。②阻滞气机升降出入：痰饮为水湿所聚，停滞于中，易于阻遏气机，使脏腑气机升降失常。如痰饮停肺，使肺失宣肃，可出现胸闷、咳嗽等。③影响水液代谢：痰饮本为水液代谢失常的病理产物，其一旦形成之后，便作为一种致病因素反过来作用于机体，进一步影响肺、脾、肾的水液代谢功能。④易于蒙蔽神明：痰浊上扰，蒙蔽清阳，则会出现头昏目眩、精神不振等症。⑤症状复杂，变幻多端：饮多见于胸腹四肢，与脾胃关系较为密切。痰之为病，则全身各处均可出现，与五脏之病均有关。痰饮在不同的部位表现出不同的症状，变化多端，其临床表现，可归纳为咳、喘、悸、眩、呕、满、肿、痛八大症。

3. 答：瘀血是血液运行障碍，血液停滞所形成的病理产物，属于继发性病因，包括离经之血停积体内，以及阻滞于脏腑经络内的运行不畅的血液，又称“蓄血”、“恶血”、“败血”、“衃血”等。

瘀血的形成，主要有两个方面：一是由于气虚、气滞、血寒、血热等内伤因素，导致气血功能失调而形成瘀血；二是由于各种外伤或内出血等外伤因素，直接形成瘀血。外伤、六淫之邪、疫疠之气、内伤七情、饮食、劳逸、痰饮、结石等致病因素是形成瘀血的初始病因；气血运行失调是形成瘀血的病理基础，包括气虚致瘀、气滞致瘀、血寒致瘀、血热致瘀和津亏致瘀病机；脏腑主司血液运行功能失常，是形成瘀血的中心环节。此外，疾病失治、治疗不当，或久病入络，亦可形成瘀血。

瘀血致病的病机特征：①阻滞气机：气能行血，血能载气。瘀血停滞脏腑经络，或血行不畅，易于阻滞气机，导致气的升降出入失常。因此，瘀血常与气滞并见，而气滞又可加重瘀血，两者相互影响，互为因果，久之形成恶性循环，引发更为错综复杂的疾病。②瘀塞经脉：瘀血阻于经脉之中，可致血运不畅，或血行停蓄，血液不能正常运行，受阻部位得不到血液的濡养，局部可出现疼痛，癥积肿块，甚则坏死；经脉瘀塞不通，血液不得归经，血逸脉外，则可见出血等病变。③伤及脏腑：瘀血停滞脏腑，可导致脏腑功能失常，出现各种症状。例如，脑部瘀血，则可致灵机混乱，神志失养，发为癫狂；心血瘀阻，可见心悸气短，心胸憋闷，心前区隐痛或绞痛阵作，或引左臂内侧而痛，甚则唇舌青紫，汗出肢冷；肺部瘀血，可见呼吸困难，胸痛胸闷，气喘咳嗽，咳血，或咳出粉红色泡沫样痰；瘀血留着肝脏，结于胁下，渐成癥块，可见胁肋刺痛，腹胀纳呆等等。

此外，瘀血不去，影响血液运行，脏腑生理功能异常，可致新血不生，出现脏腑组织失于濡养作用的临床症状。

4. 答：气滞和瘀血的区别：其一，两者概念上不同：①气滞是指气运行不畅而停滞。属于气的失常病机。②瘀血是血液运行障碍，血液停滞所形成的病理产物，属于继发性病因，包括离经之血停积体内，以及阻滞于脏腑经络内的运行不畅的血液。其二，两者的病理表现特征不同：①气滞于局部，则发为闷胀和胀满，或胀痛。②瘀血所致疼痛的特点为：多为刺痛，痛处固定，拒按，夜间加重。其三，两者的病理程度不同：初病在气，久病入血。气分病易治，而血分病难治。

气滞和瘀血的联系：①气滞致瘀：气行则血行，气滞则血滞。气滞常可导致瘀血。外邪阻气，情志郁结，痰饮壅塞，结石梗阻等，皆可致气机阻滞，影响血液正常运行，血液迟滞不畅，而致瘀血。②瘀血阻气：瘀血停滞脏腑经络，或血行不畅，易于阻滞气机，导致气的升降出入失常。因此，瘀血常与气滞并见，而气滞又可加重瘀血，两者相互影响，互为因果，久之形成恶性循环，引发更为错综复杂的疾病。

5. 答：结石，是指体内湿热浊邪，蕴结不散，或久经煎熬，形成的砂石样病理产物，属于继发性病因。

结石形成的原因比较复杂，常与以下因素有关：①饮食失宜；②情志内伤；③寄生虫感染；④服药不当。另外结石的发生还与年龄、性别、体质、生活习惯有关，也可因受其他疾病的影响而致。

结石致病，主要与其所在部位、形状大小、是否梗阻因素等密切相关。结石较小，表面光滑，所在部位腔隙较大，无梗阻嵌顿，有时不出现任何症状；若结石较大，形状不规则，所在部位腔隙较小，出现梗阻嵌顿，则症状典型，导致疾病发生。结石的主要致病特点如下：①多发于肝胆、胃、肾和膀胱等脏腑；②易阻气机，损伤脉络；③梗阻通道，导致疼痛；④病程较长，轻重不一。

6. 答：病理产物性致病因素具有既是病理产物，又是致病因素的双重特点，包括痰饮、瘀血、结石等。三者的区别是：①痰饮是机体水液代谢障碍所形成的病理产物，其致病特点：a. 阻碍经脉气血运行。b. 阻滞气机升降出入。c. 影响水液代谢。d. 易于蒙蔽神明。e. 症状复杂，变幻多端。②瘀血是血液运行障碍，血液停滞所形成的病理产物，其致病特点：a. 阻滞气机。b. 瘀塞经脉。c. 伤及脏腑。d. 瘀血不去，新血不生，脏腑组织失于濡养作用。③结石是体内湿热浊邪，蕴结不散，或久经煎熬，形成的砂石样病理产物，其致病特点：a. 多发于肝胆、胃、肾和膀胱等脏腑；b. 易阻气机，损伤脉络；c. 梗阻通道，导致疼痛；d. 病程较长，轻重不一。

三者的联系是：①三者皆属病理产物、继发性病因，形成初始病因相似，形成过程中均与气滞有关，气滞则水停、血瘀，也可气化不利而致湿热蕴结，生成结石。②三者之间又可相互影响。痰饮内停，阻滞气机，可形成瘀血、结石；而瘀血、结石内阻亦可影响津液代谢而形成痰饮。

第四节　其他病因

习题

一、选择题

（一）A_1 型题

1. 下列哪项不属于烧烫伤(　　)

A. 沸水烫伤　　B. 雷电击伤

C. 高温灼伤　　D. 蒸汽损伤

E. 烈火烧伤

2. 毒蛇咬伤，伤口表现以麻木为主，无明显红肿热痛，属于(　　)

A. 风毒　　B. 火毒

C. 风火毒　　D. 血循毒

E. 混合毒

3. 化学伤不包括(　　)

A. 化学药品　　B. 农药

C. 有毒气体　　D. 高温液体

E. 生活煤气

4. 绦虫病的形成多因(　　)

A. 饮食不洁

B. 手足皮肤直接接触了粪土

C. 生食或食用未煮熟的猪、牛肉

D. 脾胃虚弱

E. 饮食不节

（二）A_2 型题

1. 某人患寄生虫病，以贫血、营养不良、胃肠功能失调为主要表现，应考虑(　　)

A. 蛔虫病　　B. 绦虫病

C. 钩虫病　　D. 蛲虫病

E. 囊虫病

（三）B_1 型题

A. 上腹疼痛　　B. 肛门奇痒

C. 脐周疼痛　　D. 皮下结节

E. 腹大如箕

1. 血吸虫病临床多见(　　)

2. 蛲虫病临床多见(　　)

（四）X 型题

1. 药邪为害包括(　　)

A. 用药过量　　B. 炮制不当

C. 配伍不当　　D. 用法不当

E. 滥用补药

2. 通过母体影响胎儿生长发育的胎传

因素包括（　）

A. 精神刺激　　B. 用药不当
C. 起居不慎　　D. 饮食所伤
E. 遗传疾病

二、词语解释

1. 药邪
2. 先天因素

三、填空题

1. 中医将药物配伍禁忌概括为________、________。

2. 医源性因素是指由于医生的过失而导致________或________的一类致病因素。

四、简答题

1. 何谓药邪？其致病特点是什么？

2. 何谓先天性致病因素？其内涵是什么？

答案

一、选择题

（一）A_1 型题

1. B　答案分析：雷电击伤不属于烧烫伤。

2. A　答案分析：风毒（神经毒）：多见银环蛇、金环蛇和海蛇咬伤。局部症状轻微，有时仅有局部麻木感，齿痕小，无渗液，无明显红肿热痛。火毒（血液循环毒）：多见蝰蛇、尖吻蝮蛇、青竹蛇和烙铁头蛇咬伤。伤口红肿灼热严重，疼痛剧烈，似刀割、火燎、针刺样，可发生水泡、血泡和组织坏死，引起淋巴结炎、淋巴管炎，伤口不易愈合。风火毒（混合毒）：多见眼镜蛇、眼镜王蛇咬伤。临床表现有风毒和火毒的症状。

3. D　答案分析：高温液体属于烧烫伤，不属于化学伤。

4. C　答案分析：进食生肉或未煮熟的含有囊尾蚴的猪肉、牛肉，使其发育为成虫寄生于肠道，导致绦虫病。

（二）A_2 型题

1. C　答案分析：钩虫成虫致病以贫血、营养不良、胃肠功能失调为主要表现，重者可致发育障碍及心功能不全。

（三）B_1 型题

1. E　答案分析：血吸虫致病主要表现为：急性期可见发热，咳嗽，肝肿大和肝区疼痛，腹痛腹泻，便血等；慢性期可见腹泻，肝脾肿大；晚期有肝硬化，腹水等，儿童反复感染，可严重影响生长发育，形成“侏儒症”。脑型血吸虫病表现为癫痫等。

2. B　答案分析：蛲虫致病以肛门周围、会阴部夜间瘙痒为主要症状。

（四）X 型题

1. A、B、C、D、E　答案分析：各项都属于药邪为害。

2. A、B、C、D　答案分析：遗传因素由父母亲的遗传信息传递而形成，导致遗传性疾病，不属于胎传因素。

二、词语解释

1. 药邪是指用药不当而导致疾病的致病因素。

2. 先天因素指人未出生前因父母体质或胎儿发育过程中形成的致病因素，包括遗传因素、胎传因素。

三、填空题

1. 十八反；十九畏

2. 贻误病情；致生他疾

四、简答题

1. 答：药邪是指用药不当而导致疾病的致病因素。药邪的致病特点多表现为：①药物中毒：中毒症状的轻重与毒性药物的成分、剂量有关。中毒后，轻者头晕心悸，恶心呕吐，腹痛腹泻，舌麻等；重者嗜睡，或烦躁，黄疸，紫绀，出血，昏迷乃至死亡。②药物过敏：药物过敏虽有明显的个体差异和遗传倾向，但发病仍然取决于药邪，轻则出现荨麻疹，湿疹，哮喘，恶心呕吐，腹痛腹泻等症状，重则可见厥脱。③发病或急或缓，轻重不一：轻症一般停药后即可缓解，重症则病势危笃。急性发病需及时抢救，否则有死亡之虞。④加重病情，导致新病。

2. 答：先天因素指人未出生前因父母体质或胎儿发育过程中形成的致病因素，包括遗传因素、胎传因素。遗传因素，是指亲代与子代之间，通过遗传信息传递所形成的致病因素。胎传因素，是指在胚胎发育过程中，各种因素通过母体作用于胎儿所形成的致病因素。遗传因素和胎传因素，都会导致胎儿或出生后机体结构和功能异常的疾病。

第七章 病机

习题

一、选择题

(一) A_1 型题

1. 机体感受病邪，病邪潜伏一段时间之后发病者，属(　　)

A. 徐发　　B. 继发
C. 复发　　D. 伏而后发
E. 感而即发

2. 原病再度发作或反复发作，称为(　　)

A. 徐发　　B. 继发
C. 复发　　D. 伏而后发
E. 感而即发

3. 外感湿邪致病，其发病多为(　　)

A. 徐发　　B. 继发
C. 复发　　D. 伏而后发
E. 感而即发

4. 肝病胁痛、黄疸，若久治不愈，渐成“癥积”者，应属于(　　)

A. 徐发　　B. 继发
C. 复发　　D. 伏而后发
E. 感而即发

5. 外感六淫邪气致病，其发病多为(　　)

A. 徐发　　B. 继发
C. 复发　　D. 伏而后发
E. 感而即发

6. 血随气逆的病机是因为(　　)

A. 气能行血　　B. 气能摄血
C. 气能生血　　D. 血能载气
E. 血能化气

7. 津伤化燥病机多见于(　　)

A. 心　B. 肺　C. 脾
D. 肝　E. 肾

8. 与内湿病理形成密切相关的脏是(　　)

A. 心　B. 肺　C. 脾
D. 肝　E. 肾

9. 内寒病理的形成，除肾外，密切相关的脏还有(　　)

A. 心　B. 肺　C. 脾
D. 肝　E. 肾

10. 与风气内动形成密切相关的脏是(　　)

A. 心　B. 肺　C. 脾
D. 肝　E. 肾

11. 血不足病变多见于(　　)

A. 心肺　　B. 心脾
C. 心肾　　D. 心肝
E. 肝肾

12. 与气不足病变形成密切相关的脏是(　　)

A. 心脾肾　　B. 肝脾肺
C. 心肺肾　　D. 脾肾肺
E. 肺肝肾

13. 与气陷病变密切相关的脏是(　　)

A. 心　B. 肺　C. 脾
D. 肝　E. 肾

14. 气逆病变多见于(　　)

A. 肝脾肾　　B. 肺脾肾
C. 脾胃肾　　D. 肺肝胃
E. 肺肝肾

15. 急、重病后期，邪已驱除，但正气

耗伤，有待恢复的病机为(　　)

A. 正胜邪退　B. 邪胜正复
C. 正虚邪恋　D. 邪正相持
E. 邪去正虚

16. “卒发”一般不见于下列哪项(　　)

A. 中毒　B. 暴怒
C. 新感外邪　D. 思虑过度
E. 外伤

17. 下列哪种因素致病多为徐发(　　)

A. 疠气致病　B. 六淫致病
C. 思虑过度　D. 暴怒
E. 大悲

18. 阴阳互损病机多与哪一脏虚损有关(　　)

A. 心　B. 肺　C. 脾
D. 肝　E. 肾

19. 下列动风病变中，属虚实错杂性质的是(　　)

A. 热极生风　B. 阴虚风动
C. 血虚生风　D. 血燥生风
E. 肝阳化风

20. 阴阳互损是指在阴或阳任何一方虚损的前提下，影响到相对的一方，导致(　　)

A. 阴阳偏衰　B. 阴阳亡失
C. 阴阳两虚　D. 阴损及阳
E. 阳损及阴

21. 阳气亏损，气化不利的水肿病，若出现日渐消瘦，烦躁不安等，其病机是(　　)

A. 阳气亏损,水停血瘀,新血不生
B. 阳气亏损,阴盛逼阳,阳气浮越
C. 阳气亏损,水气凌心,心神不宁
D. 阳气亏损,失于温养,经脉不利
E. 阳气亏损,阴无以生,阳损及阴

22. 下列除哪项外均属气血运行关系失常的病理(　　)

A. 气血两虚　B. 气滞血瘀
C. 气虚血瘀　D. 气不摄血
E. 气随血脱

23. 真寒假热的机理是(　　)

A. 阴盛则阳病　B. 重阴必阳
C. 阴盛格阳　D. 阳盛格阴
E. 阴证转阳

24. 因热极深伏，阳热内结而出现寒象者，其病理变化属于(　　)

A. 阳盛格阴　B. 阳盛则阴病
C. 阴盛则寒　D. 阳虚生外寒
E. 热极生寒

25. “至虚有盛候”的病机是(　　)

A. 正气不足，邪气亢盛
B. 气血不足，运行无力
C. 阴阳衰竭，外邪乘袭
D. 正气不足，实邪积聚
E. 实邪内聚，耗伤正气

26. 阴寒内盛而出现热象者，其病变多为(　　)

A. 阴盛则阳病　B. 寒极生热
C. 阴盛格阳　D. 阴虚则热
E. 阳盛则热

27. 重阳必阴病机是指(　　)

A. 阳盛格阴　B. 阳损及阴
C. 阴盛格阳　D. 由阴转阳
E. 由阳转阴

28. 正气大虚，邪气不盛，疾病缠绵难愈的病理过程，谓之(　　)

A. 正虚邪恋　B. 邪正相持
C. 正虚邪盛　D. 正盛邪衰
E. 邪正相争

29. 本为水不涵木之肝阳上亢，继而出现肢冷面白，脉沉弱者，是为(　　)

A. 阳盛格阴　B. 真寒假热
C. 阳气亏损　D. 阴损及阳
E. 阴胜则阳病

30. “阴盛则阳病”的病机主要是

指(　　)

A. 阴寒内盛而致阳气亦盛

B. 阴寒内盛而致阳部受病

C. 阴寒内盛而致阳气受损

D. 阴寒内盛而致阳气不运

E. 阴寒内盛而致阳气不升

31. 下列不属于"风气内动"病机的有(　　)

A. 肝阳化风　B. 阴虚动风

C. 风邪上扰　D. 血虚生风

E. 热极生风

32. 导致津液输布障碍，水湿痰饮内生的主要因素是(　　)

A. 肺气宣降失职

B. 肝气疏泄失常

C. 脾气运化失健

D. 三焦水道不利

E. 小肠清浊不别

33. 气的升发太过或下降不及，称作(　　)

A. 气滞　B. 气闭

C. 气逆　D. 气陷

E. 气脱

34. 由于阴阳的制约消长，阳偏胜的同时必然导致(　　)

A. 重阳必阴　B. 热极生寒

C. 阳盛则外热　D. 阳盛则阴病

E. 阳盛格阴

35. "吐下之余，定无完气"是指以下哪种病理变化(　　)

A. 气不摄津　B. 气不化津

C. 津停气阻　D. 气随津脱

E. 津不化气

36. 阳盛格阴病机系指(　　)

A. 邪热内盛,复感外寒,内热外寒

B. 阳热内阻,气机不达,胃浊上逆

C. 热毒内盛,气随汗泄,阴气不守

D. 阳热内盛,乘袭阴位,逼阳于外

E. 热邪深入,阳气被遏,格阴于外

37. 下列哪项不是复发的诱因(　　)

A. 劳复　B. 正气

C. 食复　D. 药复

E. 复感新邪

38. "大实有羸状"是指(　　)

A. 虚中夹实　B. 因虚致实

C. 真实假虚　D. 真虚假实

E. 由实转虚

39. 脾气虚损，运化无力，导致水湿内停，其病理变化多属(　　)

A. 虚中夹实　B. 实中夹虚

C. 由实转虚　D. 因虚致实

E. 真虚假实

40. 五脏之中，最易出现阳气亢逆的是(　　)

A. 肝　B. 心　C. 肺

D. 脾　E. 肾

41. 亡阳迅速导致亡阴的主要病机是(　　)

A. 阳不生阴　B. 阳损及阴

C. 阳不摄阴　D. 由阳转阴

E. 重阳必阴

42. 从虚实角度看，"阳胜则阴病"属于(　　)

A. 由实转虚　B. 真实假虚

C. 大实有羸状　D. 至虚有盛候

E. 虚实错杂

43. 下列除哪一项外，均属气机失调(　　)

A. 气虚　B. 气陷

C. 气滞　D. 气脱

E. 气闭

44. 以下除哪一项外，均属阳偏胜的病理变化(　　)

A. 阳胜则阴病　B. 阴虚则阳亢

C. 阳胜则热　D. 寒极生热

E. 阳盛格阴

45. 亡阴之后迅速亡阳的主要原因是(　　)

A. 阴不生阳　B. 阴损及阳

C. 重阴必阳　D. 由阴转阳

E. 阳失依附

46. “阳胜则阴病”的病机是指(　　)

A. 阳热亢盛，热极生寒

B. 阳热亢盛，损伤阴液

C. 阳热偏盛，阴寒内生

D. 阴液亏虚，阳气上逆

E. 阳热亢盛，外感寒邪

47. 以下除哪一项外均属阴偏胜的病理变化(　　)

A. 阴胜则阳病

B. 阳虚则阴盛

C. 阴盛则寒

D. 阴盛格阳

E. 阴证似阳

48. 持续高热，面红目赤之实热病变，若突然出现肢厥面白，脉微欲绝，其病机当属(　　)

A. 阳盛则热　B. 阳损及阴

C. 阳虚则寒　D. 阳盛格阴

E. 重阳必阴

（二）B_1 型题

A. 心　B. 肺　C. 脾

D. 肝　E. 肾

1. 气陷病变多见于(　　)

2. 阴阳互损病变多与哪脏阴阳亏损密切相关(　　)

A. 津能载气　B. 气能行津

C. 津能化气　D. 气能摄津

E. 气能生津

3. 大汗之后，气随津脱的生理基础是(　　)

4. 气虚自汗出，是因为(　　)

A. 气逆　B. 气闭

C. 气脱　D. 气滞

E. 气陷

5. 外邪束表而无汗，属于(　　)

6. 症见面色苍白，汗出不止，口开目闭者，属于(　　)

A. 心肝　B. 心肾

C. 心肺　D. 心脾

E. 心脾肾

7. 血虚病变常见于(　　)

8. 阳偏衰病变多见于(　　)

A. 肝肾　B. 心肾

C. 肺肝　D. 肺肾

E. 肺肝肾

9. 阴偏衰病变多见于(　　)

10. 气逆病变常见于(　　)

A. 肝阳化风　B. 热极生风

C. 阴虚风动　D. 血虚生风

E. 外感风邪

11. 邪热炽盛，煎灼津液，伤及营血所致之痉厥、四肢抽搐等，属于(　　)

12. 年老精血亏少，筋脉失养之肢体麻木，手足拘挛等，属于(　　)

A. 伏而后发　B. 卒发

C. 徐发　D. 继发

E. 复发

13. 在原有疾病基础上又出现新的病变，属于(　　)

14. 原有疾病再度发作或反复发作，属于(　　)

A. 阳盛化火　B. 邪郁化火

C. 五志化火　D. 阴虚火旺

E. 外感火邪

15. 痰湿、瘀血、饮食积滞日久化火者，属(　　)

16. 阴不制阳，阳热偏亢之牙龈肿痛，咽喉疼痛等，属(　　)

（三）X 型题

1. 引起疾病复发的因素主要有(　　)

A. 饮食不节　B. 过度劳累

C. 外感邪气　　D. 用药不当

E. 情志刺激

2. 影响发病的因素有(　　)

A. 气候变化　　B. 情志异常

C. 体质虚弱　　D. 环境污染

E. 水土不服

3. 易致“感而即发”的病因有(　　)

A. 外感邪气　　B. 情志骤变

C. 食物中毒　　D. 各种外伤

E. 疫疠致病

4. 病势出入的病传规律包括(　　)

A. 表邪入里　　B. 伏而后发

C. 里邪出表　　D. 感而即发

E. 因虚致实

5. 与疾病转归关系密切的病机有(　　)

A. 正胜邪退　　B. 邪去正虚

C. 表邪入里　　D. 正虚邪恋

E. 邪盛正衰

6. 阳偏衰的病机多见于(　　)

A. 心　　B. 肺　　C. 脾

D. 肝　　E. 肾

7. 阴偏衰的病机多见于(　　)

A. 心　　B. 肺　　C. 脾

D. 肝　　E. 肾

8. 气机失调的病机包括(　　)

A. 气闭　　B. 气陷

C. 气滞　　D. 气逆

E. 气脱

9. 气血关系失调的病机包括(　　)

A. 气滞血瘀　　B. 气血两虚

C. 气不摄血　　D. 气随血脱

E. 血随气逆

10. 血液运行失常的病机主要包括(　　)

A. 血不足　　B. 血瘀

C. 出血　　D. 血行迫疾

E. 气随血脱

11. 津血关系失常的病机主要包括(　　)

A. 津血两伤　　B. 津亏血瘀

C. 血瘀水停　　D. 精血两虚

E. 气随津脱

12. 风气内动的病机包括(　　)

A. 肝阳化风　　B. 热甚动风

C. 阴虚风动　　D. 血虚生风

E. 风为百病之长

13. 津气关系失调的病机包括(　　)

A. 精气亏损　　B. 津停气阻

C. 气随津脱　　D. 津气两虚

E. 津气两脱

14. 内燥病变多见于(　　)

A. 肺　　B. 胃　　C. 脾

D. 大肠　　E. 小肠

15. 火热内生的病机包括(　　)

A. 阳盛化火　　B. 五志化火

C. 阴虚火旺　　D. 邪郁化火

E. 湿郁化火

16. 与津液输布、排泄障碍有关的内脏是(　　)

A. 脾　　B. 肺　　C. 肾

D. 膀胱　　E. 三焦

二、词语解释

1. 卒发
2. 伏而后发
3. 徐发
4. 继发
5. 阴阳互损
6. 虚中夹实
7. 实中夹虚
8. 因虚致实
9. 由实转虚
10. 正虚邪恋
11. 阳胜则热
12. 阴胜则寒

13. 阳胜则阴病
14. 阴胜则阳病
15. 阴盛格阳
16. 阳盛格阴

三、填空题

1. 内燥病变多见于肺、________、________等脏腑。

2. 内寒病理的形成多与________、________等脏阳气虚衰有关。

3. 风气内动的病机，除肝阳化风、热极生风外，还有________和________。

4. 精与气血关系失调的病机，主要有________和________等。

5. 血液运行失常的病机除血瘀外，还有________和________等。

6. 血不足病变多见于________、________两脏。

7. 气机失调中，属于升降失常的病变有________和________。

8. 气机失调中，属于出入失常的病变有________和________。

9. 病势出入，包括________和________。

10. 与疾病发生有关的外环境除气候变化外，还有________和________。

11. 与疾病发生有关的内环境，主要有________和________两方面。

12. 外感病邪伤人致病，即从口鼻而入，其侵犯的脏腑主要有________和________。

13. 发病类型中，在原有病变基础上又出现新的病变，称之为________；机体感受某些病邪后，经过一段时间之后发病，称之为________。

14. 疾病的虚实转化，包括________和________两种病机。

15. 阴盛伤阳，谓之________；阳盛伤阴，谓之________。

16. 寒极生热，谓之________；热极生寒，谓之________。

17. 阴阳互损多是在累及________脏的情况下发生的，属于阴阳________关系失调为主的一类病变。

18. 真热假寒，属于________病变，戴阳属于________病变。

19. 精的失常，主要有________和________。

20. 气不足的病理多与脾、________、________等脏腑功能失调有关。

21. 气逆病变除肝外，还多见于________和________等脏腑。

22. 气陷又称________或________。

23. 津气关系失调的病机主要有________和________两种类型。

24. 津血关系失调病机，除津血两伤外，还有________和________两种情况。

四、简答题

1. 何谓血瘀？血瘀与瘀血有何区别与联系？

2. 何谓发病？影响发病的因素主要有哪些？

3. 何谓内湿？内湿与外湿有何区别及联系？

4. 何谓外感病邪？外感病邪伤人致病的途径主要有哪些？

5. 何谓内伤病因？内伤病因伤人致病的途径主要是哪些？

6. 何谓伏而后发？伏而后发与徐发有何不同？

7. 何谓复发？引起疾病复发的因素主要有哪些？

8. 何谓继发？继发与复发有何不同？

9. 何谓邪正盛衰？邪正盛衰与病势出入的关系如何？

10. 何谓疾病转归？疾病的转归主要有哪几种情况？

11. 何谓虚实错杂？虚实错杂的病机特点是什么？

12. 何谓阳偏衰？阳偏衰病理多见于哪几脏？

13. 何谓阴偏衰？阴偏衰病理多见于哪几脏？

14. 何谓阴阳互损？阴阳互损病机有哪几种病理变化？

15. 何谓阴阳格拒？阴阳格拒病机有哪几种病理变化？

16. 何谓阴阳亡失？其病机特点是什么？

17. 精的失常病机主要有哪些内容？

18. 何谓气机失调？气机失调病机主要有哪几个方面？

19. 血液运行失常病机主要有哪些方面？

20. 津血关系失调病机主要有哪些内容？

21. 何谓风气内动？风气内动病机有哪几种类型？

22. 何谓津伤化燥？津伤化燥病机多见于哪几个脏腑？为什么？

23. 气血关系失常病机有哪些病理变化？

24. 精与气血关系失常病机主要有哪几个方面的病理变化？

五、论述题

1. 试论邪正盛衰与疾病转归的关系。

2. 试论邪正盛衰与疾病虚实变化的关系。

3. 简述疾病复发的概念、特点和诱因。

4. 试述“阳盛则热”、“阳盛格阴”的病机特点及联系。

5. 试述“阴盛则寒”、“阴盛格阳”的病机特点及联系。

6. 试述“阳虚则寒”、“阳损及阴”、“亡阳”的病机特点及联系。

7. 试述“阴虚则热”、“阴损及阳”、“亡阴”的病机特点及联系。

8. 试述气机失调的主要内容以及各病机的特点。

9. 试述疾病的发生主要取决于邪正两方面的理由。

10. 简述津液输布、排泄障碍与相关脏腑功能失调的关系及其机理。

11. 简述内寒病理形成与相关脏腑的关系及其机理。

12. 简述内燥病理与相关脏腑的关系及其机理。

13. 试论火热内生病机的主要内容及各类型的病机特点。

14. 试论内湿病理变化的主要表现及其机理。

15. 试论内风病理变化的主要内容及其病机特点。

16. 简述气血关系失调的主要病机及其病理特点。

答案

一、选择题

（一）A_1 型题

1. D　答案分析：伏而后发，又称伏邪发病。指机体感受某些病邪后，病邪潜伏于体内某些部位，经过一段时间之后，或在一定的诱因作用下发病。

2. C　答案分析：原病再度发作或反复发作，就发病形式而言，属于复发。

3. A　答案分析：徐发与致病邪气的性质，以及体质因素等密切相关。外感湿邪致病，因湿为阴邪，其性黏滞，故湿邪为病，多发病缓、病程长。

4. B　答案分析：在原有疾病的基础上继发新的病变，称为继发。如肝病胁痛、黄疸，久治不愈，日久可继发“癥积”、“臌胀”；疟疾日久可继发“疟母”等。

5. E　答案分析：感而即发，又称“卒发”、“顿发”，指机体感邪后立即发病。外感六淫邪气，除湿邪外，大都是感而即发。

6. A　答案分析：由于气能行血，血随气而行，故气逆时，血亦随之上逆为病。

7. B　答案分析：由于肺为娇脏，性喜柔润，赖阴以养，故津伤化燥（内燥）病变以肺为多见。

8. C　答案分析：脾主运化水液，能免除水湿停留。虽肺、肝、肾都与水液有关，但就内湿形成而言，最相关者应是脾脏。

9. C　答案分析：内寒病理的形成多与脾、肾阳气虚衰有关。因脾阳布达肌肉、四肢起温煦作用，肾为全身阳气之本。

10. D　答案分析：风气内动最密切相关的脏是肝，故又称“肝风内动”。《素问·至真要大论》说：“诸风掉眩，皆属于肝。”

11. D　答案分析：由于心主血，肝藏血，故血虚病变多见于心、肝二脏。

12. D　答案分析：气虚病变的形成，就脏腑而言，多与肺、脾、肾三脏功能失调有关。因脾主运化水谷精微，为生气之源，肺主气，肾为气之根，均与人体气的生成密切相关。

13. C　答案分析：脾居中焦，为生气之源，且脾气主升。气虚基础上的气陷病变与脾关系密切。

14. D　答案分析：由于肺主肃降、肝气主升、胃主通降，故气机升降失常之气逆病变多见于肺、肝、胃三个脏腑。

15. E　答案分析：邪去正虚是疾病后期（尤其是急、重病后期），病邪已经驱除，但正气耗伤，有待逐渐恢复的一种转归。

16. D　答案分析：思虑过度，忧愁不解等致病，往往是积时日久，徐缓发病。

17. C　答案分析：思虑过度，忧愁不解，湿邪伤人等，多呈渐进性病理变化，故其发病多为徐发。

18. E　答案分析：肾为全身阴阳之根本，藏真阴，寓元阳，无论是阴虚或阳虚，多是在累及肾阴、肾阳，导致肾中阴阳失调的情况下，发生阴阳互损的病变。

19. E　答案分析：肝阳化风，多是由于肝肾阴虚，水不涵木，阴虚阳亢，肝之阳气升而无制，亢而化风所致，故其病理变化多属虚实错杂。

20. C　答案分析：阴阳互损，即是阴阳两虚病变。

21. E　答案分析：本为阳气亏损病变，继而出现日渐消瘦、烦躁不安等阴虚征象，其病理变化应属于阳损及阴的阴阳两虚。

22. A　答案分析：气滞血瘀、气虚血瘀、气不摄血、气随血脱均属气血运行关系失常，而气血两虚主要是气血生化关系失常的病变。

23. C　答案分析：真寒假热，即是阴盛格阳。指阴寒邪气过盛，壅阻于内，排斥阳气于外，阴阳之间不相交通，相互格拒的病变。

24. A　答案分析：热极深伏，阳热内结，反见某些寒的现象，现象与病变本质不符，应属阳盛格阴之真热假寒。

25. B　答案分析：至虚有盛候，即真虚假实。指虚性病变，气血不足，推动无力，机能活动失于鼓动所表现的似实非实的真虚假实病变。

26. C　答案分析：阴寒内盛是病变本质，热象乃是与病变本质不符的表现，故其病变属阴盛格阳之真寒假热。

27. E　答案分析：重阳必阴，即由阳转阴、热极生寒。属阴阳转化病机之一。

28. A　答案分析：正虚邪恋是指疾病后期，正气已虚而邪气未尽，邪虽不盛，但正气一时无力尽邪，邪气留恋不去，病势缠绵的一种病理状态。

29. D　答案分析：肝肾阴虚，水不涵木之肝阳上亢，本为阴虚，但其病变发展，出现肢冷面白，脉沉弱之阳虚征象，应属阴损及阳的阴阳两虚。

30. C　答案分析：阴盛则阳病，即阴盛则损伤阳气而致阳虚。

31. C　答案分析：风邪上扰多属外风病变。

32. C　答案分析：脾主运化水湿，脾虚失于健运是导致水湿痰饮内生的主要因素。

33. C　答案分析：气的升发太过，如肝阳上亢；气的下降不及，如胃失和降等，均属气逆病变范畴。

34. D　答案分析：由于阴阳之间相互制约，故阳偏胜病变必然导致阳长阴消之阳盛则阴病，即阳胜阴虚。

35. D　答案分析：大吐、大下，大量丢失津液，由于津能载气，故气随津脱，轻者津气两虚，重者津气两脱。

36. E　答案分析：阳盛格阴，是指阳热邪气过盛，深伏于里，阳气被遏，格阴于外，阴阳不相交通之真热假寒。

37. B　答案分析：复发的诱因主要包括劳复、食复、药复、重感邪气致复等。

38. C　答案分析："大实有羸状"，是指邪气深结不散，气血郁积于内，经络阻滞，气血不能通达于外之真实假虚病变。

39. A　答案分析：脾气亏损，运化无力，导致水湿内停，属虚中夹实之虚实错杂病理。

40. A　答案分析：肝为刚脏，主升主动，阳气易于亢逆躁动，故阳气亢逆病变多见于肝脏。

41. C　答案分析：亡阳迅速导致亡阴，属于阴阳互根关系严重失常的一种病变，其病机应是以阳气亡失，阳不摄阴而阴液流失为主。

42. E　答案分析："阳胜则阴病"，即阳盛的同时即能耗伤阴液，其病机可表现为实中夹虚之虚实错杂。

43. A　答案分析：气机失调主要是指气的升降出入运动失调，包括气滞、气逆、气陷、气闭、气脱五个方面。

44. B　答案分析：阳偏盛，即是"阳胜则热"的实热病变。"阳胜则阴病"，是指阳胜的同时有耗伤阴液的趋势，矛盾的主要方面仍是阳胜；寒极生热，属于寒化火之实热；阳盛格阴，属于真热假寒，病变性质仍属实热。而阴虚阳亢则属于阴偏衰病变之一。

45. E　答案分析：亡阴迅速导致亡阳，属于阴阳互根关系的严重破坏，其病机应是以阴液亡失，阳失依附而散越为主。

46. B　答案分析："阳胜则阴病"，即阳盛则阴虚。

47. B　答案分析：阴偏盛，即是"阴胜则寒"的实寒。阴胜则阳病，是指阴盛的同时有耗损阳气的病变趋势，矛盾的主要方面仍是阴胜；阴盛格阳，属于真寒假热（阴证似阳），病变以阴盛为主。而阳虚则阴盛则属于阳偏衰病变之一。

48. E　答案分析：本为实热病变，突然出现肢冷面白，脉微欲绝之阳气虚脱征象，属于重阳必阴（热极生寒）病机。

（二）B_1 型题

1. C　答案分析：由于脾胃居于中焦，为生气之源，且脾气主升，胃气主降，为全身气机升降的枢纽，故气虚无力升举而下陷的病变与脾关系密切。

2. E　答案分析：肾为全身阴阳之根，当脏腑阴阳虚损到一定程度时，必然会累及肾中阴阳。无论阴虚或阳虚，多是在损及肾脏阴阳的情况下出现阴阳互损病变。

3. A　答案分析：由于津能载气，凡大汗、大吐、大下等大量丢失津液的同时，必然气随津脱，轻者津气两虚，重者津气两脱。

4. D　答案分析：气的固摄功能具有固摄津液、血、精等物质，防止其无故流失的作用。故气虚固摄津液作用低下，可出现自汗出等。

5. B　答案分析：气闭属于气外出障碍的病变。外邪束表，毛窍闭塞而无汗，亦可是气闭的病理表现之一。

6. C　答案分析：气脱主要是由于正不敌邪，或正气衰弱，气虚至极，气不内守而外脱，全身机能衰竭的病理状态。气脱常表现为面色苍白、汗出不止、口开目闭、全身软瘫、手撒、二便失禁等。

7. A　答案分析：由于心主血，肝主藏血，心肝二脏与血关系密切，故血虚病变多见于心、肝二脏。

8. E　答案分析：心、脾、肾三脏功能的发挥，均赖阳气的温煦、推动作用，尤其是肾为全身阳气之根本，故此三脏多见阳虚病变。

9. E　答案分析：肺、肝、肾三脏均离不开阴液的滋润、制阳作用，尤其是肾为全身阴液之根本，故阴偏衰（阴虚）病变多见于肺、肝、肾三脏。

10. C　答案分析：由于肺性肃降，肝气主升。故气逆病变多见于肺、肝。由于胃主通降，气逆病变也多见于胃。

11. B　答案分析：热极生风属于实性病变，多见于热性病的极盛阶段。因邪热炽盛，伤及营血，燔灼肝经，阳热亢盛而化风，故以痉厥、四肢抽搐、角弓反张、高热、神昏为其主要表现。

12. D　答案分析：血虚生风属于虚风内动。可见于年老精血亏损，筋脉失养或血不荣络的病变过程中，其动风之状多较轻缓，如肢体麻木、筋肉跳动、手足拘挛等。

13. D　答案分析：继发是指在原有疾病的基础上又继发新的病变的一种发病形式。如疟疾日久继发“疟母”等。原发病与继发病之间有着密切联系。

14. E　答案分析：复发是指原有疾病再度发作或反复发作。任何疾病的复发，均是原有疾病的基本病理变化和主要病理特征的重现。

15. B　答案分析：邪郁化火包括两个方面：一是外感风、寒、湿等病邪，郁久化火；二是体内病理产物，如痰湿、瘀血、饮食积滞等郁久化火。

16. D　答案分析：阴虚火旺属于虚火。指阴液亏损，阴不制阳，虚热内生的病理状态。如虚火牙痛、咽喉肿痛等。

（三）X 型题

1. A、B、C、D、E　答案分析：引起疾病复发的因素很多，主要包括食复（饮食不节）、劳复（过度劳累）、药复（用药不当）、重感致复（复感外邪）、自复和其他因素致复（精神情志变化、护理不当等）。

2. A、B、C、D、E　答案分析：影响发病的因素主要有气候变化、地域特点（包括水土不服等）、生活工作条件（包括环境污染等）、体质特点（包括体质虚弱等）和精神状态等。

3. A、B、C、D、E　答案分析：机体感邪后立即发病者，多见于新感外邪、疫疠邪气致病、中毒、情志骤变以及急性外伤等。

4. A、C　答案分析：病势出入，包括表邪入里和里邪出表两个方面，由邪正斗争盛衰变化决定。

5. A、B、D、E　答案分析：疾病转归主要包括四种情况。正胜邪退，疾病好转或痊愈；邪盛正衰，疾病恶化或死亡；正虚邪恋，疾病缠绵或转为慢性病变；邪去正虚，正气有待恢复等。

6. A、C、E　答案分析：心、脾、肾三脏均离不开阳气的温煦推动作用，尤其是肾为全身阳气之根本。故阳气不足病变多见于这三脏。

7. B、D、E　答案分析：肺、肝、肾三脏均离不开阴液的滋润、制阳作用，尤其是肾为全身阴液之本。故阴虚病变多见于这三脏。

8. A、B、C、D、E　答案分析：气机失调主要包括气滞、气逆、气陷、气闭、气脱五个方面。

9. A、B、C、D、E　答案分析：由于气为血之帅，血为气之母，故气血之间病理上相互影响。气血关系失调主要包括气滞血瘀、气血两虚、气不摄血、气随血脱、血随气逆五个方面。

10. B、C、D　答案分析：血液运行失常，主要表现在血瘀、血行迫疾、出血三个方面。

11. A、B、C　答案分析：津液与血的关系失常，主要表现有津血两伤、津亏血瘀、血瘀水停三个方面。

12. A、B、C、D　答案分析：风气内动（内风）主要包括肝阳化风、热极生风（热甚动风）、阴虚风动、血虚生风四个类型。

13. B、C、D、E　答案分析：津液与血的关系失调，其病理表现包括津停气阻、气随津脱（轻者津气两虚，重者津气两脱）等。

14. A、B、D　答案分析：津伤化燥（内燥）病变多见于肺、胃、大肠。因肺为娇脏，性喜柔润；胃喜润恶燥，大肠传导燥化糟粕，故津伤内燥病变多见于此三个脏腑。

15. A、B、C、D、E　答案分析：火热内生（内火）病机包括阳气过盛化火、邪郁化火（湿郁化火等）、五志过极化火、阴虚火旺等。

16. A、B、C、D、E　答案分析：由于脾主运化水液、肺主通调水道、肾主持水液代谢、膀胱贮存和排泄尿液、三焦通行水液，故人体津液输布、排泄障碍的病变与这些脏腑的功能失调密切相关。

二、词语解释

1. 答：卒发，又称“感而即发”或“顿发”。指机体感邪后立即发病。多见于新感外邪、疫疠邪气致病、情志异常、中毒、外伤等。

2. 答：伏而后发，又称“伏邪发病”。指机体感受某些病邪后，病邪潜伏于体内某些部位，经过一段时间之后，或在一定的诱因作用下而发病。如破伤风、狂犬病等。

3. 答：徐发，又称缓发。指徐缓发病。徐发与致病邪气的性质、体质因素等有关。如外感湿邪，其性黏滞，故发病缓，病程长。

4. 答：继发是指在原有疾病的基础上继发新的病变。继发病变以原发病为前提，二者之间有密切的病理联系。如疟疾日久继发“疟母”等。

5. 答：阴阳互损是指在阴或阳任何一方虚损的前提下，损及到另一方，形成阴阳两虚的病理。属于阴阳互根互用关系失常的病理表现。包括阴损及阳和阳损及阴。

6. 答：虚中夹实属于虚实错杂病机之一。指以正虚为主，兼有痰饮、水湿、瘀血、结石、宿食等实邪或复感外邪的病变。如脾虚夹湿等。

7. 答：实中夹虚属于虚实错杂病机之一。指以邪实为主，兼有正气不足的病变。如实热伤津等。

8. 答：因虚致实属于虚实转化病机之一。指先有正气不足，因推动、气化无力，内生痰饮、水湿、瘀血等病理产物积聚于体内，转化为以邪实为主的一类病机。

9. 答：由实转虚属于虚实转化病机之一。指先有实邪为病，继而耗伤正气，以致邪气虽去而正气大伤，转化为以正虚为主的一类病机。

10. 答：正虚邪恋属于疾病转归之一。指疾病后期，正气已虚而邪气未尽，正气一时无力尽邪，邪气留恋不去，病势缠绵的一种转归。这种转归常常是许多急性病转为慢性病变，或反复发作，或留下后遗症的主要原因之一。

11. 答：阳盛则热，即阳偏盛。是指机体在疾病过程中表现以阳气偏盛，机能亢奋，但阴液未衰的实热性病理变化。如壮热面赤、烦躁、口渴、脉数等。

12. 答：阴盛则寒，即阴偏盛。是指机体在疾病过程中表现以阴气偏盛，机能障碍或减退，或阴寒性病理产物积聚，但阳气未衰的实寒性病变。如形寒肢冷、水肿、身体踡缩等。

13. 答："阳胜则阴病"，即阳胜则伤阴。阳偏胜的病变必然导致不同程度的阴液耗损，出现口干舌燥、小便短少、大便干结等，但其矛盾的主要方面仍是以阳胜为主的实热病变。

14. 答："阴胜则阳病"，即阴胜则伤阳。阴偏胜的病变必然导致不同程度的阳气耗损，出现面白、小便清、四肢不温等寒盛伤阳的症状。但其矛盾的主要方面仍是以阴盛为主的实寒病变。

15. 答：阴盛格阳，也称格阳。指阴寒邪气过盛，壅阻于内，排斥阳气于外，使阴阳之气不相交通，相互格拒所表现的真寒假热病变。其表现除四肢厥冷、下利清谷、小便清长等之外，还可见自觉身热但欲衣被、口渴欲饮但喜热饮等假热症状。

16. 答：阳盛格阴，也称格阴。指阳热邪气过盛，深伏于里，阳气被遏，闭郁于内而不外达，阴阳之气不相交通，互相格拒所表现的真热假寒病变。其表现除面红、烦渴饮冷、烦躁、气粗等之外，还可见手足厥冷等假寒症状。

三、填空题

1. 胃；大肠
2. 脾；肾
3. 阴虚风动；血虚生风
4. 精气亏损；精血两虚
5. 血行迫疾；出血
6. 心；肝
7. 气逆；气陷
8. 气闭；气脱
9. 表邪入里；里邪出表
10. 地域特点；生活工作条件
11. 体质特点；精神状态
12. 肺；胃肠
13. 继发；伏而后发
14. 因虚致实；由实转虚
15. 阴胜则阳病；阳胜则阴病
16. 重阴必阳；重阳必阴
17. 肾；互根互用
18. 阳盛格阴；阴盛格阳
19. 精亏；精瘀
20. 肺；肾
21. 肺；胃
22. 中气下陷；脾气下陷
23. 津停气阻；气随津脱
24. 津亏血瘀；血瘀水停

四、简答题

1. 答：所谓血瘀是指血液运行迟缓或瘀滞不通的病理状态，属于病机；瘀血则是血液运行障碍、停滞所形成的病理产物，属于继发性病因。两者可相互影响，即瘀血阻滞可致血瘀，血瘀不行可留滞成为瘀血。

2. 答：所谓发病是指疾病的发生（包括疾病的复发）。影响发病的因素主要有：气候变化、地域差异、生活工作环境变化、体质差异、精神状态等。

3. 答：所谓内湿是指体内津液输布、排泄障碍，导致水湿痰饮内生并蓄积停滞的病理状态。外湿是指从外感受湿邪为病，以伤肌表、筋骨关节为主；内湿是指因脾、肺、肾等脏腑功能失调，尤其是脾失健运，以致水液留滞体内而生湿。两者之间的联系是：外湿伤人，每易伤脾，可致脾失健运而生内湿；内湿素盛者，易招致外湿入侵而致病。即所谓“外湿可诱发内湿，内湿者易招致外湿”。

4. 答：所谓外感病邪是指来自外界，从皮毛肌腠，或者口鼻等体表侵入人体，引起外感疾病的致病因素。外感病邪伤人致病的途径主要是皮毛、口鼻，也可通过其他孔窍侵犯人体，如目窍、二阴等。

5. 答：所谓内伤病因是指人体的情志、饮食、劳逸等不循常度，导致气血津液失调、脏腑经络异常的致病因素。内伤病因伤人致病的途径包括邪伤和正虚两个方面。以邪伤为主者，多为脏腑、气血功能失常，气机紊乱，平衡失调以及脏器组织结构损伤而发病；以正虚为主者，因虚损程度、发病部位不同而异。脏气虚弱则邪易伤脏而发为脏病；腑气亏损则邪易留于腑而发为腑病。

6. 答：所谓伏而后发是指机体感受某些病邪后，病邪潜伏于体内某些部位，经过一段时间之后，或在一定的诱因作用下发病，如破伤风等。徐发则指徐缓发病，与致病邪气的性质，以及体质因素有关，如湿邪致病等。邪气潜伏期间，机体没有任何相应的病理反应出现，而徐发仅指发病过程缓慢，在此缓慢发病过程中，机体有相应的症状或体征表现于外。

7. 答：所谓复发是指原发病再度发作或反复发作的发病方式。引起疾病复发的因素主要有食复、劳复、药复、重感致复、自复及其他因素，如精神因素、护理不当致复等。

8. 答：继发是指在原有疾病的基础上继发新的病变。继发病变以原发病为前提，二者之间存在密切的病理联系。复发则是指原病再度发作或反复发作，原有疾病的基本病理变化和主要病理特征重现。

9. 答：所谓邪正盛衰是指在疾病过程中，致病邪气与机体抗病能力之间所发生的盛衰变化。邪正盛衰直接影响着病势出入。病势出入包括表邪入里、里邪出表。表邪入里，多是由于感邪较重或邪气的致病性强，或正气较虚，抗邪无力等，以致邪气深入。里邪出表，多是由于疾病过程中，正气渐复，抗邪有力，病邪由里透表。里邪出表多提示病趋向愈。

10. 答：所谓疾病转归是指疾病演变的最终结局，又称为疾病的预后。疾病的转归主要表现为四个方面：正胜邪退，病趋好转或痊愈；邪胜正衰，病趋恶化或死亡；正虚邪恋，病势缠绵；邪去正虚，正气有待恢复。

11. 答：所谓虚实错杂是指正虚和邪实同时存在的复杂病机，又称为虚实夹杂。虚实错杂病机主要包括虚中夹实和实中夹虚两种情况，若以邪实为主，兼正气不足者为“实中夹虚”；若以正虚为主，兼有痰饮、水湿、瘀血、结石、宿食等实邪，或复感邪气者，为“虚中夹实”。

12. 答：所谓阳偏衰是指机体的阳气虚损，机能活动减退或衰弱，温煦功能减退的病理状态。阳偏衰（阳气不足）病变多见于心、脾、肾三脏，尤其是肾。由于心、脾、肾三脏离不开阳气的温煦、推动作用，故其多见阳虚，尤其是肾阳是全身阳气的根本，肾阳虚衰在阳偏衰病机中占有极其重要的地位。

13. 答：所谓阴偏衰是指机体在疾病过程中，精、血、津液等物质亏损，阴不制阳，导致阳气相对偏旺，机能活动虚性亢奋的病理。阴偏衰（阴虚）病变多见于肺、肝、肾三脏，尤其是肾。由于肺、肝、肾三脏离不开阴液的滋润、制阳作用，故其多是阴虚，尤其肾阴是全身阴液的根本，肾阴不足在阴偏衰病机中占有极其重要的地位。

14. 答：所谓阴阳互损是指在阴或阳任何一方虚损的前提下，损及到另一方，导致阴阳两虚的病理状态。是阴阳互根互用关系失常的病理变化，有阴损及阳和阳损及阴两种情况。

15. 答：所谓阴阳格拒，主要是由于某些原因导致阴或阳偏盛至极并壅盛阻遏于内，排斥另一方于外；也可由于一方极度虚弱，双方盛衰悬殊，盛者盘踞于内，将衰弱的一方排斥于外，使阴阳之间不相交通，导致寒热真假的病理。有阴盛格阳（真寒假热）和阳盛格阴（真热假寒）两种病理变化。

16. 答：所谓阴阳亡失是指机体的阴液或阳气突然大量亡失，功能活动严重衰竭的病理状态。由于阴和阳存在着互根互用关系，阴亡则阳气无所依附而散越，阳亡则阴液无以固摄而耗脱，所以亡阳可迅速导致亡阴、亡阴也可迅速导致亡阳。

17. 答：精的失常主要包括精亏和精瘀。精亏是指因先天禀赋不足，或后天失于充养，或房劳耗损肾精，或久病虚弱，累及于肾等，导致肾精不足，失于充养的病变。

18. 答：所谓气机失调是指因各种原因导致气的升降出入运动失常所引起的病理变化。气机失调包括气滞、气逆、气陷、气闭、气脱五个方面。气滞是指全身或局部气运行不畅而郁滞的病变；气逆、气陷属于升降失常；气闭、气脱属于出入运动失常。

19. 答：血液运行失常包括血瘀、血行迫疾、出血等。血瘀是指血液运行迟缓或瘀滞不畅的病理；血行迫疾是指在某些致病因素（如火热邪气）的作用下，血液被迫运行加速，失于宁静的病理；出血是指血液不循常道，逸出脉外的病理。

20. 答：津血关系失调主要有津血两伤、津亏血瘀、血瘀水停等。津血两伤是指津液和血同时出现亏损不足；津亏血瘀是指因津液亏损而导致血液运行瘀滞不畅的病理；血瘀水停是指血液瘀滞与津液停蓄同时并见的病理。

21. 答：风气内动又称“内风”，是指因体内阳气亢逆变动或筋脉失养而形成的，具有眩晕、麻木、抽搐、震颤特征的病理。风气内动（内风）包括肝阳化风、热极生风、阴虚风动、血虚生风等。热极生风，又称热甚动风，属实性病变；肝阳化风乃阴虚阳亢所致，属虚实错杂病理；阴虚风动、血虚生风主要是阴血亏损、筋脉失养所致，属虚性病变。

22. 答：所谓津伤化燥是指因体内津液不足，导致各组织器官失于濡润而出现一系列干燥枯涩症状的病理变化。津伤化燥（内燥）多见于肺、胃、大肠等脏腑。因为肺为娇脏，性喜柔润，胃喜润恶燥，大肠主传导燥化糟粕，故肺、胃、大肠多见内燥。

23. 答：气血关系失常主要包括气滞血瘀、气血两虚、气不摄血、气随血脱、血随气逆等。由于“气为血之帅，血为气之母”，故气血之间病理上相互影响。气滞血瘀是指气滞和血瘀相互影响并同时存在的病理；气血两虚是指气虚和血虚相互影响并同时存在的病理；气随血脱是指大出血的同时，气随血液流失而耗脱的病理；气不摄血是指气虚固摄血液的功能减弱，血逸脉外的病理；血随气逆是指气机上逆的同时，血亦随之冲逆于上的病理。

24. 答：精与气血的关系失常主要包括精气亏损、精血两虚。由于精可化气，气能生精，故肾精亏损，可致元气不足；气虚日久，生化无力，又可加重肾精虚衰，以致精气两虚。由于精血同源，故久病耗伤肝肾，可致精血两虚。

五、论述题

1. 答：邪正斗争及其盛衰变化决定疾病的转归结局。疾病的转归主要包括四种：①正胜邪退：疾病过程中，正气较盛，抗邪能力较强，能驱邪外出，或是疾病后期，正气渐复，病趋好转、痊愈。②邪胜正衰：疾病过程中，正气虚弱，抗邪无力，或邪气过盛，正不敌邪，病趋恶化，甚至死亡。③正虚邪恋：疾病后期，正虚而邪气未尽，正气无力尽邪，邪气留恋不去，病势缠绵，日久不愈或留下后遗症。④邪去正虚：疾病后期，病邪已经祛除，但正气耗损，有待恢复。

2. 答：疾病过程中，邪正斗争及其盛衰变化决定疾病的虚实病机。①邪气盛则实，精气夺则虚：即邪气亢盛，正气未衰，以邪盛为矛盾主要方面，表现以亢奋、有余、不通为特征的病理变化为实性病机；正气不足，邪不太盛，以正气亏虚为矛盾主要方面，表现以衰退、虚弱、不固为特征的病理变化为虚性病机。②虚实变化：包括虚实错杂、虚实转化、虚实真假等。以邪实为主，兼有正气不足者，为“实中夹虚”；以正虚为主，兼有痰饮、水湿、瘀血、结石、宿食等实邪停留，或复感外邪者，为“虚中夹实”。先有实邪为病，继而耗伤正气，邪虽去而正气大伤者，病变可转化为以正虚为主的虚性病理，称“由实转虚”；先有正气不足，因推动、气化无力，内生痰饮、水湿、瘀血等病理产物，则可转化为以邪实为主的实性病理，称“因虚致实”。实性病变，由于邪气深结不散，气血郁结于内，经络阻滞，气血不能通达于外，表现出似虚非虚的假象，为“真实假虚”；虚性病变，由于正气虚弱，推动无力，表现出似实非实的假象，为“真虚假实”。

3. 答：疾病复发是指原病再度发作或反复发作。复发的特点：①原有疾病的基本病理变化和主要病理特征的重现。②较原病有所加重，且复发次数愈多，病情越复杂。③与一定的诱发因素有关。导致疾病复发的因素主要有：①食复：指进食过多或进食不易消化的食物，或因宿食、酒热等，助邪或伤正。②劳复：指大病初愈，过度劳累，损伤正气而致疾病复发。③药复：指疾病将愈之时，药物使用不当，如滥用补药等，非助邪即伤正。④重感致复：指疾病将愈之时，疏于防护，复感外邪而致疾病复发。⑤其他因素致复：如情志波动、护理不当等。⑥自复：指疾病初愈，余邪未尽，正气无力驱邪，致邪气暗长而旧病复发。

4. 答：阳盛则热，即是阳盛。多是由于外感阳热邪气，或五志过极化火，或痰湿、食积等郁久化热所致之阳热亢盛，阴液未虚的实热病变。阳盛格阴，又称格阴。是指阳热邪气过盛，邪气深伏于里，阳气被遏，闭郁于内而不外达，阴阳不相交通之真热假寒病理。阳盛格阴病变多是阳盛病机的进一步发展，阳盛格阴较阳盛则热病机更深重。

5. 答：阴盛则寒，即是阴盛。多是由于外感阴寒邪气，或过食生冷，或阴寒性病理产物积聚之阴寒过盛，阳不制阴，阳气未衰的实寒病变。阴盛格阳，又称格阳。是指阴寒邪气过盛，壅阻于内，排斥阳气于外，阴阳不相交通之真寒假热病理。阴盛格阳病变多是阴盛病机的进一步发展，阴盛格阳较阴盛则寒病机更深重。

6. 答：阳虚则寒，即阳偏衰。多是由于久病伤阳，或先天不足，后天失养，或过劳耗损阳气等所致之阳气不足，阳不制阴，阴相对偏盛的虚寒病变。阳偏衰病变多见于心、脾、肾等脏腑。阳损及阴，是指因阳气亏损，以致阴液生成减少，或阳不摄阴而阴液流失所致之以阳虚为主的阴阳两虚病变。亡阳是指疾病过程中，机体阳气突然亡脱，全身机能活动严重衰竭的病理。阳损及阴、亡阳均是阳偏衰病变的进一步发展。阳损及阴是在阳偏衰基础上，阴阳互根互用关系失常所形成的阴阳两虚病变，亡阳则是在阳偏衰基础上阳气突然亡脱的病变，且病情危重。

7. 答：阴虚则热，即阴偏衰。多是由于热病后期，阴液亏损，或五志化火伤阴，或久病耗阴等所致之阴液亏少，阴不制阳，阳相对偏亢的虚热病变。阴偏衰病变多见于肺、肝、肾等脏腑。阴损及阳，是指因阴液亏少，以致阳气生化不足，或阳气无所依附而耗散所形成的以阴虚为主的阴阳两虚病变。亡阴是指在疾病过程中，机体的阴液突然脱失，全身机能活动严重衰竭的病理。阴损及阳、亡阴均是阴偏衰病变的进一步发展。阴损及阳是在阴偏衰基础上，阴阳互根互用关系失常而形成的阴阳两虚病变，亡阴则是在阴偏衰基础上阴液出现突然脱失的病变，病情危重。

8. 答：气机失调主要包括气滞、气逆、气陷、气闭、气脱五个方面。①气滞：指全身或局部气机运化不畅而郁滞的病理状态，以闷、胀、痛为主要表现。②气逆：属于气的升降运动失常。指当降者降之不及，当升者升之太过，以致气逆于上的病理状态。气逆病变以肺、胃、肝等脏腑为多见。③气陷：属于气的升降运动失常。气陷是在气虚基础上表现以气的升举无力为主要特征的病理状态，与脾密切相关，通常称气陷为“中气下陷”或“脾气下陷”。④气闭：属于气的出入运动失常。主要是指气机郁闭，气不外达的病理状态。⑤气脱：属于气的出入运动失常。指疾病过程中，正不敌邪，或正气持续衰弱，以致气虚至极，气不内守而外脱，全身功能衰竭的病理状态。

9. 答：疾病的发生主要取决于“正”、“邪”两个方面。正气充足，卫外固密，病邪难于侵犯人体，则疾病无从发生，或虽有邪气侵犯，正气亦能抗邪外出而免于发病。只有在人体正气相对虚弱，卫外不固时，邪气才能乘虚而入，导致疾病发生。但是，任何邪气都具有不同程度的致病性，在正气相对不足的前提下，邪气伤人则是疾病发生的重要条件。因此，在一般情况下，邪气伤人只是发病的条件，而正气相对不足才是发病的内在根据。而且在特殊情况下，邪气也可以在发病中起主导作用，如疠气致病等。所以说，正气与邪气斗争的胜负，才能决定发病与否。

10. 答：津液输布、排泄障碍与肺、脾、肾、膀胱、三焦及肝等脏腑功能失调有关。由于肺主通调水道，肺失宣降，水道失于通调则津液不行；脾主运化水液，脾失健运，清气不升则水湿内生；肾脏主持水液代谢，肾阳不足，气化失职则水液内停；膀胱气化失司，三焦气机不利，以及肝失疏泄，气滞水停等，均可致水道不畅，津液输布、排泄受阻而内生痰饮水湿为病。

11. 答：内寒病理的形成多与脾、肾等脏阳气虚衰有关。脾为后天之本，气血生化之源，脾阳布达四肢、肌肉而起温煦作用；

肾阳为人体阳气之根本，能温煦全身各脏腑组织。脾阳根于肾阳，所以，脾肾阳气虚衰，尤其是肾阳不足是内寒病理形成的关键。

12. 答：内燥（津液亏少）病变可发生于各脏腑组织，但以肺、胃、大肠最为多见。因肺为娇脏，性喜柔润，肺燥则宣降失职，常见干咳无痰等；胃喜润而恶燥，胃燥则失于通降，常见不思饮食，食后腹胀，或痞满不舒等；大肠主传导食物糟粕，大肠失润则传导失职，常见大便燥结等。

13. 答：火热内生病机主要包括阳气过盛化火、邪郁化火、五志过极化火及阴虚火旺四个方面。阳气过盛化火：多是在致病因素影响下，导致脏腑阳气亢盛的实火，如胃热炽盛等；邪郁化火：包括外感风寒湿等邪气郁久化火和病理性产物，如痰饮、瘀血等积久化火，其病理特点多属实火；五志化火：多是由于情志刺激，导致脏腑阳盛或气机郁结，郁久化火，此类化火，多属实火，如肝郁化火等；阴虚火旺：属于虚火，是指阴液亏损，阴不制阳，虚热内生的病理状态。

14. 答：湿浊内生（内湿）的病理变化主要表现在两个方面：一是由于湿性重浊黏滞，多易阻滞气机，出现胸闷、腹胀、大便不爽等。二是湿为阴浊之物，内湿形成之后，可进一步损伤脾、肺、肾等脏腑生理功能，如湿阻于肺，肺失宣降；湿伤脾阳，脾失健运等。

15. 答：内风病理主要包括肝阳化风、热极生风、阴虚风动、血虚生风四个方面。肝阳化风：多是由于肝肾阴虚，水不涵木，阴不制阳，肝阳亢旺，升动太过而化风，其病理变化多属虚实错杂；热极生风：多因邪热炽盛，煎灼津液，伤及营血，燔灼肝经，亢而化风，其主要病机是邪热亢盛的实风；阴虚风动：属于虚风，多因阴液亏损，筋脉失养而变生内风；血虚生风：亦属虚风，是指因血液亏虚，筋脉失养或血不荣络所变生的内风。

16. 答：气血关系失调主要有气滞血瘀、气血两虚、气不摄血、气随血脱、血随气逆等。①气滞血瘀：是指气滞和血瘀同时存在的病理状态。气滞可致血瘀，血瘀则气机郁滞。两者可同时形成，也可因气滞病变进一步发展所致。②气血两虚：是指气虚和血虚同时存在的病理状态。可因久病耗损，渐致气血两伤，或先有失血，气随血脱，或先有气虚，血液生化无源而衰少等所致。③气不摄血：是指因气虚，固摄血液的功能不足，血不循经而逸出脉外的病理状态，是出血的病机之一。④气随血脱：是指在大量出血的同时，气也随血液流失而耗脱的病理状态。其病变发展，轻则气血两虚，重则气血并脱。⑤血随气逆：是指气机上逆的同时，血亦因之而冲逆于上的病理状态。如肝气上逆，血随气逆而上涌，可致吐血、昏厥等。

第八章 诊　法

第一节 望　诊

习题

一、选择题

(一) A_1 型题

1. 神在全身皆有表现，却突出地表现于(　　)

A. 语言　　B. 动态
C. 目光　　D. 表情
E. 应答反应

2. 下列哪项属“假神”的表现(　　)

A. 语无伦次　　B. 面部潮红
C. 反应迟钝　　D. 突然能食
E. 表情淡漠

3. 久病精气衰竭的病人，突然精神好转，食欲大增，颧赤如妆，语言不休，此属(　　)

A. 有神　　B. 无神
C. 假神　　D. 失神
E. 神志错乱

4. 戴阳证的面色是(　　)

A. 满面通红　　B. 颧部潮红
C. 颧红如妆　　D. 面青颊赤
E. 面色青紫

5. 面色随四时不同而微有变化，秋天的面色相应为(　　)

A. 稍赤　　B. 稍白
C. 稍青　　D. 稍黄
E. 稍黑

6. 形成面色青的原因主要是(　　)

A. 寒凝　　B. 湿阻
C. 气虚　　D. 痰滞
E. 水停

7. 形成面色黄的原因主要是(　　)

A. 阴寒内盛　　B. 脾虚湿蕴
C. 心肺气虚　　D. 肾阴亏损
E. 肾阳不足

8. 颧部潮红主病(　　)

A. 心火亢盛　　B. 阴虚内热
C. 阳明实热　　D. 虚阳浮越
E. 气虚发热

9. 脾胃气虚，气血不足的病人，面色常表现为(　　)

A. 㿠白　　B. 萎黄
C. 苍白　　D. 色黄晦暗
E. 色黄虚浮

10. 面色黄而虚浮，称为(　　)

A. 萎黄　　B. 黄疸
C. 阴黄　　D. 黄胖
E. 阳黄

11. 病人坐而喜仰多属(　　)

A. 脾气虚衰　　B. 肺虚气少
C. 肺实气逆　　D. 咳喘肺胀
E. 水气凌心

12. 小儿头形过小的原因主要是(　　)

A. 脾气虚弱　　B. 肝血不足
C. 心血亏损　　D. 肾气不足
E. 肾精不足

13. “囟填”的形成，主要由于(　　)

A. 肾气不足　B. 气血不足
C. 吐泻伤津　D. 外感时邪
E. 肾精不足

14. 目眦色赤，多属(　　)
A. 肺火　B. 脾火
C. 心火　D. 肝火
E. 肝经风热

15. 根据目与五脏的对应关系，则白睛属(　　)
A. 肺　B. 脾　C. 心
D. 肝　E. 肾

16. 热入营血，口唇可见(　　)
A. 色泽红润　B. 唇红绛而干
C. 唇色淡红　D. 唇色鲜红
E. 口唇青紫

17. 下列哪项不属于正常舌象(　　)
A. 舌体柔软
B. 舌体活动自如
C. 舌质淡嫩少苔
D. 舌质淡红
E. 舌苔薄白

18. 舌体胖大，有齿痕，主(　　)
A. 心血不足　B. 肝血亏损
C. 肾阴不足　D. 肺气不足
E. 脾虚湿盛

19. 舌体瘦薄，舌色淡白，说明(　　)
A. 阴亏　B. 伤津
C. 气血两虚　D. 阳虚
E. 寒湿

20. 外感病如见舌色深绛，多提示(　　)
A. 气分大热　B. 上焦湿热
C. 阴虚火旺　D. 胃肠热甚
E. 热入营血

21. 疾病中见到舌淡紫湿润而短缩，多由于(　　)
A. 痰浊内阻　B. 寒凝筋脉
C. 热盛动风　D. 气滞血瘀
E. 疫毒攻心

22. 黄苔一般主(　　)
A. 寒证　B. 热证
C. 痰饮　D. 湿证
E. 虚证

23. 提示邪气渐盛的舌苔变化，一般是(　　)
A. 苔由厚变薄
B. 苔由薄变厚
C. 苔由润变燥
D. 苔由多变少
E. 苔由白变黄

24. 苔质颗粒细腻致密，如油腻覆盖舌面，不易刮去，称为(　　)
A. 腐苔　B. 滑苔
C. 腻苔　D. 垢苔
E. 润苔

25. 舌尖有芒刺，主病(　　)
A. 肝胆火盛　B. 胃肠热盛
C. 心火亢盛　D. 阴虚火旺
E. 温毒入血

26. 红舌兼见苔黄厚，多见于(　　)
A. 里实热证　B. 虚热证
C. 湿热证　D. 血瘀证
E. 表证

27. 中风或中风先兆的舌态是(　　)
A. 舌强　B. 舌痿
C. 舌颤　D. 舌短
E. 舌歪

28. 苔黑而滑润，舌质色淡多属(　　)
A. 阴虚火旺　B. 阳虚寒盛
C. 热盛伤津　D. 湿热郁蒸
E. 痰火内蕴

29. 舌苔有根与无根，主要取决于(　　)
A. 邪气盛衰　B. 脏腑虚实
C. 胃气有无　D. 津液存亡
E. 气血盈亏

30. 气血两虚证的舌象一般表现为(　　)

A. 舌淡红苔薄白
B. 舌淡瘦苔白腻
C. 舌淡胖苔润
D. 舌色淡白舌体瘦薄
E. 舌淡苔少

31. 肾精耗竭可导致(　　)

A. 横目斜视　B. 眼睛突起
C. 目睛微定　D. 眼皮下垂
E. 瞳仁散大

32. 目窠凹陷属于(　　)

A. 水肿病　B. 肝胆火炽
C. 肾精耗竭　D. 脾胃气衰
E. 五脏精气衰竭

33. 颈侧颌下肿块累累如串珠，称为(　　)

A. 瘰疬　B. 瘿瘤
C. 发颐　D. 痰核
E. 梅核气

34. 小儿指纹浮现者，多属(　　)

A. 表证　B. 里证
C. 实证　D. 虚证
E. 热证

35. 小儿指纹紫红，多主(　　)

A. 外感表证　B. 里热实证
C. 痫证、惊风　D. 血络郁闭
E. 脾虚、疳积

36. 小儿指纹达于气关，是(　　)

A. 邪气入络，邪浅病轻
B. 邪气直中脏腑，病情较重
C. 邪气入经，邪深病重
D. 邪入脏腑，病情严重
E. 病情凶险，预后不良

37. 疮疡初起如粟，根脚坚硬较深、麻木、顶白而痛者为(　　)

A. 痈　B. 疔
C. 疽　D. 疖
E. 以上均不是

38. 阴囊肿大，皮泽透明的，是(　　)

A. 水疝　B. 寒疝
C. 癞疝　D. 狐疝
E. 阴肿

39. 呕吐物清稀无酸臭味者，多属(　　)

A. 肝胃不和　B. 伤食
C. 热呕　D. 寒呕
E. 肝胆郁热

40. 痰色白清稀而多泡沫者，为(　　)

A. 风痰　B. 寒痰
C. 热痰　D. 湿痰
E. 燥痰

(二) A_2 型题

1. 某病人出现神志昏迷，面色晦暗，循衣摸床，撮空理线，属于(　　)

A. 有神　B. 少神
C. 失神　D. 假神
E. 神志错乱

2. 患者突然昏倒，口吐涎沫，四肢抽搐，醒后如常，可诊断为(　　)

A. 狂证　B. 癫证
C. 痫证　D. 中风
E. 中暑

3. 患者久病，面色苍白，却时而泛红如妆，属于(　　)

A. 心火上炎　B. 阳明经热
C. 阴虚火旺　D. 虚阳浮越
E. 肝阳上亢

4. 病人患疮疡，见体表局部范围较大、红肿、根盘紧束，伴有焮热疼痛者，属于(　　)

A. 痈　B. 疖
C. 疔　D. 疽
E. 以上都不是

5. 患者素体阴虚火旺，复感风寒之邪，其舌象可表现为(　　)

A. 舌质淡苔薄白
B. 舌淡红苔薄白
C. 舌质淡苔薄黄
D. 舌质绛苔薄黄
E. 舌质绛苔薄白

6. 某病人脘腹痞满，纳呆食少，头身困重，舌苔黄腻，属于(　　)
A. 湿热内结　B. 饮食积滞
C. 痰热内阻　D. 邪热伤津
E. 热积于内

7. 患者舌苔坚敛着实，紧贴舌面，刮之不脱者，为(　　)
A. 腐苔　B. 腻苔
C. 真苔　D. 假苔
E. 厚苔

8. 患者咯痰少而黏难出，口干舌燥，属(　　)
A. 热痰　B. 燥痰
C. 风痰　D. 湿痰
E. 寒痰

（三）B_1 型题

A. 面色荣润，目光精彩内含
B. 重危病人，精神突然好转，两目明亮
C. 精神萎靡，目暗睛迷
D. 精神不振，健忘嗜睡
E. 默默不语，神情发呆

1. 失神的表现是(　　)
2. 假神的表现是(　　)

A. 面黄枯槁无光
B. 面黄而虚浮
C. 面色白而无华略黄
D. 面目肌肤黄色鲜明
E. 面目肌肤黄色晦暗

3. 黄胖可见(　　)
4. 萎黄可见(　　)

A. 咽喉红肿疼痛
B. 咽部嫩红，肿痛不甚
C. 喉部两侧肿块，红赤溃烂
D. 咽喉红干而痛
E. 咽喉出现白色假膜，刮之不去或随即复生

5. 热毒蕴结，可见(　　)
6. 疫疠毒邪蕴积肺胃，上蒸咽喉可见(　　)

A. 舌尖　B. 舌中
C. 舌根　D. 舌边
E. 舌面

7. 肾在舌分属部位是(　　)
8. 心肺在舌分属部位是(　　)

A. 舌鲜红苔黄厚
B. 舌淡苔白而润
C. 舌红苔黄腻
D. 舌淡红苔薄白
E. 舌红绛少苔

9. 阴虚火旺的舌象是(　　)
10. 虚寒证的舌象是(　　)

A. 斑疹平铺于皮下，摸之不碍手
B. 斑疹高出于皮肤，摸之碍手
C. 皮肤上出现晶莹如粟的透明小疱疹
D. 疮疡初起如粟，根脚坚硬，顶白而痛
E. 疮疡范围较小，生于皮肤浅表，红肿热痛不甚

11. 疹为(　　)
12. 疔为(　　)

A. 湿热泄泻　B. 湿泻
C. 脾虚泄泻　D. 湿热痢疾
E. 风泻

13. 便下脓血，赤白相兼，属(　　)
14. 大便清稀有未消化食物，或如鸭溏，属(　　)

A. 横目斜视　B. 瞪目直视
C. 昏睡露睛　D. 两目上视
E. 瞳仁扩大

15. 肝风内动可见(　　)

16. 肾精耗竭可见(　　)

(四) X 型题

1. 神具体反映在人的(　　)
A. 目光　B. 面色
C. 表情　D. 言语
E. 体态

2. 面色青主(　　)
A. 寒证　B. 痛证
C. 瘀证　D. 惊风
E. 肾虚

3. 形瘦颧红皮肤干枯的病人，多见于(　　)
A. 气虚　B. 阴血不足
C. 痰盛　D. 火旺
E. 阳虚

4. 望发可以判断(　　)
A. 肝的病变
B. 肾气充足与否
C. 津液的盛衰
D. 精血的盛衰
E. 肺气的盛衰

5. 称耳为"宗脉"所聚是因(　　)
A. 手少阳经脉入耳中
B. 手太阳经行耳之前后
C. 足少阳经脉入于耳
D. 足太阳经脉到达耳
E. 足阳明经行于耳之前

6. 望咽喉主要可以诊断哪些脏腑的病变(　　)
A. 心　B. 肺　C. 胃
D. 肝　E. 肾

7. 正常舌象应具有的特点是(　　)
A. 舌体灵活自如
B. 胖瘦适中
C. 质淡红苔薄白
D. 湿润而滑
E. 荣润有神

8. 舌生芒刺的临床意义可以是(　　)
A. 胃脘食滞　B. 热入营血
C. 肝胆火盛　D. 气分热极
E. 心火亢盛

9. 舌体强硬的主病为(　　)
A. 热入心包　B. 痰浊内阻
C. 中风　D. 高热伤津
E. 热扰心神

10. 黄苔可见于(　　)
A. 热证　B. 寒证
C. 虚证　D. 里证
E. 表证

11. 剥苔的形成机理是(　　)
A. 气血两亏　B. 胃气大伤
C. 胃阴枯竭　D. 中气下陷
E. 痰热湿浊内阻

12. 临床上脾虚湿阻病人可见(　　)
A. 黑苔　B. 舌体胖嫩
C. 舌淡紫　D. 苔白腻
E. 舌边有齿痕

13. 痿软舌的主病是(　　)
A. 阴亏已极　B. 热灼津伤
C. 气血俱虚　D. 肝风内动
E. 痰热阻络

14. 以下小儿食指脉络变化可提示病危的是(　　)
A. 络脉达于命关
B. 络脉浮现明显
C. 络脉变粗
D. 络脉色紫黑
E. 络脉透关射甲

15. 唾多而黏，多因(　　)
A. 胃中积冷　B. 宿食积滞
C. 水湿停留　D. 肾虚水泛
E. 脾失健运

16. 疖的特点是(　　)
A. 患处形小而圆
B. 部位表浅
C. 麻木或发痒

D. 容易化脓

E. 脓溃即愈

二、词语解释

1. 神气不足
2. 假神
3. 主色
4. 客色
5. 囟填
6. 囟陷
7. 解颅
8. 五轮
9. 乳蛾
10. 水痘
11. 白痦
12. 透关射甲
13. 水疝
14. 狐疝
15. 痔疮
16. 戴眼

三、填空题

1. 望神是通过观察________，以分析病情及判断预后的诊察方法。

2. 得神即________的表现。

3. 察五色善恶时，不论何色皆以________为区分要点。

4. 面色淡黄无泽，枯槁无华，称________，是脾胃气虚，气血不足所致。

5. 坐而仰首，胸满气急者，多属________。

6. 低头伏案，不欲言语者，多为________。

7. 小儿发结如穗，形瘦腹大，多见于________，是脾胃虚损所致。

8. 破伤风的特殊征象是________。

9. 黑睛斜向一侧，称________，为肝风内动的表现之一。

10. 久流浊涕腥臭者，称为________。

11. 咽喉红肿疼痛，甚则溃烂或有黄色脓点，此为________。

12. 酒渣鼻的成因主要是________。

13. 耳背有红络，耳根发凉者，为________先兆。

14. 舌象包括________。

15. 舌色淡白而舌体瘦薄者，主________证。

16. 先天性舌裂的特征是________。

17. 齿痕舌的形成原因主要有________。

18. 病理性舌苔的形成是由________而成。

19. 舌苔厚薄的分辨，以________为标准。

20. 热病过程中，舌苔由燥转润，提示________。

21. 湿温或暑温病中，皮肤出现白色小疱疹，晶莹如珠，为________。

22. 鼻流清涕，喷嚏不止，遇冷即发，称________。

23. 呕吐有寒热之辨，寒呕的呕吐物形质为________。

24. 排尿时有中断，尿中夹有砂石者，称________。

四、简答题

1. 何谓望神？
2. 何谓得神？其表现如何？
3. 面部色诊的原理是什么？
4. 何谓常色？
5. 何谓主色、客色？
6. 何谓五色善恶？
7. 病理性五色各有什么主病？
8. 肾病面见黑色，临床上如何分寒热？
9. 望头颈五官九窍诊断疾病的原理是什么？

10. 耳之色泽变化主病有什么不同？

11. 望咽喉为什么能诊断内脏病变？

12. 项部望诊主要注意哪些变化？

13. 何谓正常舌象？

14. 何谓舌神？

15. 红绛舌的形成机理是什么？

16. 肿胀舌可见于哪些病证？

17. 舌苔的消长变化与邪正进退的关系如何？

18. 腐、腻苔有何区别？

19. 舌与脏腑经络有何联系？

20. 举例说明白苔的主病是什么？

21. 何谓斑疹？

22. 怎样区分“三关”？

23. 小儿食指络脉的正常形色怎样？

24. 怎样根据呕吐物形状判断其主病？

五、论述题

1. 简述假神的含义及其临床意义。

2. 试述癫、狂、痫神态的异同。

3. 试述萎黄、黄胖、黄疸的鉴别要点。

4. 试述望形态诊病的原理。

5. 简述小儿囟门异常的主病。

6. 简述诊察目形异常变化的临床意义。

7. 试述鼻之形色变化的临床意义。

8. 试述舌诊的临床意义。

9. 简述察看舌下络脉的临床意义。

10. 试述望小儿食指络脉的方法及络脉变化的临床意义。

11. 简述辨白痦之顺逆的临床意义。

12. 简述痈、疽、疔、疖四者的区别。

13. 试述望二阴诊断有关脏腑经络病变的原理。

14. 试述望痰的临床意义。

15. 试述望舌时综合诊察舌质和舌苔的机理。

16. 试述望口唇的重点及其异常变化的意义。

答案

一、选择题

（一）A_1 型题

1. C　答案分析：神是机体生命活动及精神意识状态的综合体现，而五脏六腑之精气皆上注于目，眼睛又被称为“心灵的窗户”，故神虽全身皆有表现，但却突出地反映于目光。

2. D　答案分析：垂危的病人，数日不能进食，突然欲食，并非好转，而是假神的表现。

3. C　答案分析：病人出现的一时性好转与其危重病情不相符，故当属假象。

4. C　答案分析：戴阳证病人，由于阴不敛阳，以致虚阳浮越于上，而见颧红如妆。

5. B　答案分析：根据五行学说，白色与秋季相应，故面色在秋季表现为稍白。

6. A　答案分析：寒凝则气滞血瘀，经脉拘急收引，、故面色发青。

7. B　答案分析：黄为脾虚湿蕴之象。脾失健运则水湿内停，气血不充，故面色发黄。

8. B　答案分析：色红主热。阴虚火旺者不似阳盛发热之满面通红，而是表现为两颧潮红。

9. B　答案分析：脾胃气虚，气血化生乏源，则面色淡黄无泽，枯槁无光，称为萎黄。

10. D　答案分析：脾失健运，水湿泛溢肌肤，故面黄虚浮。

11. C　答案分析：肺主气司呼吸，痰饮壅滞于肺，影响肺气宣降而气逆，故坐而仰首。

12. E　答案分析：肾为先天之本，藏

精生髓上通于脑，肾精不足，先天发育不良，则可致小儿头形过小。

13. D　答案分析：外感时邪，火毒上攻，致囟门高突而成。

14. C　答案分析：根据五轮学说，目眦血络属心，色赤主热。心火亢盛则目眦色赤。

15. A　答案分析：白为肺之色，故《内经》谓“气之精为白眼”，白睛属肺。

16. B　答案分析：色红主热，邪热甚则色深红；热盛伤津，灼伤营阴，则唇绛而干。

17. C　答案分析：正常舌象为“淡红舌，薄白苔”，胖瘦老嫩适中。色淡质嫩多属虚证。

18. E　答案分析：脾虚不能运化水湿，以致舌体胖大受齿缘压迫而成。

19. C　答案分析：气血两虚不能充盈于舌体所致。

20. E　答案分析：绛舌主热邪深重，温病热邪深入营血耗伤营阴，血液黏稠，热壅血滞则舌呈绛红。

21. B　答案分析：阴寒内盛，则血液凝而瘀滞，舌色青紫而润；寒性收引，舌上筋脉挛急，则舌体紧缩不能伸长。

22. B　答案分析：黄色主热。病邪入里化热，或脏腑内热，胃气挟邪热上熏可致苔色变黄。

23. B　答案分析：薄苔是由胃气、胃津熏蒸于舌而成；厚苔则常因胃气挟食浊、痰湿等有形邪气熏蒸，滞积于舌所致。故舌苔由薄变厚，一般说明邪气渐盛，主病进。

24. C　答案分析：腻苔的主要特点是苔质致密，颗粒细腻，如油腻覆盖舌面刮之难去。区别于腐苔苔质疏松，颗粒较大、松软，形如豆渣堆积舌面刮之易去。

25. C　答案分析：邪热炽盛则舌生芒刺。舌尖属心，故心火亢盛，舌尖生芒刺。

26. A　答案分析：红色主热，热盛气血涌动，舌体脉络充盈故舌色红；热邪熏灼，苔现黄色，厚苔主邪盛入里。因此舌红苔黄厚为里实热证。

27. E　答案分析：肝风内动，挟痰瘀阻于舌的一侧经脉，受阻一侧则舌肌弛缓，收缩无力，而健侧舌肌力如常，故伸舌时向健侧歪斜。常见于中风或中风先兆。

28. B　答案分析：阳虚则生血行血之力不足，舌失充养则色淡；阳虚则寒，水饮停留，则苔黑而滑润。

29. C　答案分析：舌苔乃胃气熏蒸而成，若舌苔坚敛着实，紧贴舌面，刮之不脱者，为有根苔，称真苔。真苔多为实证，是胃气尚存，夹食积浊气上蒸所致。若苔不着实，似涂浮舌上，刮之即去，为无根苔，称假苔。假苔多见于虚证，为胃气大伤，不能上蒸、难以续生新苔，而原有之苔逐渐脱离舌体之故，所以刮之即脱。故舌苔之有根、无根取决于胃气的盛衰变化。

30. D　答案分析：气血两虚，舌体失养，故色淡白而体瘦薄。

31. E　答案分析：瞳仁属肾。肾藏精，滋养瞳仁，瞳仁扩大，多属肾精耗竭，为濒死危象。

32. E　答案分析：五脏六腑之精气皆上注于目而为之精，五脏六腑精气衰竭，不能滋养于目，则目睛下陷窠内，病属难治。

33. A　答案分析：肺肾阴虚，虚火灼津结成痰核，或感受风热时毒，气血壅滞，结于颈项肿块累累如串珠，称“瘰疬”。

34. A　答案分析：肌表感受外邪往往由浅入深，首先入络，进一步则深入客经。故络脉浮露者，主病在表。

35. B　答案分析：色红主热，鲜红多属外感表证；色紫红者，则提示邪热深入为内热。

36. C　答案分析：络脉出现的部位随

邪气侵入的深浅而变化，若见络脉透过风关至气关者，是邪气入经，主邪深而病重。

37. B　答案分析：患部如粟米状，根脚坚硬而深，麻木或发痒，顶白而痛甚者为“疔”的特点。

38. A　答案分析：阴囊肿大，皮泽透明的，称“水疝”，是水湿停聚，下注阴囊所致。

39. D　答案分析：呕吐物清稀无臭，为寒呕。多因脾胃阳虚或寒邪犯胃胃失和降所致。

40. A　答案分析：痰色白清稀而多泡沫者，为风痰，是因痰湿伏肺，外受风寒所致。

（二）A_2 型题

1. C　答案分析：在疾病过程中，病人出现神识昏迷，语无伦次，循衣摸床，撮空理线，为邪闭清窍。表示正气大伤，精气衰竭，病情深重，预后不良，为失神之征。

2. C　答案分析：猝然昏仆不知人事，两目上视，口吐涎沫，四肢抽动，或口中如作猪羊叫声，多属痰迷心窍、肝风内动的痫证。

3. D　答案分析：原面色苍白，忽见颧红如妆，游移不定，多见于久病重病之人，为虚阳浮越于上的“戴阳”证，属危重证候。

4. A　答案分析：肌肤局部红肿高起，根盘紧束，伴有焮热疼痛者为“痈”，属阳证。多因热毒内蕴，复感邪毒，致营卫不和，经络阻塞，气血壅滞不通，热胜肉腐成痈。

5. E　答案分析：阴虚火旺，故舌色绛红；复感外邪，表里同病，苔薄白而干。

6. A　答案分析：湿热内结，困阻脾胃，升降失司，故脘腹痞满；湿性重着，则头身困重；胃气挟湿热上熏，则见舌苔黄腻。

7. C　答案分析：胃气尚存，夹食积浊气上蒸，则舌苔坚敛着实，紧贴舌面，刮之不脱，为有根苔，称真苔。真苔多为实证。

8. B　答案分析：燥邪犯肺，耗伤肺津，则痰少而黏难咯出，甚则干咳少痰，属燥痰。

（三）B_1 型题

1. C　答案分析：失神，是神气衰败之象。病人在精神状态和目神上表现的特点是：精神萎靡，神识朦胧，目暗睛迷，瞳神呆滞，等。表示正气大伤，精气衰竭，病情深重，预后不良。

2. B　答案分析：久病、重病精气大衰之人，如原已精神极度萎顿，突然神清多语，声高不休，精神振作，但躁动不安；或本已目光无神呆滞，突然目显光彩等，都属假神的表现。此为阴阳即将离决的危笃之象，是精气衰竭已极，阴不敛阳，以致虚阳外越而出现一时“好转”的假象。

3. B　答案分析：面色黄而虚浮，为脾失健运，水湿泛溢肌肤所致，称为“黄胖”。

4. A　答案分析：脾胃气虚，气血不足，则面色淡黄无泽，枯槁无华，称为萎黄。

5. C　答案分析：咽喉一侧或两侧突起肿块，状如乳突，称“乳蛾”，是邪壅气血；若红赤溃烂，为热毒蕴结。

6. E　答案分析：咽部有灰白色膜点，擦之不去，重擦出血，随即复生者，是“白喉”，为疫疠毒邪蕴积肺胃，上蒸咽喉所致。

7. C　答案分析：以五脏划分，则舌根属肾。

8. A　答案分析：以五脏划分，则舌尖属心肺。

9. E　答案分析：舌红绛主热，在内伤杂病中，阴虚火旺则舌质红绛，胃津匮乏不能上承则苔少。

10. B　答案分析：阳气不足，生化阴血的功能减退，不能温运血液充养于舌，故舌色浅淡；阳虚水停则苔白而润。

11. B　答案分析：疹，形小如粟粒，高出肌肤，抚之碍手。

12. D　答案分析：初起患部如粟米状，根脚坚硬而深，麻木或发痒，顶白而痛甚者为"疔"。

13. D　答案分析：湿热蕴结，熏灼肠道，气血壅滞，损伤肠络，则便下脓血，赤白相兼，为湿热痢。

14. C　答案分析：脾虚不运，水谷不化，清浊不分，故泻下清稀，完谷不化。

15. A　答案分析：足厥阴肝经连目系，肝风内动，上扰目络，黑睛斜向一侧，称"横目斜视"。

16. E　答案分析：瞳仁属肾。肾藏精，滋养瞳仁。瞳仁扩大，多属肾精耗竭，为濒死危象。

（四）X 型题

1. A、B、C、D、E　答案分析：神，具体反映在人的目光、面色、表情、神识、言语、体态等方面，这是望神的主要内容。

2. A、B、D、C　答案分析：小儿于眉间、鼻梁、口唇四周出现青灰色，是惊风先兆或发作。寒、痛、瘀面色多见青白、青紫或青黑晦暗。由于外感寒邪，寒性凝滞，气血不畅；或阳气亏虚，气血瘀滞，经脉不利。"不通则痛"，临床多伴有疼痛。

3. B、D　答案分析：阴血不足，筋骨肌肉皆失所养，日久可见形体消瘦，皮肤干枯失润；阴虚火旺，虚火上扰则颧红。

4. B、D　答案分析：肾藏精，其华在发，发又为血之余。故头发色黑润泽浓密者，是肾气充盛，精血充足的表现。头发稀疏，色黄干枯者，是肾气亏虚，精血不足所致。

5. A、B、C、D、E　答案分析：手足少阳、手足太阳及足阳明经入于耳或环绕其周围，故称耳为"宗筋之所聚"。

6. B、C、E　答案分析：喉为肺之门户，咽内通于胃，肾之经脉循咽喉，故望咽喉可知肺胃与肾之病变。

7. A、B、C、E　答案分析：正常舌象为淡红舌薄白苔，表现为：舌质柔软，活动自如，舌色淡红，荣润有神；舌苔薄白均匀，干湿适中。

8. B、C、E　答案分析：舌生芒刺常因脏腑热盛，热入营血，营热郁结充斥舌络所致。若舌尖有芒刺，为心火亢盛；舌边有芒刺，属肝胆火盛。

9. A、B、C、D、E　答案分析：热入心包，扰及神明，舌窍不利；或痰浊、痰热内结，闭窍阻络，舌失其主；或肝风挟痰，上阻舌络；舌色红干而强硬，多为热盛伤津；若舌强语謇，口舌歪斜者，常见于中风病。

10. A、B、C、D、E　答案分析：黄苔的形成，是因病邪入里化热，脏腑内热，胃气夹邪热上泛熏灼，导致苔色变黄。一般主里证、热证，也可见于表证、虚证和寒证。如苔薄淡黄，也可见于外感风热表证；舌淡胖嫩苔黄滑润者，多是阳虚水湿不化。

11. B、C、E　答案分析：剥落苔的形成，是因胃气匮乏不得上蒸于舌，或胃阴枯涸不能上潮于口所致。若痰热湿浊内阻者，出现剥苔，则是邪气渐退，而胃阴耗伤之象。

12. B、D、E　答案分析：多因脾阳虚，水湿停聚，或湿聚成痰饮，阻滞舌络而致舌淡白胖嫩，边有齿痕；阳虚水停阻遏阳气，则舌苔白腻。

13. A、B、C　答案分析：痿软舌多由阴血亏虚，舌肌失养所致。舌淡白而渐痿者，属气血两亏；舌红绛而渐痿者，属肝肾阴亏已极；新病舌干红而暴瘘，是热灼津伤。

14. A、D、E　答案分析：络脉显现于风关者，是邪气入络，示邪浅病轻；若见络脉透过风关至气关者，是邪气入经，主邪深而病重；络脉过气关达命关时，是邪气入脏，邪陷病危之兆；若络脉透过风、气、命三关直达指尖，称“透关射甲”，提示病情凶险，预后不佳。色泽变化亦反映病情轻重，色紫黑者主血络郁闭，为病重之象。

15. A、B、C　答案分析：唾为肾之液，亦与脾胃相关。故唾液分泌量的变化常与肾、脾胃功能失调有关。唾多而黏，多因胃中积冷、宿食、湿停等，致胃气上逆而多唾。

16. A、B、D、E　答案分析：“疖”的特点是：患处形小而圆，生于皮肤浅表部位，红肿热痛不甚，容易化脓，脓溃即愈。而麻木或发痒属“疔”的特征。

二、词语解释

1. 轻度失神的表现即神气不足，又称少神。表现为精神不振，思维迟钝，不欲言语，目光呆滞，肢体倦怠，动作迟缓。提示正气受损，见于一般虚证，或脏腑失和，气血不畅之证。

2. 假神，是垂危病人出现精神暂时好转的假象。见于久病、重病精气大衰之人。如原已意识不清，不能言语，精神极度萎顿，突然神清多语，声高不休，精神振作，但躁动不安；或本已目光无神呆滞，面色晦暗或苍白，突然目显光彩，两颧泛红如妆；或数日不能进食，突然欲食等，都属假神的表现。

3. 主色是个体一生基本不变的面色，也称正色或本色。主色具有种族特征，我国正常人的面色为黄红隐隐，明润含蓄，但因禀赋等原因可形成偏白、或偏黑、或偏黄、或偏红、或偏青等差异。

4. 随生活环境以及劳作等而相应变化的面色，称为客色。人的面色随昼夜四时、气候等变化，也会有所变化。此外，因职业、劳逸、情绪、运动等导致面色的短暂改变，亦属客色范畴。

5. 小儿囟门高突，称为“囟填”，多属实热证，因外感时邪，火毒上攻所致。

6. 小儿囟门下陷者，称为“囟陷”，多属虚证，见于先天不足，发育不良，或吐泻伤津，或气血不足，或脾胃虚寒。

7. 小儿囟门迟闭，骨缝不合，称为“解颅”，多为先天禀赋不足，发育不良；或后天精气亏虚，或为邪气所伤而致。

8. 中医眼科将目分为五个部分，各部分与五脏相对应，称为“五轮”。即瞳神属肾，称水轮；黑睛属肝，称风轮；白睛属肺，称气轮；目眦的血络属心，称血轮；眼睑属脾，称肉轮。根据五轮变化可推测所对应之脏的病变。

9. 咽喉一侧或两侧突起肿块，状如乳突，称“乳蛾”，是邪气壅滞气血而成。

10. 为外感时邪所致皮肤出现的水疱。其形椭圆，表浅易破，大小不等，陆续出现，浆薄如水，晶莹透亮，不结厚痂，不留疤痕。属病情轻浅的一种传染病。

11. 皮肤出现白色小疱疹为白㾦。其特点是高出皮肤，晶莹如珠，根部肤色不变，擦破流水，多分布于颈项胸腹，偶见于四肢，消失时有皮屑脱落。

12. 关，指风、气、命三关；甲，指甲。小儿食指络脉透过风、气、命三关直达指尖，称“透关射甲”，提示病情凶险，预后不佳。

13. 阴囊肿大，皮泽透明，称“水疝”，是水湿停聚，下注阴囊所致。

14. 阴囊内有肿块，卧则入腹，立则入囊，时有时无，出没如狐，有胀痛者，名

“狐疝”。

15. 肛门内外周围有物突出，可兼疼痛，称为“痔”。溃烂流血、流脓，即为“痔疮”。其生于肛门齿线以外者，称“外痔”；生于肛门齿线以内者，称“内痔”；内外皆有，称“混合痔”。

16. 两目上视，白多黑少，不能转动者，为“戴眼”，见于惊风、痉厥及癫痫等。

三、填空题

1. 神的得失有无
2. 神气充足的表现
3. 病色明润含蓄还是晦暗暴露
4. 萎黄
5. 痰壅气逆的肺实证
6. 气郁痰结，情怀抑郁
7. 疳积
8. 苦笑面容
9. 横目斜视
10. 鼻渊
11. 烂乳蛾（或烂喉痧）
12. 肺胃热壅
13. 麻疹
14. 舌质和舌苔
15. 气血两虚
16. 裂纹中有舌苔覆盖且无不适感
17. 脾虚湿盛
18. 胃气挟邪气上蒸
19. 见底、不见底
20. 热退津复
21. 白痞
22. 鼻衄
23. 清稀无臭
24. 石淋

四、简答题

1. 答：神是人体生命活动的总称。所谓望神，即医生接触病人时，要求经过短暂的观察，就能对病人的目光神态、言谈举止、询问反应、面色表情等，有一个初步的印象。得以了解病人精气的盛衰，分析病情的轻重，推断预后的吉凶。

2. 答：得神即有神，是精充气足神旺的表现。得神的表现是：目光明亮，精彩内含，神志清楚，语言清晰；面色荣润含蓄，表情自然，反应灵敏，动作灵活，体态自如，呼吸平稳，肌肉不削。

3. 答：面部色泽是脏腑气血之外荣。《素问·脉要精微论》曰：“夫精明五色者，气之华也。”不仅心之华在面，其他脏腑之精气，也通过经脉而上荣于面，正如《灵枢·邪气脏腑病形》所说：“十二经脉，三百六十五络，其血气皆上注于面而走空（孔）窍。”这说明面部色泽与脏腑气血具有内在联系，五脏应五色是：肝青、脾黄、心赤、肺白、肾黑。所以望面部色泽可以测知脏腑气血之盛衰以及邪气之所在。

4. 答：常色指人在正常生理状态时面部的色泽，表示人体精神气血津液的充盈与脏腑功能的正常。由于精气内含，容光外发，所以正常的面色，不管什么种族肤色，都应是光明润泽。常色随着时间、气候、环境以及个体特征等的变化而变化。

5. 答：常色又有主色、客色之分。“主色”是每个人的面色、肤色一生不变者，属于个体特征，各人的面色可以是不一致的。“客色”是由于生活条件的变动，人的面色、肤色也相应发生变化。

6. 答：病人凡五色光明润泽者为善色，说明虽病而脏腑精气未衰，胃气尚荣于面，称为“气至”，多预后良好。凡五色晦暗枯槁者为恶色，说明脏腑衰败，胃气已竭，不能荣润，称为“气不至”，多预后不佳。

7. 答：青色主寒证、痛证、瘀血和惊风。赤色主热证，赤甚属实热；微赤为虚热。黄色主虚证、湿证。白色主虚证、寒证、脱血夺气。黑色主肾虚、寒证、痛证、水饮和瘀血。

8. 答：颜面或额黑为肾病。临床上判断其寒热：面黑而干焦，多为肾精久耗，虚火灼阴；黑而浅淡者，为肾病水寒；黑而暗淡者，不论病之新久，皆属阳气不振之征。

9. 答：根据藏象学说，内在的五脏各与外在的五官九窍相连，而官窍又是人体与外界相联系的通道。十二经脉，三百六十五络，其血气皆上于面而走空窍。因此，头面耳目口舌鼻等五官九窍的色泽形态，足以反映脏腑经络的生理与病理。

10. 答：耳部色泽总是以微黄红润为佳。色白为寒。色青而黑多主痛证。耳轮焦黑干枯，是肾精亏极。耳红而肿，属少阳相火上攻，或为肝胆湿热、火毒上蒸。若耳背有红络，伴耳根发凉，多为麻疹先兆。

11. 答：因为咽喉为肺、胃之门户，是呼吸、进食之要冲，为诸经脉所络。如手太阴肺经、足阳明胃经、足少阴肾经等经脉均经过咽喉，所以许多脏腑的病变可以从咽喉的异常变化反映出来，尤其是对肺、胃、肾的病变，诊断价值更大。

12. 答：注意外形和动态变化。外形变化主要观察有无肿瘤、结节及其部位、形态、大小；动态变化主要观察颈项部的动静姿态。

13. 答：正常舌象表现为：舌体柔软灵活、舌色淡红、荣润有神，舌苔薄白均匀、干湿适中、不黏不腻。即“淡红舌，薄白苔”。

14. 答：舌神，即舌之神气。其主要表现在舌质的荣枯和灵动方面。“荣”，指舌色红润鲜明光泽，舌体运动灵活而有生气，即有神之舌，是脏腑气血、津液未伤的表现，虽病预后良好。“枯”，指舌质干枯，晦暗无光，舌体呆滞不灵而无生气，此即无神之舌。

15. 答：体内热邪亢盛，气血涌动，舌络充盈；或热入营血，耗伤营阴，热壅血滞；或阴虚水涸，虚火上灼血络等所致。

16. 答：常见于三类病证中：①心脾热盛，气血上壅于舌，舌色鲜红肿胀而痛。②温热挟酒毒上攻，舌色紫而肿胀。③急性中毒，气血凝滞，以致舌体肿胀青紫晦暗。

17. 答：舌苔的消长变化，也是邪正进退的反映。舌从有苔到无苔，是正气渐衰，邪气深入营血的表现；舌苔剥落之后，渐生薄白苔，为正胜邪却，胃气渐复的征象；一般舌苔渐退或新生多为佳象，若苔骤剥骤长则多主重证。

18. 答：腐苔是指苔质颗粒疏松，粗大而厚，如豆渣堆于舌面，刮之易去的苔。腻苔则指苔质颗粒细腻致密，如油腻覆盖舌面，刮之难去的苔。

19. 答：手少阴心经之别系舌本，足太阴脾经连舌本、散舌下，足少阴肾经挟舌本，足厥阴肝经系舌本。足太阳之筋，其支者别入，结于舌本；手少阳之筋，其支者入系舌本。可见，心、脾、肝、肾、膀胱、三焦等脏腑的经脉、经别、经筋与舌有着直接联系。在脏腑中，尤以心和脾胃与舌的关系更为密切。因为舌为心之苗窍，又为脾胃之外候，而舌苔乃胃气之所熏蒸。

20. 答：白苔一般主表证和寒证，如伤寒太阳病，舌苔薄白而润；温病卫分证，薄白而干等。若舌淡苔白而滑，常是里寒证或寒湿证。此外，白苔还可见于热证，如舌苔白如积粉，常为瘟疫或内痈征象；舌苔白而糙裂，多为温病内热暴盛伤津所致。

21. 答：斑疹多系血分受邪而致的皮肤改变。斑，色红或紫暗，点大成片，平摊于皮肤下，摸之不碍手；疹，形如粟粒，色红而高起，摸之碍手。

22. 答：食指第一节部位为风关，即掌

指关节横纹向远端至第二节横纹之间；第二节为气关，即第二节横纹至第三节横纹之间；第三节为命关，即第三横纹至末端。

23. 答：正常的络脉色泽浅红，红黄相兼，隐隐于风关之内；大多不浮露，甚至不明显，多是斜形、单枝，粗细适中。但粗细也与气候寒热有关，热则变粗增长，寒则变细缩短。长短也与年龄有关，一岁以内多长，随年龄增长而缩短。这些均属生理范围内的变化，不属病理范畴。

24. 答：呕吐是胃气上逆的表现，一般而言，呕吐清稀无臭之物，多为寒呕，常因胃阳不足或寒邪犯胃所致。呕吐秽浊酸臭之物，多为热呕，常因邪热或肝经郁火犯胃所致。呕吐酸腐夹杂不化食物，多为食积，常因暴饮暴食，脾运不及，胃失和降所致。呕吐清稀痰涎而胸闷苔腻者，多为脾失健运，痰饮停聚脏腑之证。呕吐黄绿苦水，多属肝胆湿热或肝经郁热乘胃，胆汁上溢所致。

五、论述题

1. 答：假神是垂危病人出现精神暂时“好转”的假象。假神的表现是：久病重病之人，本已失神，但突然精神转佳，目光转亮，言语不休；或病至语声低微断续，忽而清亮起来；或原来面色晦暗，突然颧赤如妆；原来数日不能进食，忽然食欲增强。

这是由于精气衰竭已极，阴不敛阳，以致虚阳外越，暴露出一时“好转”的假象，是临终前的预兆。古人比喻为“残灯复明”、“回光返照”。临床上见于阴阳即将离绝的危候。

2. 答：神志失常是癫、狂、痫的共同表现，但三者表现又各不相同。如表情淡漠，寡言少语，闷闷不乐，继则精神呆滞，哭笑无常者，是痰气凝结，阻蔽心神的癫病。烦躁不宁，呼号怒骂，打人毁物，不避亲疏者，多属痰火扰心的狂病。突然昏倒，昏不知人，口吐涎沫，四肢抽搐，口作异声，醒后如常，为痰迷心窍，内动肝风的痫病。

3. 答：面色淡黄，枯槁无光，称“萎黄”，常见于脾胃气虚，气血不足者。面黄虚浮，称为“黄胖”，多是脾气虚衰，湿邪内阻所致。若面目一身俱黄，称为“黄疸”，黄疸又因病因不同而有“阴黄”、“阳黄”之分：黄而鲜明如橘子色者，属“阳黄”，为湿热熏蒸之故；黄而晦暗如烟熏者，属“阴黄”，为寒湿郁阻之故。

4. 答：望形态是通过观察病人形体与动静姿态，进行诊断的一种方法。根据阴阳五行学说和藏象学说，人体内而五脏分属五行，外而皮毛、肌肉、血脉、筋骨等五体合于五脏。形体的强弱胖瘦与内脏的坚脆盛衰是统一的，而人体的动静姿态，又与阴阳气血的消长有关。所以望形态可以测知脏腑气血的盛衰，邪正的消长，以及病势的顺逆和邪气之所在。不同形态又能体现体质差异，提示某些疾病发病的倾向性和证候类型的特异性。

5. 答：小儿囟门下陷，称“囟陷”，多属虚证，可见于吐泻伤津，或气血不足，或脾胃虚寒，或先天不足，以致发育不良，脑髓不足。囟门迟闭，骨缝不合，古称“解颅”，属肾气不足，或发育不良，常见于小儿佝偻病。小儿囟门高突，又称“囟填”，多属实热证，可见于温病时邪火毒上攻者，或为风热，或为湿热等邪气所侵，以致脑髓有病。

6. 答：目窠微肿，状如卧蚕，是水肿初起。上下睑肿，如肿势急而色红者，为脾热；肿势缓而软者，为脾虚。目窠凹陷，多属津损或气血大伤之征，一般多见吐泻之后，或失血过多之时。若久病重病之中，目睛下陷窠内，是五脏六腑精气已衰，病属难治或预后不良之兆。眼睛突起而喘者，是肺胀。颈肿眼突是瘿病。

7. 答：鼻头色赤，是肺脾有热之征；色白是气血虚；色黄是内有湿热；色青多为虚寒或腹痛；色微黑是有水气内停。鼻肿为邪气盛，多属邪热壅肺；鼻头色红生粉刺，是酒渣鼻，多因肺胃热壅；鼻翼煽动，呼吸喘促者，称为“鼻煽”，新病兼喘多为邪热壅肺或痰饮停聚于肺所致；久病兼喘而汗出，是肺肾精气衰竭的危重证。

8. 答：观察舌象的变化，对临床辨证有重要的意义。①可判断正气盛衰：如舌质红润，为气血旺盛；舌质淡白，为气血虚衰。舌苔薄白而润，示胃之气津充沛；舌光无苔，主胃之气阴衰败。②可分辨病位浅深：如舌苔薄白，多为外感初起，病证轻浅；舌苔黄厚，主邪入里，病证深重。舌质红，属气分热盛；舌质绛，为热入营血。③可区别病邪性质：如白苔多主寒，黄苔常主热，腻苔多属湿，中风多见舌强，心脾经热则多吐舌。④可推断病势进退：舌苔由白变黄、变灰、变黑，舌质由淡变红，变绛、变青紫，提示病邪由表入里，病情由轻而重。反之，舌苔由灰黑变黄变白，舌质由紫绛变淡红，则提示病由里出表，由重而轻。

9. 答：舌底脉络位于舌系带两侧，在金津、玉液穴处，隐隐可见青紫色脉络。正常情况下，脉络不粗，也无分支和瘀点。舌下络脉青紫迂曲，主血瘀气滞；若舌下有许多青紫或紫黑色小疱，多为肝郁血瘀；若舌下络脉青紫且粗胀，为痰热内阻，或为寒凝血瘀。

10. 答：望小儿食指络脉适于诊三岁以内的病儿。食指络脉指小儿食指掌侧之络脉，为手太阴肺经的支脉，故与诊寸口脉有相似的意义。诊察时要光线明亮，医者用左手捏小儿食指，以右手大拇指用力适中从命关向气关、风关直推数次，使络脉明显，便于观察。外感或内伤，同样是以络脉见于风关为轻，气关为重，命关为甚重。望络脉要注意其三关分布、色泽变化和隐显深浅。

三关分布：根据络脉见于三关的部位，以测定邪气的浅深及病情轻重。络脉显现于风关者，是邪气入络，示邪浅病轻；若见络脉透过风关至气关者，是邪气入经，主邪深而病重；络脉过气关达命关时，是邪气入脏，邪陷病危之兆；若络脉透过风、气、命三关直达指尖，称“透关射甲”，提示病情凶险，预后不佳。

色泽变化：一般色深而浓者病重，色浅淡者病轻。色紫红者主内热；色鲜红者多属外感表证；色青者主惊风或痛证；色紫黑者主血络郁闭，为病重之象；色淡白者为虚证。

隐显深浅：络脉浮现明显，主病在表，多见于外感病；络脉沉隐不显，主病在里，多见于内伤里证。

11. 答：凡白痦晶莹饱满、颗粒清楚，是津气充足，正能胜邪，湿热外达之顺证；若见色白而枯、干瘪无浆之枯痦，为津气不足，正不胜邪，邪毒内陷之逆证。

12. 答：凡局部红肿高大，根盘紧束，伴有焮热疼痛者为痈，属阳证，多见于体质较好者。若漫肿无头，肤色不变，不热少疼者为疽，属阴证，常见于年老伴体弱者。若范围较小，初起如粟，根脚坚硬，麻木痒痛，顶白者是疔。起于浅表肌肤，小圆而红痛，脓溃即愈者是疖。

13. 答：二阴即指前阴和后阴。前阴包括男、女外生殖器，有生殖和排尿的作用。前阴为宗筋所聚。肾司二阴，主生殖，精窍通于肾，溺窍通于膀胱；肝脉绕阴器，胆脉绕毛际。此外，任督脉起于胞中，出于会阴，与前阴关系密切。后阴即肛门，又称“魄门”，有排大便的作用。肾司二阴，脾主运化、升清，大肠传导糟粕。故前后阴病变与肾、肝、脾、胃、大肠等脏腑经络有关，故望二阴能诊断有关脏腑经络的病变。

14. 答：通过观察痰的形质，以及气味及排出量等，推测相关脏腑的病变。痰白而清稀，或有灰黑点者，为寒痰，多因寒邪伤阳，气不化津或脾阳不振，湿聚成痰，上犯于肺所致；痰色白清稀而多泡沫者，为风痰，是因痰湿伏肺，外受风寒所致；痰白滑量多易咯者，为湿痰，是脾虚不运水湿聚而为痰。痰少而黏难咯出者，甚则干咳少痰，属燥痰，因燥邪犯肺耗伤肺津所致。痰中带有血丝，血色鲜红，是肺中血络受损，见于燥邪犯肺，或肝火犯肺及阴虚火旺等。咯吐脓痰腥臭或脓血者，为热毒蕴肺，肉腐血败酿脓成痈，多见于肺痈。

15. 答：舌苔和舌质的变化，反映的生理和病理意义各有侧重，故临床诊舌，必须舌苔与舌质合参。一般认为，舌苔的色、质变化主要与所感邪气及病证的性质有关；舌体的色、形、质主要反映脏腑气血津液情况。因此，在诊察疾病时不仅应详察舌苔、舌质的基本变化与主病，还须注意不同舌苔与舌质之间的相互关系，将两者结合起来审察病情。

16. 答：望口唇重点要观察口唇的色泽及形态变化。

口唇色泽：正常唇色红而明润。唇色淡白，主血虚；唇色深红，主实热证；唇红绛而干，是热伤津液或热入营血；唇色淡红，为虚为寒；唇色鲜红者，为阴虚火旺；唇色青紫，为气滞血瘀；环口黑色者，是肾气将绝或水气内停；小儿环口发青为惊风先兆。

口唇形态：口唇糜烂，多因脾胃湿热上蒸或食积生热；口唇干枯皲裂，为津液耗伤。唇内溃烂，色淡红，为虚火上炎。口开不闭主虚证；口闭不开为“口噤”，主病多实。

第二节 闻 诊

习题

一、选择题

(一) A_1 型题

1. 失音是指(　　)

A. 发音困难

B. 声音不清脆

C. 完全不能发音

D. 声音不响亮

E. 声音不圆润

2. “金实不鸣”的原因多为(　　)

A. 邪气犯肺　B. 津枯肺损

C. 气虚无力　D. 虚火灼金

E. 悲忧伤肺

3. 成年人的呼吸次数，正常值为(　　)

A. 40 次/分钟

B. 16 ~ 20 次/分钟

C. 25 次/分钟

D. 16 次/分钟以下

E. 30 次/分钟

4. 呼吸微弱，短而声低，称为(　　)

A. 上气　B. 短气

C. 气微　D. 少气

E. 嗳气

5. 阳虚久病，突发喷嚏连连，多为(　　)

A. 阳气回复　B. 新感外邪

C. 阳气衰惫　D. 阳气亡失

E. 虚阳上越

6. 神志不清，语言重复，声音低微，时断时续，称为(　　)

A. 谵语　　B. 郑声
C. 独语　　D. 错语
E. 语謇

7. 咳嗽声音重浊，吐痰质清色白，鼻塞不通，多为(　　)
A. 外感风邪　　B. 外感燥邪
C. 外感寒邪　　D. 外感湿邪
E. 外感热邪

8. 呕吐声音壮厉，吐物呈胶黏黄水，或酸或苦，多为(　　)
A. 实热之证　　B. 虚寒之证
C. 热扰神明　　D. 食滞胃脘
E. 阴虚胃热

9. 因情志抑郁不畅而发出长吁短叹声，称为(　　)
A. 喷嚏　　B. 嗳气
C. 太息　　D. 呃逆
E. 短气

10. 病室发出烂苹果气味，多为(　　)
A. 病人脏腑败坏
B. 消渴病人
C. 水肿晚期病人
D. 失血病人
E. 重症肝病病人

(二) A_2 型题

1. 某病人呃逆三天。呃声连连，声高有力，且伴有嗳腐吞酸，口气酸臭，腹痛拒按，肠鸣、矢气频频。查体：舌苔厚腻，脉滑。其病症多属(　　)
A. 食积胃肠　　B. 阳明腑实
C. 肝气犯胃　　D. 脾胃气虚
E. 水停中脘

2. 某病人两天前感冒咳嗽，咳声不扬，吐痰黄稠，咽喉疼痛，呼吸气热。查体：面赤，舌红苔黄而干，脉数有力。其病症多属(　　)
A. 风邪犯肺　　B. 寒邪犯肺
C. 热邪犯肺　　D. 燥邪犯肺
E. 湿邪犯肺

(三) B_1 型题

A. 独语　　B. 错语
C. 郑声　　D. 谵语
E. 狂言

1. 自言自语、喋喋不休、首尾不续、见人则止，称为(　　)

2. 神志不清、语无伦次、声高有力，称为(　　)

A. 喘　　B. 哮
C. 上气　　D. 短气
E. 少气

3. 呼吸气急而短，不足以息，数而不连续，似喘而不抬肩，称为(　　)

4. 呼吸急促而喘，喉中痰鸣似哨，称为(　　)

(四) X 型题

1. 下列哪些脏腑的病变可引起咳嗽(　　)
A. 肺　　B. 心　　C. 大肠
D. 肝　　E. 肾

2. 引起呃逆的原因有(　　)
A. 饮食匆忙　　B. 肝火犯胃
C. 惊恐气乱　　D. 胃气衰败
E. 寒邪犯胃

3. 实喘发作时的常见症状特征有(　　)
A. 气粗声高息涌
B. 但以引长一吸为快
C. 惟以呼出为快
D. 仰首目突
E. 动则喘甚

4. 正常声音的表现特点为(　　)
A. 发音自然　　B. 音调和谐
C. 欢快和畅　　D. 言语清楚
E. 言与意符

二、词语解释

1. 语言謇涩
2. 子喑
3. 顿咳
4. 太息

三、填空题

1. 闻诊包括________、________两个方面。

2. 声音的异常变化，主要与________、________、________等脏腑失调有关。

3. 呼吸微弱，短而声低，非如短气之不相连续，称为________。

4. 肠鸣的产生主要是由于________而形成的。

5. 鼻出臭气，经常流浊涕，多为________。

6. 咳嗽吐痰清稀色白，多为________。

四、简答题

1. 不同年龄、性别的个体声音有何不同？

2. 谵语和郑声的表现与病机有何不同？

3. 怎样根据呕吐的情况辨别寒热虚实？

4. 什么叫错语？病理意义是什么？

5. 什么叫上气？病理意义是什么？

6. 二便气味异常的病理意义是什么？

五、论述题

1. 试述听呼吸的生理病理意义。

2. 试述临床如何根据闻诊方法辨别咳嗽的寒热虚实。

3. 试述肠鸣的临床意义。

4. 试述哮与喘的表现特点和病理意义。

答案

一、选择题

（一）A_1 型题

1. C　答案分析：失音即是指完全不能发音。

2. A　答案分析："金实不鸣"是指邪气犯肺而致肺气壅塞不宣，声门闭阻，故有声音嘶哑。

3. B　答案分析：成年人的正常呼吸次数为 16～20 次/分钟。

4. D　答案分析：少气即是指呼吸微弱，气短而声低。

5. A　答案分析：此为阳气回复之征。

6. B　答案分析：郑声表现为神志不清，语言重复，时断时续，声音低弱。为精气大伤之征。

7. C　答案分析：咳声重浊、吐痰清稀色白，兼有鼻塞不通为感受寒邪。

8. A　答案分析：呕吐声音壮厉，为实证；吐物胶黏色黄或有酸苦，为热证。

9. C　答案分析：太息即吁气或叹气，多在情志不畅，胸胁不舒时发出。

10. B　答案分析：消渴病人晚期会散发出似烂苹果气味。

（二）A_2 型题

1. A　答案分析：食积胃肠，胃失和降而胃气上逆，故有上述诸症。

2. C　答案分析：热邪犯肺，肺失清肃，故有上述诸症。

（三）B_1 型题

1. A　答案分析：独语表现为自言自语、喋喋不休、首尾不续、见人则止。

2. D　答案分析：谵语表现为神志不清、胡言乱语、声高有力。

3. D　答案分析：短气表现为呼吸短

急、不足以息、数而不连续。

4. B　答案分析：哮表现为呼吸喘促，喉中痰鸣。

（四）X 型题

1. A、B、C、D、E　答案分析：《内经》称："五脏六腑皆令人咳，非独肺也。"故无论何脏病变，只要影响到肺，而致肺气上逆，均可致咳。

2. A、B、D、E　答案分析：呃逆常因饮食匆忙、肝火犯胃、寒邪客胃或胃气衰败等原因引起胃气上逆，冲击横膈而引起。

3. A、C、D　答案分析：喘分虚实。实喘多因邪气犯肺而致肺气壅塞、上逆，故可见喘而气粗息涌，仰首目突，惟以呼出为快。

4. A、B、D、E　答案分析：正常声音表现为发音自然、音调和谐、言语清楚、应答自如、言与意符等特点。

二、词语解释

1. 说话不流畅，含混不清，涩滞不利，词不达意。多为中风先兆，或温病后期真阴灼伤，舌体失养。

2. 妊娠后期，出现声音嘶哑，待产后自动恢复。是因胞胎压迫肾经所致，肾经上系于咽喉。

3. 咳声阵发，连连不绝，甚则呕恶咳血，咳末时作一声如鹭鸶样长鸣，称为顿咳，又称"百日咳"。多因风邪与伏痰搏结，郁而化热，阻遏气道所致。

4. 病人吁气或叹气，多在情志不畅，胸胁不舒时发出。

三、填空题

1. 听声音、嗅气味
2. 心、肺、肾
3. 少气
4. 肠中气体与水液激荡
5. 鼻渊
6. 寒咳

四、简答题

1. 答：不同年龄、性别的人其脏腑、形质、禀赋有所差异，故而声音也有高低清浊之不同。老年人声音多低沉浑厚，小儿则声尖清脆；男性多声低而浊，女性多声高而清。

2. 答：谵语表现为神志不清、胡言乱语、声高有力。病机属热扰心神，多为实证。常见于温病邪陷心包或阳明腑实证。郑声表现为神志不清，语言重复，时断时续，声音低弱。病机属心气大伤，精神散乱，为虚脱之证。

3. 答：声音低微，吐势徐缓，吐物呈清水痰涎的，多属虚寒之证。呕吐声音壮厉，吐势猛烈，吐物呈胶黏黄涎，或酸或苦，多为实热之证。

4. 答：错语表现为病人语言错乱颠倒，但言后知错而不能自主。多是心气不足，神失所养的虚证。

5. 答：上气是指肺气上逆于喉间，气道窒塞，呼吸急促，呼多吸少，每兼呛咳。可见于痰饮内停胸膈，表现为咳逆上气，时时吐浊痰，但坐不得卧；阴虚火旺，火气上逆，则上气兼有咽喉不利；若外感风邪犯肺，肺气失宣而水津失布，则上气兼有身肿。

6. 答：大便臭秽为热，或过食脂膏油腻，食积难化；有腥气为寒，或有便血。小便黄赤臭浊多为湿热下注，为实；小便清长少味，多为虚寒。

五、论述题

1. 答：呼吸与肺肾诸脏及宗气有关，所以通过听呼吸可以了解相关脏腑及宗气的强弱盛衰。正常的呼吸匀畅和缓、声音柔和。表示肺（宗）气充足，脏腑安康。因剧烈运动或情绪激动时，呼吸会加深加快；而睡眠或安静时则会缓慢，皆属生理变化。病人呼吸如常，是形病而气未病；呼吸异常，是形气皆病。外感邪气有余呼吸粗快，多为实热之证。内伤正气不足，呼吸微而慢，多为虚证、寒证。一般而言，气粗为实，气微为虚。但久病肺肾之气欲绝，气粗而断续，为假实证。温病热陷心包，气微而神昏，为假虚证。呼吸困难，气来短促，不足以息，为元气大伤、阴阳离绝之危证。病态呼吸的临床表现有喘、哮、上气、少气、短气等的不同。

2. 答：临床上常可根据咳嗽的表现及兼症的不同，分辨其寒热虚实。如咳声重浊，吐痰清稀色白，伴有形寒者，多为寒咳；咳声不扬，痰稠色黄，兼有咽喉疼痛、呼吸气热，多为热咳。干咳无痰或痰少而稠，咽喉口鼻干燥多为燥咳；若兼潮热盗汗，多属肺肾阴虚。咳声轻清，低微气怯，兼气促多属肺气虚。

3. 答：肠鸣是指腹中辘辘作响。是腹中气机不和，胃肠中的气体随胃肠蠕动与水液相互激荡而产生。可根据其发生的部位、声响不同，辨其病位病性。如鸣响在脘部，如囊裹水，振动有声，起立行走或以手按抚，其声下行，为痰饮停胃，阻滞中焦。鸣在脘腹，辘辘如饥肠，得温得食则减，遇饥遇冷加重，多属中阳不振，胃肠气机不利。若腹中肠鸣如雷，伴脘腹冷痛，呕吐腹泻，多为寒客胃肠。

4. 答：喘是指呼吸困难，短促急迫，甚则张口抬肩、鼻翼煽动、不能平卧。喘分虚实，实喘因痰饮内停、邪气犯肺，而致肺气失宣，壅塞而喘。表现为发作急骤，气粗声高息涌，惟以浊气呼出为快。虚喘多因肺肾气虚失于摄纳，清气难入。表现为发作徐缓，喘声低微，呼多吸少，息短不续，惟以引长一吸为快。哮是呼吸急促而喘，并伴喉中痰鸣者。多因内有停痰伏饮而致肺气壅塞，外有非时之感以引动伏邪，搏击气道，发作有声，以成哮证。常反复发作，缠绵难愈。

第三节　问　　诊

习题

一、选择题

（一）A$_1$ 型题

1. 下列哪一项属于主诉问诊的内容(　　)

　A. 是否患过麻疹
　B. 服药有无不良反应
　C. 有无不良生活习惯
　D. 当前最痛苦的症状
　E. 婚姻生育史

2. 下列哪项属于个人生活史的问诊内容(　　)

　A. 当前最痛苦的症状
　B. 服药有无不良反应
　C. 工作环境及工作性质
　D. 配偶的健康状况
　E. 平素健康状况

3. 症见自觉怕冷，得温可以缓解者属于(　　)

　A. 恶寒　　B. 畏寒
　C. 寒栗　　D. 恶风
　E. 以上都不是

4. 外感初期可见下列哪一症状(　　)

A. 恶寒　　B. 畏寒
C. 寒栗　　D. 潮热
E. 战汗

5. 肺卫气虚之人可见下列哪一症状(　　)
A. 恶寒　　B. 畏寒
C. 恶风　　D. 寒战
E. 壮热

6. 素体阳虚之人可见的症状是(　　)
A. 恶寒　　B. 寒栗
C. 畏寒　　D. 潮热
E. 壮热

7. 日晡热甚，伴有腹胀腹痛，大便秘结者，属于(　　)
A. 外感热盛　　B. 阳明潮热
C. 湿热潮热　　D. 阴虚潮热
E. 气虚发热

8. 午后或入夜低热，伴有五心烦热者，其病机为(　　)
A. 燥热内结阳明
B. 湿热蕴阻中焦
C. 阴液亏损，虚阳偏亢
D. 脾虚清阳不升
E. 邪正交争少阳

9. 恶寒与发热交替而作，此症是(　　)
A. 邪犯肌表
B. 外邪入里
C. 邪在半表半里
D. 邪犯肠胃
E. 邪犯肺卫

10. 入睡汗出，醒后汗止者，其病机属(　　)
A. 阳虚　　B. 气虚
C. 血虚　　D. 阴虚
E. 气血两虚

11. 经常汗出，动后更甚者，其病机是(　　)
A. 阳气虚弱　　B. 气血两虚
C. 阴液不足　　D. 血液亏损
E. 阴精匮乏

12. 头痛以两颞侧为甚者，病位在(　　)
A. 太阳经　　B. 少阳经
C. 厥阴经　　D. 阳明经
E. 太阴经

13. 胸痛，且伴有高热，咳嗽，咯吐铁锈色痰者，为(　　)
A. 肺阴不足　　B. 痰浊阻肺
C. 胸痹心痛　　D. 肺热壅盛
E. 肝气郁结

14. 胃脘胀痛，伴有嗳腐吞酸，呕吐宿食者，为(　　)
A. 寒犯胃脘　　B. 食滞胃脘
C. 肝气犯胃　　D. 血瘀胃腑
E. 胃火炽热

15. 痛有胀感，伴随时发时止特点者，为(　　)
A. 气滞　　B. 血瘀
C. 寒凝　　D. 热郁
E. 湿停

16. 脾胃虚寒之人可见下列哪一症状(　　)
A. 口甜而腻　　B. 口中泛酸
C. 口中酸馊　　D. 口淡无味
E. 口苦或口咸

17. 多食善饥症状可见于(　　)
A. 胃火炽盛　　B. 食滞胃脘
C. 胃气不足　　D. 胃阴亏虚
E. 肝气犯胃

18. 泻下如注，便如黄糜，伴有肛门灼热者，属于(　　)
A. 大肠液亏　　B. 大肠湿热
C. 肠虚滑脱　　D. 脾肾阳虚
E. 肝郁乘脾

19. 小便频数，色黄急迫者，属

于(　　)

A. 肾阳不足　　B. 肾气不固

C. 消渴病　　D. 膀胱湿热

E. 瘀血阻滞

20. 失眠伴有心悸、纳差及便溏者，属于(　　)

A. 心脾两虚　　B. 心阴不足

C. 心血亏虚　　D. 心肾不交

E. 食积胃脘

21. 突然耳鸣，声如雷鸣，伴有口苦、胁肋灼痛者，属于(　　)

A. 肝胆火盛　　B. 痰浊上蒙

C. 瘀血阻滞　　D. 风邪上袭

E. 肾气虚弱

22. 目赤肿痛，羞明，伴有口苦、口干、烦躁者，属于(　　)

A. 肝阴不足　　B. 肝血虚亏

C. 肝阳上亢　　D. 肝火上炎

E. 肝肾阴亏

23. 月经提前 7 天以上，量多、色红、质稠者，属于(　　)

A. 气虚　　B. 血热

C. 血虚　　D. 血寒

E. 血瘀

24. 月经推迟 7 天以上，量少、色淡而质稀者，属于(　　)

A. 血虚　　B. 血寒

C. 血热　　D. 血瘀

E. 气滞

25. 下列除哪一项外，都属小儿疳证的表现(　　)

A. 身材娇小

B. 皮肤毛发干枯

C. 腹胀肢瘦

D. 胎黄

E. 大便不调

26. 带下夹杂有血丝，微有臭味者，属于(　　)

A. 脾虚湿注　　B. 脾胃阳虚

C. 寒湿下注　　D. 肝经郁热

E. 湿热下注

27. 耳鸣渐生，声小时止者，属于(　　)

A. 肾气虚弱　　B. 肝胆火盛

C. 痰浊上蒙　　D. 瘀血阻滞

E. 风邪上袭

28. 大便中夹杂有脓血黏液者，属于(　　)

A. 肝郁脾虚　　B. 脾肾阳虚

C. 食积肠胃　　D. 脾气不足

E. 湿热蕴结

（二）A_2 型题

1. 病人李某，女，21 岁，未婚。咳嗽、胸痛、低热半年。半年来经常咳嗽，时轻时重，痰少而黏，偶尔带有血丝。入夜低热，体温多 38℃左右。伴有多汗，月经量少。查体：形体消瘦，面白颊红，舌红少苔而干，脉象细数。该病人发热的病机是(　　)

A. 阳明发热　　B. 阴虚发热

C. 气虚发热　　D. 外感发热

E. 湿温发热

2. 某病人，两年来经常汗出，以头面部为多，运动后汗出更甚，并伴有精神不振，倦怠乏力，少气懒言之症，且动辄感冒。查体：面色淡白无华，舌淡苔白，脉虚弱。此病人的出汗属于(　　)

A. 气虚自汗

B. 阴虚盗汗

C. 邪正交争的战汗

D. 亡阴之汗

E. 亡阳之汗

3. 某病人因家庭不睦，经常有右侧胸胁疼痛，状如火灼，并伴有烦躁易怒，口干口苦，大便干燥，小便短少之症。查体：胸胁局部无明显皮损，舌红苔黄燥，脉象弦

数。此病人胸胁痛属于(　　)

A. 肝气郁结　B. 肝胆火盛

C. 悬饮　D. 气滞血瘀

E. 寒滞肝脉

4. 某病人40岁，男性，已婚。患泄泻3年来，每日3～5次，早晨5时左右即有腹痛，泻后痛减，便质清稀，夹杂有较多的不消化食物，并伴有怕冷，腰腿困痛，头晕耳鸣等症。查体：面色淡白，舌淡苔白而润，脉沉细而弱。此人所患病证是(　　)

A. 脾虚泄泻　B. 肝郁泄泻

C. 湿热泄泻　D. 食积泄泻

E. 脾肾阳虚泻

5. 病人某女，35岁，已婚，患带下病数载。带下色黄质稠量多，气味腥臭，局部瘙痒，饮食二便如常。查体：舌红苔黄腻，脉象濡数。此人带下病的病机是(　　)

A. 脾虚湿注　B. 脾肾阳虚

C. 湿热下注　D. 肝经郁热

E. 恶性病变

（三）B_1 型题

A. 问病人社会经历

B. 问发病的时间与诱因

C. 问素体健康状况

D. 问病人的饮食嗜好

E. 问配偶的患病情况

1. 属于问现病史的是(　　)

2. 属于问既往史的是(　　)

A. 但热不寒

B. 但寒不热

C. 发热轻而恶风

D. 恶寒重发热轻

E. 寒热往来

3. 伤寒表证可见到的症状是(　　)

4. 寒邪直中内脏可见到的症状是(　　)

A. 寒湿内盛　B. 湿热内蕴

C. 痰饮内停　D. 瘀血阻滞

E. 胃阴不足

5. 症见渴喜热饮者，其病机是(　　)

6. 症见漱水不欲咽者，其病机是(　　)

A. 完谷不化　B. 便下脓血

C. 下注黄糜　D. 时干时稀

E. 先干后稀

7. 肝郁脾虚时的粪便特点是(　　)

8. 脾肾阳虚，火不暖土的粪便特点是(　　)

A. 饥不欲食　B. 消谷善饥

C. 食欲不振　D. 厌食

E. 食量减少

9. 胃阴不足之人可见(　　)

10. 食积肠胃之人可见(　　)

（四）X 型题

1. 下列哪些属于“问现在症状”的内容(　　)

A. 姓名　B. 婚否

C. 寒热　D. 饮食

E. 睡眠

2. 下列哪些表现可见之于阴虚的病人(　　)

A. 午后热甚　B. 身热不扬

C. 五心烦热　D. 骨蒸潮热

E. 舌红少苔

3. 下列哪些属于“汗出性质”的问诊内容(　　)

A. 头汗　B. 半身汗

C. 自汗　D. 盗汗

E. 战汗

4. 腰痛常见的原因有(　　)

A. 肾虚　B. 脾虚

C. 瘀血阻络　D. 风寒湿邪阻滞

E. 肝郁

5. 胃火炽盛的病人常见的症状有(　　)

A. 多食易饥　B. 口渴喜饮

C. 尿少色黄　D. 大便干燥

E. 齿龈红肿

6. 便次减少，质地干燥，排解艰难的便秘病症，其形成的原因有(　　)

A. 热结　B. 阴寒

C. 气滞　D. 阳虚

E. 津亏

7. “癃闭”形成的原因有(　　)

A. 湿热下注　B. 瘀血阻滞

C. 砂石阻塞　D. 肾阳不足

E. 肾气不固

8. 经行腹痛者称为“痛经”，形成的原因多为(　　)

A. 气滞　B. 血瘀

C. 寒凝　D. 阳虚

E. 气血虚

9. 小儿的生理特点是(　　)

A. 脏腑娇嫩

B. 发育迅速

C. 发病较快

D. 对外界适应能力差

E. 生机蓬勃

10. 对易致小儿发病的原因要重点询问(　　)

A. 伤食　B. 外感

C. 先天因素　D. 外伤

E. 惊吓

二、词语解释

1. 主诉
2. 现病史
3. 既往史
4. 个人生活史
5. 家族史
6. 但寒不热
7. 潮热
8. 完谷不化
9. 里急后重
10. 癃闭

三、填空题

1. 问现在症状是指询问病人________，以及与病情相关的全身情况。

2. 问寒热是询问病人________的症状。

3. 病人________的症状称为寒热往来，是邪在半表半里的特征。

4. 战汗是指病情危重时，病人________者，是邪正交争剧烈，疾病发展的转折点。

5. 临证时根据疼痛的________，可以辨别引起疼痛的病因与病机。

6. 问饮食口味时应注意了解________，食欲食量与口味等情况。

7. 了解病人食欲食量对判断其________及疾病预后有重要的意义。

8. 问二便可以为判断病证的________提供重要的依据。

9. 泄泻是指________的病症。

10. 嗜唾是指精神困乏，________的病症。

11. “重听”是指________的病症。

12. 小儿在病理上具有________的特点。

四、简答题

1. 什么是问诊法？问诊的主要内容有哪些？

2. 什么是主诉问诊法？有何意义？

3. 什么是现在病史？怎样进行现在病史的询问？

4. 什么是过去病史？怎样进行过去病史的询问？

5. 什么是个人生活史？询问个人生活史有何意义？

6. 什么是家庭病史？询问家庭病史有何意义？

7. 清代陈念祖十问歌的内容是什么?

8. 何谓“寒热往来”? 如何鉴别不同原因所致的寒热往来?

9. 问病人有无汗出的意义何在?

10. 何谓泄泻? 如何鉴别不同性质的泄泻?

11. 问病人小便异常的意义是什么? 问小便的要点是什么?

12. 何谓失眠? 如何鉴别不同原因所致的失眠?

13. 妇女经期异常有哪几种类型? 有何意义?

14. 妇女经量异常有哪几种类型? 有何意义?

15. 小儿的生理、病理特点各是什么?

16. 问疼痛的要点是什么? 有何意义?

五、论述题

1. 试述问诊的注意事项。

2. 试述“但寒不热”的问诊内容及其意义。

3. 试述“但热不寒”的问诊内容及其意义。

4. 试述问汗出的要点及具体内容。

5. 试述询问不同部位疼痛的意义。

6. 试论询问不同性质疼痛的意义。

7. 试论问食欲食量的要点及其意义。

8. 简述妇女特殊问诊的内容及其问诊要点。

9. 试述儿科问诊的主要内容。

答案

一、选择题

(一) A_1 型题

1. D　答案分析: 问主诉是指询问病人就诊时所感受最明显或最痛苦的主要症状、体征及持续时间, 所以“当前最痛苦的症状”属于问主诉的内容。

2. C　答案分析: 个人生活史是指病人的生活习惯、社会经历、饮食嗜好、劳逸起居、工作情况及婚姻生育史等, 故“工作环境及工作性质”属于个人生活史的问诊内容。

3. B　答案分析: 病人自觉怕冷, 得暖可以缓解者是阳虚所致的畏寒。

4. A　答案分析: 恶寒是指病人无风自冷, 虽加衣被仍觉寒冷, 这是感受邪气, 卫阳郁遏不能外达之故, 是外感表证的主要症状之一。

5. C　答案分析: 恶风症状可见之于风邪外袭所致, 但肺卫气虚, 肌表不固者也可出现此症。

6. C　答案分析: 素体阳虚之人, 阳气不足, 失于温煦, 或久病伤阳者, 由于温煦机体的热量减少, 所以可见畏寒症状。

7. B　答案分析: 阳明经旺于晡时, 是邪热入结于肠胃, 腑气不通所致, 故有日晡热甚, 并伴有腹胀便秘。

8. C　答案分析: 阴液亏损, 虚阳偏亢的里虚热证患者的发热多在午后, 或入夜低热, 常伴有五心烦热的特点。

9. C　答案分析: 由于邪犯半表半里, 正邪相争, 互为进退而相持不下, 正胜则发热, 邪胜则恶寒, 所以出现恶寒与发热交替而作的症状特点。

10. D　答案分析: 由于阴虚不能制阳, 虚热蒸腾, 故见入睡汗出, 醒后汗止的盗汗。

11. A　答案分析: 因为阳气虚弱, 腠理不固, 津液无以固摄而外泄, 所以有经常汗出不止, 活动后更甚的自汗之症。

12. B　答案分析: 由于少阳经分布在头之两侧, 因此两颞侧头痛的病位在少阳经。

13. D　答案分析：邪热壅滞于肺，气机不通，宣降失常，热伤肺络，故见胸痛、高热、咳嗽、吐铁锈色痰。

14. B　答案分析：食滞胃脘，妨碍胃的受纳腐熟及通降功能，故见胃脘胀痛，嗳腐吞酸等症。

15. A　答案分析：因为气机郁滞不通所致局部的疼痛才伴有胀感，在嗳气、叹息、矢气等气泄后可使气滞缓解，所以有时发时止的特点。

16. D　答案分析：脾胃虚寒者，其消化功能减退，运化无力，故见口淡无味或食欲不振的症状。

17. A　答案分析：多食善饥又叫"消谷善饥"。由于胃火炽盛，腐熟太过，因而有多食善饥之症。

18. B　答案分析：湿热伤犯大肠，致使大肠传导失常，故有暴注下泄，便如黄糜，并伴肛门灼热之症。

19. D　答案分析：膀胱有贮尿和排尿功能，当湿热伤犯膀胱，气化不利时，可见小便频数，尿少色黄而急迫。

20. A　答案分析：心脾两虚之证乃心血虚、脾气虚，心血不足心神失养则入睡困难而失眠，脾气虚运化失健则纳差便溏。

21. A　答案分析：虽然肝胆火盛、痰浊上蒙、瘀血阻滞、风邪上扰皆可致突然耳鸣，声如雷鸣，但口苦胁肋灼痛则仅见于"肝胆火盛"。

22. D　答案分析：目赤肿痛、羞明、口干口若、烦躁等症只能是肝火上炎所致。

23. B　答案分析：血热太盛，迫血妄行，又能灼伤津液，故见月经先期，经血量多、质稠、色黄。

24. A　答案分析：血虚则冲任空虚，胞宫失养，故见月经推迟，且血量少，色淡而质稀。

25. D　答案分析：因为胎黄是胎毒所致，而小儿疳积多是喂养不当，饮食失调所成。

26. D　答案分析：肝经郁热，灼伤胞络，故见带下夹杂有血丝，微有腥臭。

27. A　答案分析：肾开窍于耳，肾气虚弱，耳失充养，故有耳鸣渐生，声小时止，常兼重听之症。

28. E　答案分析：湿热蕴结大肠，肠道脉络受损，故大便中夹杂有脓血黏液，此为湿热痢疾的主要见症。

（二）A_2 型题

1. B　答案分析：阴虚发热是由于阴液不足，虚阳偏亢所致，且常兼有盗汗、颧红、舌红少津、脉象细数等阴虚证的特征。故其发热为阴虚发热。

2. A　答案分析：该病例的出汗属于"气虚自汗"。自汗通常具有经常汗出，活动后更甚的特点，并伴有神疲乏力，气短懒言，面色淡白，脉虚等气虚的特征。

3. B　答案分析：该病例是因情志不遂而致肝失疏泄，气机郁滞化火，形成肝胆火盛。胁痛如火灼，口干口苦，小便黄少，舌红苔黄而干，脉弦数等皆为火盛之候。

4. E　答案分析：脾胃阳虚的泄泻，多在黎明时腹痛泄泻，并伴有下利清谷，形寒肢冷，腰膝痠软无力等脾肾阳虚，火不暖土的特征。

5. C　答案分析：湿热下注而致的带下有色黄、黏稠、腥臭的特点，且伴有外阴瘙痒，舌红苔黄腻，脉濡数的等症状。

（三）B_1 型题

1. B　答案分析：现病史是指从疾病的发生到就诊时病情演变过程。包括发病的环境与时间，有无明显的发病原因和诱因等。所以"问发病的时间与诱因"属于"现病史"的内容。

2. C　答案分析：既往史是指病人以往的患病情况和健康状况，包括素体健康状况，如健康、虚弱或多病等。

3. D　答案分析：恶寒重发热轻是外感寒邪所致表寒证的特征。因为寒为阴邪，易伤阳气，又可阻遏阳气的宣散，故见此症。

4. B　答案分析：但寒不热是病人只觉怕冷而无发热的表现。若寒邪直中脏腑，可见但寒不热的里寒之征。

5. C　答案分析：渴喜热饮为痰饮内停的表现，是因津液停聚，化为痰饮，不能上承而滋润于口腔的缘故。

6. D　答案分析：如果瘀血阻滞，气不化津，可见但欲漱水而不欲下咽的症状。

7. D　答案分析：肝郁脾虚所致的便质异常特点是时干时稀，溏结不调。

8. A　答案分析：脾肾阳虚，火不暖土的便质特点为完谷不化，因为脾肾阳虚不能腐谷消食，故见大便中夹杂有较多未消化的食物。

9. A　答案分析：饥不欲食是指病人有饥饿感但不欲进食或进食不多，此为胃阴不足，虚火内扰的缘故。

10. D　答案分析：厌食是指病人厌恶食物或恶闻食味。若暴饮暴食，饮食所伤而致食积肠胃者可见此症。

（四）X 型题

1. C、D、E　答案分析：因为问现在症状是指询问病人就诊时感到的痛苦与不适，以及与病情相关的情况。所以询问寒热、饮食及睡眠情况属于问现在症状的内容。

2. A、C、D、E　答案分析：阴虚之人，其阴液不足，虚阳偏亢，故常见午后发热或入夜低热，或骨蒸潮热，同时可兼见五心烦热，盗汗，舌红少苔而干，脉象细数等症。

3. C、D、E　答案分析：所谓汗出的性质是指出汗的特征，就出汗的性质而言有自汗、盗汗、战汗、绝汗，而头汗和半身汗属汗出部位的问诊内容。

4. A、C、D　答案分析：腰为肾之府，腰痛多见因肾虚所致。若属实性腰痛，常由风寒湿邪阻滞腰部经脉，或因外伤瘀血阻络所致。

5. A、B、C、D、E　答案分析：胃火炽盛，腐熟太过者可致多食易饥；灼伤阴津则见口渴喜饮、尿少色黄、大便干燥；若火热上灼则齿龈红肿。

6. A、B、C、D、E　答案分析：便秘是指便次减少，质地干燥，排解艰难的病症。可因热结肠道（热秘）、阴寒内盛（冷秘）、气机闭阻（气秘）、阳气虚弱（虚秘），以及津血亏虚肠道失润而致。

7. A、B、C、D　答案分析：癃闭有虚实之分，其实证多因湿热下注或瘀血、结石阻塞尿道所致；其虚证常由肾阳不足，气化无力引起。

8. A、B、C、D、E　答案分析：痛经有虚实之分，实性者多为气滞（胀痛）、血瘀（刺痛）、寒凝（冷痛）；虚性者多为阳虚（隐痛）、气血虚（经后少腹空痛）。

9. A、B、D、E　答案分析：小儿的生理特点有二：一是脏腑娇嫩，形气未充，腠理疏松，筋骨未坚，对外界环境的适应能力差；二是生长发育迅速、生机蓬勃。

10. A、B、E　答案分析：临证时要重点询问小儿的喂养情况，了解有无伤食、受惊吓、受凉等易使小儿致病的原因。

二、词语解释

1. 所谓主诉，是指病人就诊时感受最明显或最痛苦的主要症状、体征及其持续的时间。

2. 所谓现病史，是指从疾病的发生到此次就诊时病情演变的全过程，以及对疾病的诊治经过。

3. 既往史，又叫过去病史，是指病人以往患病情况或健康状态。

4. 所谓个人生活史，是指病人的生活习惯、社会经历、饮食嗜好、劳逸起居、工作情况及婚姻生育史等。

5. 所谓家庭史，是指病人的直系亲属，如父母、兄弟姐妹、配偶、子女等的健康状况和患病情况。

6. 但寒不热是指病人只觉怕冷而无发热的症状。

7. 潮热是指发热如潮汐之有规律，定时发热或定时热甚的症状。

8. 完谷不化是指粪便中夹杂有未消化的食物，多见于脾肾阳虚，火不暖土，或伤食停滞。

9. 里急后重是指腹痛窘迫，时时欲泻，肛门重坠，便出不爽的症状。多为湿热内阻大肠所致。

10. 癃闭是指排尿异常中小便不畅，点滴而出者为“癃”；小便不通，点滴不出为“闭”。

三、填空题

1. 就诊时所感到的痛苦与不适

2. 有无怕冷或发热

3. 恶寒与发热交替而作

4. 全身战栗抖动，继而汗出

5. 不同性质和特点

6. 口渴与饮水

7. 脾胃功能的强弱

8. 寒热虚实

9. 便次增多，大便稀软不成形，或呈水样

10. 睡意很浓，经常不由自主地入睡

11. 听音不清，声音重复

12. 发病较快，传变迅速，变化较多，易虚易实

四、简答题

1. 答：问诊是指医生对病人或陪诊者进行询问，以了解病情的诊病方法。问诊的主要内容有一般情况、主诉、现病史、既往史、个人生活史、家族史等。其中主要内容是现在症状的问诊。

2. 答：问主诉就是要询问就诊时病人感受最显著或最痛苦的主要症状、体征及持续的时间。主诉通常是就诊的主要原因，是疾病的主要矛盾，所以通过主诉的问诊就能抓住疾病的关键。主诉也是调查、认识疾病的主要依据，具有非常重要的诊断价值。可以帮助医生判断疾病的范围、类别，及病势轻重缓急。

3. 答：现病史的问诊就是对疾病从发生到此次就诊时病情演变的全过程，以及疾病诊治过程的询问。问现病史时首先询问发病情况，包括发病时的环境、时间，发病原因等；其次要询问病情的演变过程；还要询问病情演变过程中的诊治情况等。

4. 答：过去病史也叫既往史，是指病人以往的患病情况或健康状况。对过去患病情况的询问，不仅要询问当时的诊断，还要了解其主要症状、病情变化、治疗经过、是否痊愈等。对小儿还要询问是否患过麻疹、白喉等儿童易患的疾病。

5. 答：询问个人生活史是指询问病人的生活习惯、社会经历、饮食嗜好、工作情况及婚姻生育史等。因为个人生活史与疾病的发生和疾病的病理变化有一定的关系。如询问出生地、居住地及经历，对某些区域性的流行病的诊断有一定意义。

6. 答：询问家族病史是指对病人的直系亲属，如子女、父母、兄弟姐妹，及配偶的健康状况和患病情况的询问。询问家族史对于了解病人有无可能发生传染病和遗传性疾病具有重要意义。

7. 答：陈念祖总结的十问歌为：“一问寒热二问汗，三问头身四问便，五问饮食六问胸，七聋八渴俱当辨，九问旧病十问因，

再兼服药参机变，妇人尤必问经期，迟速闭崩皆可见，再添片语告儿科，天花麻疹全占验。”

8. 答：寒热往来是指恶寒与发热交替而作的症状。这是邪正相争，互为进退而相持不下之故。如果寒热往来发无定时，伴有口苦、咽干、目眩者为伤寒少阳证；若寒战与高热交替，发有定时，一日一发，二日一发，或三日一发兼有头痛、多汗者为疟疾。

9. 答：问病人有无汗出，可以辨别病邪的性质和正气的盛衰。如表证无汗者多为表寒证（即表实证）；表证汗出者多为表虚证（或外感风邪）。里证无汗常见于津亏、失血而汗出无源。里证有汗者可见于实热证（大汗）、阳虚证（自汗）、阴虚证（盗汗）、亡阴证和亡阳证（绝汗）等。

10. 答：泄泻是指便次增多，大便稀软不成型，或呈水样的病症。常见的有湿热泻、食积泻、脾虚泻、肾虚泻和肝郁脾虚泻等。临证可据大便的性状及兼症鉴别不同原因所致之泻。暴注下泄，便如黄糜，伴肛门灼热者为大肠湿热泻；腹痛即泻，泻后痛减，伴嗳腐吞酸者为伤食泻；食后腹痛而泻，伴有纳少者为脾虚泻；泻在黎明，下利清谷，伴腰膝痠软者为肾虚泻；泄泻与情绪变化有关者为肝郁脾虚泻。

11. 答：因为小便为津液所化，与肾之气化、脾之运化、肺之宣降、三焦气化活动均有关，所以了解小便情况对察知津液的盈亏和相关内脏功能是否正常有重要的作用。问小便时要重点询问每日小便次数，小便的颜色、质地（有无血液、砂石）、量的多少，排尿时的感觉，以及伴见症状等。

12. 答：失眠又叫不寐，是指病人难以入睡，或醒后易醒，或彻夜难眠的病症。心肾不交的失眠，伴有心悸、心烦、腰脊痠软，或梦遗等症；心脾两虚的失眠，伴有心悸、纳差、腹胀、便溏等症；痰火内扰的失眠伴有惊悸、多梦、口干苦等症；食积胃脘的失眠伴有脘胀、厌食、嗳腐吞酸等症。

13. 答：经期异常有先期、后期和先后不定期三类。月经先期，多因血热迫血妄行，或气虚，气不摄血而致；月经后期多因寒凝气滞，或痰郁血瘀；月经先后不定期多因肝气郁滞、瘀血内阻、脾肾虚损而致。

14. 答：经量异常有月经量多、月经量少、闭经、崩漏等不同情况。月经量多常因血热、气虚、瘀血阻滞所致；月经量少多见于阴精不足、血寒、血瘀、痰湿阻滞等；闭经可见于气虚血少、气滞血瘀、血寒等原因；崩漏多因阳热迫血妄行，或气虚气不摄血引起。

15. 答：小儿的生理特点一是脏腑娇嫩，形气未充，腠理疏松，筋骨未坚，对外界环境的适应能力和御邪能力较差；二是生长发育迅速，生机蓬勃。其病理上具有发病较快，传变迅速，变化较多，易虚易实等特点。

16. 答：问疼痛的要点有三：一是询问疼痛的部位；二是询问疼痛的性质；三是询问疼痛的时间及对按压的反应。其意义在于：询问疼痛发生的部位，对了解病变所在的脏腑经络有一定的意义。问清疼痛的性质，可以分辨引起疼痛的病因与病机。问清疼痛的时间及对按压的反应，有助于对病证寒、热、虚、实的判断。

五、论述题

1. 答：问诊是诊法中重要的环节，医生在问诊时：①要做到认真负责，耐心细致；全面了解，详而不繁；抓住重点，简而不漏。②问诊时要言谈和蔼可亲，通俗易懂，不能用不良的语言刺激病人，也不能套问或暗示病人。③要全面系统，但又要根据情况而有所侧重。④对妇女和儿童要结合其生理特征，灵活而有主次地询问。⑤对危重病人，不能苛求问诊内容的完整，可作重点查询，待病情稳定后再对未尽之处补问。

2. 答：病人只觉怕冷而无发热的症状称为“但寒不热”。“但寒不热”是阴寒邪气入侵或者机体阳气不足所致。问诊时要注意区分其不同的类型：①恶寒：指病人无风自冷，虽加衣被，近火取暖而仍觉寒冷者。多属外感寒邪的表证之初起，或者寒邪直入内脏之故。②恶风：自觉怕风，遇风则冷，避之可缓者，见此症者多是外感风邪或肺卫气虚者。③寒战：指病人恶寒且伴有全身战栗者，多为恶寒的严重阶段，邪正剧争的缘故。④畏寒：病人自觉怕冷，得暖缓解者，是素体阳虚之故。

3. 答：病人只觉发热、恶热而无怕冷的症状称为“但热不寒”。多为阳盛或阴虚所致。根据热势、发热时间及发热的特点等分为三型：①壮热：指病人持续高热不退者，多见于外感热病的极期，为里实热证。②潮热：指发热如潮汐之有规律者，临证中又有阴虚潮热、阳明潮热和湿温潮热三种。③微热：指病人自觉发热而体温并无升高或轻度升高者。临证中可见之于阴虚证，或脾气虚损，及气阴不足之证。

4. 答：临证问汗时要询问病人有无汗出，汗出的时间、汗出的部位、汗出的多少、汗出的性质、颜色以及主要伴见的兼症等。问汗的主要内容有三：一是问汗出的有无。若表证无汗，多为表寒证（也称表实证），表证有汗为表虚证或太阳中风证。里证无汗则为阴液亏虚或津血不足，汗出无源。里证有汗多为里热炽盛或气虚、阳虚、阴虚所致。二是辨汗出的性质。就汗出性质而言，有自汗，是阳气虚弱，腠理不固所致；有盗汗，是阴虚阳盛，虚热蒸腾所致；有战汗，是邪正剧争，为疾病的转折点；有绝汗，往往见之于亡阴、亡阳之重危证。三是问汗出的部位。头汗者多因邪气侵袭上焦，或中焦湿热蕴结，或久病气虚。半身汗见之于偏瘫、截瘫或痿证；手足汗常因阳明胃肠蕴热之故。此外“黄汗”为湿热熏蒸所致，“红汗”为胆经郁热所致。

5. 答：不同部位的疼痛常反映相应脏腑经络的病变，辨清疼痛的部位，对了解病变所在的脏腑经络有一定的意义。具体言之，头痛有虚有实，实者起病急而痛剧，常因外邪袭头，痰浊、瘀血上阻；虚者病久而痛缓，如气血亏虚、阴阳不足等。胸痛多为心肺功能失常所致，若心肺阳气不足，寒邪乘袭、瘀血阻滞、痰浊郁阻、火热灼络等均可致之。胁痛多与肝胆疾病有关，故肝失疏泄、肝胆火旺、肝胆湿热、气滞血瘀，以及悬饮等均可引起。脘痛与胃的功能失常关系密切，若寒邪犯胃、食滞胃脘、肝气犯胃、血瘀胃腑，或者胃之阳气阴液不足者均可引起。腰为肾之府，故腰痛见之于虚证者责之于肾，当肾中精、气、阴、阳虚损时均可引起；腰痛若属实证，常由风寒湿邪侵犯腰部脉络或外伤闪挫而致瘀血阻络等均所引起。四肢痛有关节、肌肉、筋骨疼痛之别，多因风寒湿邪或风热邪气侵袭所致，也有因脾胃虚弱，四肢失于水谷精气营养之故。

6. 答：临证中不同性质的疼痛，可以反映引起疼痛的病因和病机，对临床辨证有很重要的价值，因此对疼痛性质的询问十分必要。具体言之，刺痛多为各种原因所致血行不畅、瘀血阻滞之故。冷痛则常见于阴气偏盛的寒证，又有实寒虚寒之分。灼痛多见于热证，无论实热或虚热均可致之。绞痛多为有形之邪如结石、瘀血、蛔虫或寒邪凝滞引起。隐痛多是气血不足，或阳虚，失去充养或温煦引起。重痛是湿邪阻滞经脉之故。掣痛与肝有关，多因血虚或寒侵肝脉所致。空痛多是气血衰少，精髓空虚所致的虚性疼痛。酸痛有虚实之分，实证者为湿阻肢体之故，虚证者为肾虚骨髓失充引起。走窜痛常为风邪所伤或气机阻滞而成。在询问疼痛性质的同时，还应询问疼痛持续的时间及对按压的反应，如持续性痛、夜间痛多为瘀血；疼痛喜按属虚，拒按属实等。因此对进一步判断病证的寒热虚实有一定的诊断学意义。

7. 答：询问病人的食欲及食量，对判断其脾胃功能的强弱及疾病的预后转归有重要的意义。在疾病过程中，食欲渐复，食量渐增，提示病人胃气来复，病情在逐渐好转；若病人食欲渐衰，食量渐减，提示其脾胃功能日益衰退，病情加重。临证中若其不欲饮食，多因湿邪困脾，或脾胃虚弱，或食滞内停。若食欲亢进，多食易饥，伴有口渴多饮者为胃火炽盛。若有饥饿感而不欲进食者，多为胃阴不足，虚热内扰之故。若久病之人，本不能食，突然食欲大振，食量大增，甚至暴食者，是脾胃之气将绝的“除中”征兆。儿童喜食异物者常属虫积之象。

8. 答：由于妇女有特殊的生理、病理特点，故除一般内容的问诊外，尚须注意询问月经、带下、胎产、分娩前后的有关情况。对月经的询问应注意了解月经的周期、行经天数和月经的量、色、质，及有无闭经、痛经等情况，必要时还要询问末次月经的日期，以及月经初潮或停经的年龄。女性在正常情况下阴道会有少量乳白色而无臭的黏液，即为带下。询问带下时要抓住带下的颜色、质地、量、气味以及局部感觉等要点。对胎产的问诊，应根据病情需要，询问其怀孕、生育的次数、时间、有无流产，以往分娩及产后的情况等。

9. 答：对小儿的问诊主要通过询问陪诊者以获得有关的病情资料。儿科的问诊，一是询问小儿出生前后的情况。因为新生儿的疾病与先天因素或分娩情况有关，故应着重询问出生时是否足月，母亲妊娠期及产乳期的营养和健康状况，是否难产、早产，以及分娩方式等。对婴幼儿要着重询问喂养情况、营养状况、发育过程中的种种变化等。二是要询问预防接种情况及传染病史。因为小儿6个月至5岁之间，从母体获得的先天免疫能力消失，后天免疫力尚未形成，因此易患麻疹、水痘等多种儿童传染性疾病，故应重点询问预防接种情况、传染病史和传染病的接触史。三是询问发病原因。由于小儿脏腑娇嫩，易受气候、环境、生活条件的影响而发病，故临证时应着重询问小儿的喂养情况，了解有无伤食、受惊、着凉等易使小儿生病的原因。如抵抗力弱，对环境适应力差，易感冒；脾胃虚弱，极易伤食而出现呕吐、泄泻、腹痛等；神志发育不完善，故易受惊而见哭闹、惊叫、抽搐等症。

第四节　切　　诊

习题

一、选择题

（一）A_1 型题

1. 寸口位于(　　)
   A. 头侧太阳穴
   B. 颈部人迎处
   C. 手腕掌后桡动脉处
   D. 腹股沟动脉处
   E. 脚背趺阳脉处
2. 寸口诊脉法始见于(　　)
   A.《内经》
   B.《难经》
   C.《脉经》

D.《伤寒杂病论》

E.《中藏经》

3. 右手寸口寸、关、尺三部一般候(　　)

A. 心肺肝　B. 肺脾命门

C. 心肝肾　D. 心脾肾

E. 上中下三焦

4. 左手寸口寸、关、尺三部一般候(　　)

A. 心肺肝　B. 肺脾命门

C. 心肝肾　D. 心脾肾

E. 上中下三焦

5.《内经》认为切脉的最佳时间是(　　)

A. 平旦　B. 日中

C. 日西　D. 夜晚

E. 环境安静即可

6. 小儿寸口短小，故一般切脉时可采用(　　)

A. 三指密布法　B. 二指切脉法

C. 一指定关法　D. 遍诊法

E. 望食指络脉法

7. 每次诊脉的时间最佳为(　　)

A. 1 分钟　B. 2 ~ 3 分钟

C. 5 分钟　D. 3 ~ 5 分钟

E. 半分钟

8. 正常的脉象称为(　　)

A. 正脉　B. 平脉

C. 和脉　D. 缓脉

E. 有根脉

9. 轻取即得，重按稍减的脉是(　　)

A. 浮脉　B. 洪脉

C. 芤脉　D. 革脉

E. 濡脉

10. 濡脉的脉象表现为(　　)

A. 脉来无力　B. 脉来虚浮

C. 脉来细软　D. 脉来沉细

E. 脉来浮而细软

11. 三部举按皆有力的脉称为(　　)

A. 紧脉　B. 大脉

C. 弦脉　D. 实脉

E. 洪脉

12. 应指明显，但细小如线的脉是(　　)

A. 濡脉　B. 细脉

C. 弦脉　D. 小脉

E. 弱脉

13. 紧脉的主病为(　　)

A. 寒、痛、宿食

B. 寒、痛、痰饮

C. 表证、瘀血、痰饮

D. 宿食、瘀血

E. 寒、痛

14. 单主阳热亢盛的脉象是(　　)

A. 数脉　B. 实脉

C. 滑脉　D. 洪脉

E. 促脉

15. 弦细脉的主病为(　　)

A. 里寒证　B. 肝郁气滞

C. 血虚肝郁　D. 阴血亏虚

E. 肝风挟痰

16. 辨肌肤肿胀，按之凹陷举手即起的是(　　)

A. 肤肿　B. 气肿

C. 水肿　D. 趺肿

E. 脓肿

17. 心下或胃脘满痛，按之坚硬而痛的称(　　)

A. 心下痞　B. 脘痞

C. 满痞　D. 胸痹

E. 结胸

18. 小儿手掌心发热，多属(　　)

A. 蛔虫　B. 阳亢

C. 阴虚　D. 脾虚

E. 食积

19. 症见胸腹灼热而四肢厥冷，多

是(　　)

A. 食厥　　B. 寒厥

C. 热厥　　D. 蛔厥

E. 气厥

20. 腹中有块，按之坚硬疼痛，推之不移，长久不散的称(　　)

A. 聚　B. 瘕　C. 痈

D. 疝　E. 癥

(二) A_2 型题

1. 男性患儿李某，5岁，腹痛月余。其腹痛的特点是脐周疼痛，时作时止，按之有块，呈条索筋结状，有移动感。其腹痛病多属(　　)

A. 燥屎　　B. 肠痈

C. 蛔虫　　D. 癥积

E. 气滞

2. 林某，女性病人，腹痛两天。其右下腹疼痛，从上腹部转移而来，按之疼痛不甚，突然放手疼痛加剧。舌红苔黄而干，脉数。其腹痛原因为(　　)

A. 燥屎　　B. 肠痈

C. 蛔虫　　D. 癥积

E. 气滞

3. 病人罗某，臀部疮疡5日，查见局部红肿高突，灼热，根盘紧缩，按之边硬顶软。其疮疡为(　　)

A. 阳证有脓　　B. 阳证无脓

C. 阴证有脓　　D. 阴证无脓

E. 疮疡即将内陷

4. 少年刘某，两天前冒雨淋湿，症见恶寒发热无汗，咳嗽吐痰清稀，头身疼痛不适，其脉象可见(　　)

A. 浮缓　　B. 浮紧

C. 沉紧　　D. 浮数

E. 沉细

5. 病人脉来疾急、至数不清，烦躁不宁，汗出如珠而黏，手足尚温，目眶深陷。证属(　　)

A. 阳热亢盛　　B. 阴虚阳亢

C. 亡阴　　D. 亡阳

E. 热盛伤津

6. 病人脉象沉弦，在期门穴有压痛，伴有厌食腹胀，大便不调，多属(　　)

A. 脾病　　B. 胃病

C. 肺病　　D. 肝病

E. 肾病

(三) B_1 型题

A. 促脉　　B. 代脉

C. 结脉　　D. 缓脉

E. 涩脉

1. 脉来时有一止，止有定数，良久方来的脉象是(　　)

2. 脉来缓而时止，止无定数的脉象是(　　)

A. 滑脉　　B. 涩脉

C. 弦脉　　D. 濡脉

E. 细脉

3. 主痰饮、食积的脉象是(　　)

4. 主脾虚湿困的脉象是(　　)

A. 濡脉　　B. 弦滑数脉

C. 弦脉　　D. 沉细数脉

E. 紧脉

5. 脉来浮而细软的脉象是(　　)

6. 脉来端直以长，挺然指下，如按琴弦的脉象是(　　)

A. 真寒假热　　B. 真热假寒

C. 表热　　D. 里热

E. 里寒

7. 初按肌肤热甚，久按反转轻的是(　　)

8. 按之四肢厥冷而胸腹灼热的是(　　)

(四) X 型题

1. 弦滑数脉的主病有(　　)

A. 痰热壅盛　　B. 食积化热

C. 肝风挟痰　　D. 肝风痰热

E. 肝火痰热

2. 构成脉象的要素包括了脉搏所显示的(　　)

A. 部位　B. 速率
C. 形态　D. 强度
E. 节律

3. 涩脉的主病有(　　)

A. 阴虚　B. 精伤
C. 血虚　D. 血瘀
E. 气滞

4. 正常脉象的特点包括(　　)

A. 不浮不沉　B. 节律整齐
C. 有胃气　D. 有神气
E. 有根

5. 主虚证的脉象有(　　)

A. 代脉　B. 弱脉
C. 虚脉　D. 细脉
E. 滑脉

6. 主阳热亢盛的脉象有(　　)

A. 促脉　B. 弦细数脉
C. 沉弦数脉　D. 实脉
E. 滑脉

7. 按诊可诊察所按部位的(　　)

A. 肌肤冷热　B. 皮肤润燥
C. 皮肤颜色　D. 是否有肿块
E. 是否有疼痛

8. 按胸胁可以诊察的脏腑病变有(　　)

A. 心　B. 肝　C. 肺
D. 胃　E. 肾

二、词语解释

1. 脉象
2. 举、按、寻
3. 复合脉
4. 舍症从脉
5. 斜飞脉
6. 尺肤
7. 水臌
8. 癥瘕

三、填空题

1. 有胃气的脉象特点是________。

2. 春季的平脉表现为________。

3. 洪脉的特点为________。

4. 妇女妊娠脉象为________。

5. 脉来________为牢脉。

6. ________脉，主外感风热证。

7. 数脉不仅可以主热证，________也可表现为数脉。

8. 按诊，是医生用手对病人身体进行________，以探测病变的方法。

9. 麻疹患儿，________，是发疹先兆。

10. 按腹部，应手有抵抗感，疼痛拒按者，多属________。

11. 肌肤按之没指，凹陷久留，不能随手而起，为________。

四、简答题

1. 脉诊有何临床意义？
2. 为什么诊脉可以独取寸口？
3. 正常脉象的形象如何？
4. 影响平脉变异的因素有哪些？
5. 缓脉与迟脉如何区别？
6. 细脉与濡脉如何区别？
7. 弦脉的特点及主病如何？
8. 结脉与代脉的特点及主病有何不同？
9. 相兼脉的主病有何规律？
10. 按诊包括哪些具体的方法？
11. 怎样辨别水臌与气臌？
12. 按腧穴有何意义？

六、论述题

1. 试述脉诊的基本原理。

2. 简述脉症顺逆与从舍的意义。

3. 比较结、代、促三脉的脉象及主病的异同。

4. 简述弦数脉与滑数脉的脉象及主病的区别。

5. 试述涩脉的脉象、主病及形成原理。

6. 简述诊脉的方法及注意事项。

7. 试述脘腹部的区位划分及腹部按诊方法。

8. 简述如何根据按诊方法辨别疮疡的阴阳属性及是否成脓。

答案

一、选择题

（一）A_1 型题

1. C　答案分析：腕后桡动脉搏动处称为寸口。

2. A　答案分析：寸口诊脉法始见于《内经》。

3. B　答案分析：一般而言，人的右手寸口寸、关、尺三部分别候肺、脾、命门（肾）。

4. C　答案分析：一般而言，人的左手寸口寸、关、尺三部分别候心、肝、肾。

5. A　答案分析：《内经》提出平旦（清晨）为候脉的最佳时间。

6. C　答案分析：因小儿寸口短小，不能容纳三指，故诊小儿脉常用“一指定关法”。

7. B　答案分析：临床诊脉一般以 2 ~ 3 分钟为宜。

8. B　答案分析：正常的脉象称为平脉，又叫常脉。

9. A　答案分析：浮脉的特点为轻取即得，重按稍减。

10. E　答案分析：濡脉的特点为脉来浮而细软。

11. D　答案分析：实脉的特点为三部举按皆有力。

12. B　答案分析：细脉的特点是脉细如线，但起落应指明显。

13. A　答案分析：紧脉的主病为寒证、痛证、宿食。

14. D　答案分析：洪脉单主阳热亢盛。

15. C　答案分析：弦主肝病，细为阴血不足。故弦细脉主肝肾阴虚或血虚肝郁。

16. B　答案分析：按之凹陷，举手即起的为气肿。

17. A　答案分析：心下或胃脘满痛，按之坚硬而痛，称心下痞。

18. E　答案分析：小儿手心发热，多属积食。

19. C　答案分析：四肢厥冷而胸腹灼热多为热厥，即真热假寒。

20. E　答案分析：癥为有形之物，肿块坚硬疼痛，推之不移，长久不散。

（二）A_2 型题

1. C　答案分析：蛔虫病患者脐周疼痛，时作时止，按之有块，呈条索筋结状，有移动感。

2. B　答案分析：肠痈患者右下腹疼痛，多从上腹部转移而来，按之疼痛不甚，突然放手疼痛加剧。

3. A　答案分析：阳证疮疡高突，红肿灼痛，根盘紧缩，按之边硬顶软，为有脓之征。

4. B　答案分析：病人恶寒发热无汗，咳嗽吐痰清稀，头身疼痛不适，为外感风寒，故脉浮紧。

5. C　答案分析：病人脉来疾急，至数不清，烦躁不宁，汗出如珠而黏，手足尚温，目眶深陷，为亡阴之象。

6. D　答案分析：病人脉象沉弦，在期门穴有压痛，伴有厌食腹胀，大便不调，为肝病。

（三）B_1 型题

1. B　答案分析：代脉的特点为脉来时一止，止有定数，良久方来。

2. C　答案分析：结脉的特点为脉来缓而一止，止无定数。

3. A　答案分析：凡痰饮、食积等均可表现为滑脉。

4. D　答案分析：凡脾虚或有湿困，均可表现为濡脉。

5. A　答案分析：濡脉的特点为浮而细软。

6. C　答案分析：因为肝失疏泄，气机不利，致使脉道拘急而见脉形端直以长，挺然指下，如按琴弦。这是弦脉的特征。

7. C　答案分析：表热之证，初按肌肤较热，久按则热减。

8. B　答案分析：胸腹灼热为真热之征，四肢厥冷为假寒之象。

（四）X 型题

1. A、B、D、E　答案分析：痰热壅盛、食积化热、肝风挟痰、肝火痰热皆可表现为弦滑数脉。

2. A、B、C、D、E　答案分析：脉象构成的要素包括了脉象的部位、速率、形态、强度、节律等因素。

3. B、C、D、E　答案分析：涩脉的主病有精伤、血少、血瘀、气滞。

4. C、D、E　答案分析：正常的脉象即是脉有胃、神、根。

5. A、B、C、D　答案分析：主虚证的脉象有代脉、弱脉、虚脉、细脉。

6. A、C、D、E　答案分析：主阳热亢盛的脉有促脉、沉弦数脉、实脉、滑脉。

7. A、B、D、E　答案分析：皮肤的颜色只能通过望诊来了解，其余皆可通过按诊了解。

8. A、B、C　答案分析：按胸胁可以了解胸胁所包容的心肺肝等脏腑。

二、词语解释

1. 脉象是指脉搏应指所显示的部位、速率、形态、强度、节律等综合形象。

2. 举、按、寻是三种切脉的手法。凡以轻指力触及皮肤的，称“举”；以重指力按在肌肉与筋骨之间的叫“按”；介于举按之间，或轻或重或前或后左右挪动切脉，以寻找脉象最佳部位和状态的叫“寻”。

3. 两种以上的脉象同时出现，称复合脉，又叫相兼脉。

4. 在辨证过程中，当脉象与症状不相一致时，经过分析判断，以脉象作为审定病机、确定治疗方案的依据，称舍症从脉。

5. 因桡动脉生理异位，脉不见于寸口，而从尺部斜向合谷穴，称斜飞脉。

6. 从肘部内侧至掌后横纹处的一段皮肤，称尺肤。临床可根据尺肤的缓急、滑涩、冷热，辨别病证的寒热虚实。

7. 腹中积水，腹胀如鼓，以手按之，如囊裹水，以手分置腹部两侧，一手轻叩，一手贴于另一侧腹壁，而有波动感的，为水臌。

8. 腹中包块，若按之坚硬，推之不移，痛有定处，为癥；按之无形或软，时聚时散，痛无定处，为瘕。

三、填空题

1. 从容和缓，节律一致

2. 稍弦

3. 脉体大而有力，如波涛汹涌，来盛去衰

4. 滑脉

5. 沉取实大弦长

6. 浮数脉

7. 心（宗）气不足

8. 触、摸、按、压、叩

9. 中指尖独冷

10. 实证

11. 水肿

四、简答题

1. 答：脉诊的意义为：医生通过切脉，根据病人脉象变化，能够了解与掌握疾病的病理机制，探求病在何脏何经，属寒属热，在表在里，为实为虚，以及疾病的进退预后。

2. 答：寸口属手太阴肺经，为脉之大会（因肺朝百脉，全身之气血均会聚于肺而变见于寸口）。又因肺经起于中焦，还循胃口，与脾经同属太阴，脾所运化之水谷精微上输于肺而灌注脏腑，此后又从百脉朝于气口，所以通过诊寸口脉象，可以诊察全身脏腑、气血、阴阳、表里、虚实等情况。

3. 答：平脉具有胃、神、根三个特点。脉来柔和有力，指下分明，是为有神；脉来从容和缓，节律一致，是为有胃气；尺部沉取有力，是为有根。

4. 答：影响平脉的变异因素有：季节气候、地理方位、年龄、性别、体质等。

5. 答：缓脉为脉来一息四至（60 次/分钟），来去怠缓；迟脉为脉来一息不足四至（60 次/分钟以下）。

6. 答：细脉脉来细小如线，但应指明显；濡脉为脉来浮而细软，故濡脉为细脉与浮脉的相兼脉。

7. 答：弦脉表现为脉来端直以长，挺然指下，如按琴弦。一般主肝胆病、痛证、惊风、痰饮等。

8. 答：结脉表现为脉来缓而一止，止无定数。其主病为：结而有力主寒证、痰饮、瘀血、癥瘕等；结而无力主气血虚衰、心阳不振。代脉表现为脉来缓而时有一止，止有定数，良久方来。主病为脏气衰微，或跌打损伤，痛证，惊恐等。

9. 答：相兼脉的主病常常是各单一脉象主病的相合。如浮脉主表，数脉主热，浮数脉即主表热证。

10. 答：按诊包括有触、压、按、摸、叩等具体手法。触，即用手指或手掌轻轻接触病人身体，以了解寒热、润燥；摸，是以手抚摸局部，以探明局部的情况；按，是以手轻按局部，以了解局部肿块的界线、质地、肿胀程度、性质等；压，是用手重压病变部位，以测知病变深部有无压痛、是否有脓等；叩，是用手指头叩击病变部位，同时听其声响，以了解相关情况的诊察方法。

11. 答：水臌是指腹中有积水而致腹部肿大。表现为腹大如鼓，按之如囊裹水，腹壁有凹痕，以手分置腹部两侧，一手轻叩，一手贴于另一侧腹壁，有波动感的，为水臌。若腹部肿大，叩之如鼓且无波动感、又无凹痕的，为气鼓。

12. 答：由于腧穴为脏腑经络之气汇聚的穴位，故当内脏有病变时，会在相应的腧穴出现明显的压痛和敏感反映，或可摸到结节、条索状物，均可作为相应内脏病变的辅助诊断依据。如肝病在肝俞和期门穴可有压痛。

五、论述题

1. 答：脉诊的原理，主要在于脉为人体气血运行的通道。脉为血之府，与心相通连，心为五脏六腑之大主，心气推动血液在脉中运行。血由心所主以外，又由脾所统、肝所藏，且赖肺的朝百脉以辅心行血，肾藏精而生元气，元气以推动激发全身脏腑的功能，所以五脏均与血脉密切相关，故人体脏腑阴阳气血的状况均可显见于脉。当发生病变时，各种病理因素均可影响脉气，而表现出不同的病理脉象。因此，诊脉可以诊断病证。

2. 答：临症中多数情况下脉象与症状是一致的，如浮脉见表证特点，数脉见热象症状等，此为脉症相顺。有时出现脉象与症状的特征和意义不相应的，如“症热而脉静，泄而脉大，脱血而脉实”等脉症不相应者为脉症相逆。在脉症相逆时要辨明脉与症的真假而决定其从舍。如果脉真症假时，就要舍症从脉；若脉假症真时，则要舍脉从症。

3. 答：结、代、促三脉在脉象表现上均为脉来中有停顿，不同的是结脉为脉来缓而时一止，止无定数；促脉为脉来数而时一止，止无定数；代脉则为脉来缓而时一止，止有定数，良久方来。在主病上，三者均既主实证，又主虚证。结而有力者，主实证，多寒、痰、瘀，癥瘕积聚；结而无力者，主虚证，多气血不足，心阳不振。代脉一般来讲多主虚证，是脏气衰弱的表现，但偶因跌打损伤，卒逢惊恐、痛证，也可临时表现为代脉，但不会持久。促脉的主病是促而有力主阳热亢盛，或气血壅滞，痰、食停积；促而无力主脏腑气衰，常见于虚脱之证。

4. 答：弦数脉在脉象上表现为脉来快数而挺直以长，如按琴弦。在主病上，多主肝胆热证、痰热壅盛。滑数脉表现为脉来快数而滑利，如盘滚珠。在主病上，多主痰热痰火，食积化热。

5. 答：涩脉在脉象表现上为脉来应指艰涩不畅，来往尤如“轻刀刮竹”。在主病上，涩而无力主精亏血少之虚证；涩而有力主气滞血瘀之实证。涩脉的形成，或因于精亏血少，不能充盈濡养脉道而脉道失畅，故脉来艰涩。或因于气滞血瘀，脉道壅塞而气机不利，以致脉气失畅，脉来艰涩。

6. 答：诊脉时要掌握诊脉的时间、姿势、布指、指法和指力的应用。就诊脉时间而言，最佳时间一般认为以平旦为宜，每次诊脉的时间以 2～3 分钟为宜。切脉的姿势，无论病人持坐或卧姿，其手臂应平展，直腕仰掌，与心脏同一水平。医生布指的疏密当以病人身材高矮为据。医生指法分为单按与总按两种，三指应平齐微曲。诊脉时要不断地调整指下力量，虽有轻（举）、中（寻）、重（按）之别，应用时要视情况而定。

7. 答：腹部的划分为：胸骨剑突下称心下；以脐为中心，上下左右旁开两寸的范围内称脐周；从脐周上界至心下的区域称胃脘部；脐周左右两侧为左腹、右腹；脐周下界以下至耻骨联合的区域称小腹；小腹两侧为少腹。

腹部按诊时，病人取仰卧位，松开腰带，充分暴露被检部位，两腿合拢，膝部屈曲，脚掌放平，腹肌放松，医生站在病人右侧，面向病人，用手切按时需由轻及重，由浅入深，从健康部位着手，逐渐移向患病部位。同时，应注意体会手下的感觉，与健侧进行比较，并观察病人的表情反应；若发现有包块，则须探明包块的位置、大小、质地、有无压痛、边界是否清楚、能否移动等。

8. 答：凡遇疮疡，但见疮疡高突红肿，按之灼热疼痛，根盘紧缩者，属阳证；按之疮疡肿硬不热，根盘平塌漫肿，属阴证。凡按之疮疡顶部硬而热不甚者，为无脓；按之边硬顶软而热甚者，为有脓；轻按即痛者，为脓在浅表；重按始痛者，为脓在深部。已成脓的，可用两手指平放在脓肿部位，一指轻压推动，以另一指所感到的波动大小来测知脓的多少。

第九章　辨　　证

第一节　八纲辨证

习题

一、选择题

（一）A_1 型题

1. 产生表证的主要原因是(　　)
　A. 虫兽所伤　　B. 六淫袭表
　C. 里邪出表　　D. 劳倦所伤
　E. 外邪直中

2. 病人内热烦躁，继而汗出热解，烦躁亦减。其病机是(　　)
　A. 由表入里　　B. 由阳转阴
　C. 里邪出表　　D. 正虚恋邪
　E. 邪退正虚

3. 病人胸中烦热，口臭，牙龈肿痛，腹痛喜暖喜按，大便溏泄。其证属(　　)
　A. 真热假寒　　B. 表热里寒
　C. 上热下寒　　D. 表实里虚
　E. 里寒表热

4. 症见发热恶寒，头身痛，无汗，口渴，烦躁，尿黄。其证属(　　)
　A. 表邪入里　　B. 表寒里热
　C. 表里俱热　　D. 表寒里虚
　E. 里热

5. 病人手足厥冷，脉沉数有力，口渴喜冷饮，便干尿赤，舌红苔黄。此属(　　)
　A. 外寒内热　　B. 真寒假热
　C. 真热假寒　　D. 阴虚内热
　E. 上寒下热

6. 下列各项中不属于实证临床表现的是(　　)
　A. 大便秘结　　B. 五心烦热
　C. 痰涎壅盛　　D. 高热
　E. 胸闷烦躁

7. 八纲中的虚实辨证是辨别疾病的(　　)
　A. 病位　　B. 病因
　C. 病性　　D. 邪正盛衰
　E. 病程

8. 下列各项中不属于虚证临床表现的是(　　)
　A. 脉沉有力　　B. 面色㿠白
　C. 大便稀溏　　D. 身倦乏力
　E. 五心烦热

9. 病人腹胀满疼痛，按之痛减，时有缓解，脉弦按之无力。此属(　　)
　A. 虚实夹杂　　B. 因虚致实
　C. 真实假虚　　D. 真虚假实
　E. 实证夹虚

10. 阳虚证的主要临床表现是(　　)
　A. 面白少华　　B. 脉细苔少
　C. 畏寒肢冷　　D. 形体消瘦
　E. 冷汗淋漓

11. 虚热证的主要临床表现是(　　)
　A. 舌苔薄黄　　B. 身热夜甚
　C. 日晡潮热　　D. 身热不扬
　E. 五心烦热

12. 下列各项中，不属于阳证的临床表

现的是(　　)

A. 面红目赤　B. 呼吸微弱

C. 躁动不安　D. 口渴饮冷

E. 脉洪数

13. 发热恶寒交替出现，可见下列哪一证候(　　)

A. 表证　B. 表邪入里

C. 半表半里证　D. 表里同病

E. 里邪出表

14. 下列各项中，不属于实证的表现是(　　)

A. 壮热烦渴　B. 神昏谵语

C. 尿赤便干　D. 脉细数

E. 舌红苔黄

15. 表虚证的辨证要点是(　　)

A. 发热、恶寒、无汗

B. 恶风有汗

C. 汗出脉缓

D. 恶风、头痛、项强

E. 发热、恶风、无汗

(二) A_2 型题

1. 某人恶寒（或恶风）发热，头身疼痛，鼻塞流涕，咽喉痒痛，咳嗽，舌苔薄白，脉浮。当诊断为(　　)

A. 里证　B. 表证

C. 寒证　D. 热证

E. 虚证

2. 某人恶热喜凉，面红目赤，口渴喜冷饮，烦躁不安，或神昏谵语，腹胀满痛拒按，大便秘结，尿少色黄，舌红苔黄燥，脉洪、滑、数、实等。属于(　　)

A. 实热证　B. 虚热证

C. 虚寒证　D. 实寒证

E. 表实证

3. 某人既见胸中烦热，口臭，牙龈肿痛等症，同时又见腹痛喜暖喜按，大便溏泄。当诊断为(　　)

A. 表热里寒证　B. 表寒里热证

C. 上热下寒证　D. 上寒下热证

E. 真寒假热证

(三) B_1 型题

A. 阳证　B. 虚热证

C. 虚寒证　D. 实寒证

E. 表热证

1. 恶寒喜暖，腹冷痛拒按，咳喘痰鸣，脉迟有力或沉紧。证属(　　)

2. 形体消瘦，口燥咽干，颧红，午后潮热，五心烦热，盗汗，舌红绛少苔，脉细数。此属(　　)

A. 表虚证　B. 表实证

C. 里虚证　D. 里实证

E. 实热证

3. 发热，恶风，头项强痛，汗出，脉浮无力。此属(　　)

4. 恶寒，发热，无汗，脉浮有力。此属(　　)

A. 真寒假热证　B. 真热假寒证

C. 表热里寒证　D. 表寒里热证

E. 虚热证

5. 恶寒发热，头身痛，无汗，烦躁，口渴，尿黄，脉浮紧，此属(　　)

6. 发热恶寒，头痛咳嗽，咽喉肿痛，大便溏泄，四肢不温，小便清长。此属(　　)

(四) X 型题

1. 表证的临床表现是(　　)

A. 脉浮　B. 舌红苔白

C. 身热不扬　D. 寒热往来

E. 恶寒发热

2. 里邪出表，反映(　　)

A. 病势减轻　B. 邪有去路

C. 邪盛正衰　D. 邪轻正衰

E. 邪正俱盛

3. 里证形成的主要原因是(　　)

A. 外邪直接侵犯脏腑

B. 内有素食，外感风热

C. 旧疾加新疾

D. 情志内伤

E. 表邪不解，内传入里

4. 热证的主要临床表现是(　　)

A. 颧红如妆　　B. 口渴饮冷

C. 苔黑而润　　D. 自汗出

E. 恶热喜冷

5. 寒证与热证的辨证要点是(　　)

A. 面色赤白

B. 口渴与否

C. 小便短赤与清长

D. 舌苔的厚薄

E. 食量的多少

6. 辨别虚证和实证的要点是(　　)

A. 脉的有力、无力

B. 发热的有无

C. 面色红与不红

D. 语声的高低

E. 舌的苍老与娇嫩

二、词语解释

1. 八纲辨证

2. 表证

3. 寒证

4. 寒热错杂证

5. 真寒假热证

6. 真实假虚证

三、填空题

1. ________是辨别疾病病位和病势趋向的纲领。

2. 里证的基本特点是无新起之寒热并见，以________等失调的症状为其主要表现。

3. 凡病表证，表邪不解，________，称为表邪入里。

4. ________是辨别疾病性质的纲领。

5. 表寒证以寒邪袭表，________，腠理郁闭为主要病机。

6. 虚实辨证是辨别________的纲领。

7. 虚证与实证有虚实错杂、虚实转化、________等方面的关系。

8. 在八纲辨证中，表证热证实证均属阳证范围，________均属阴证范围。

9. 阴阳是辨别类别的纲领，是________的总纲。

四、简答题

1. 什么是辨证？

2. 表里出入有几种情况？说明了什么？有何意义？

3. 什么是热证？主要病因病机是什么？

4. 临床怎样鉴别寒证与热证？

5. 什么是虚证？哪些原因可导致虚证？

6. 虚证有何表现？

7. 什么是实证？其形成的主要原因有哪些？

8. 临床怎样鉴别虚证与实证？

9. 实寒证的临床表现及辨证要点各是什么？

五、论述题

1. 试述中医学特别重视八纲辨证的理由。

2. 论述八纲辨证之间的相互联系。

3. 试述表寒里热证的病因病机和主要表现。

4. 试述寒热真假的鉴别诊断。

5. 试述表实证和表虚证的鉴别诊断。

6. 试述阳证的主要临床表现。

答案

一、选择题

（一）A_1 型题

1. B　答案分析：表证是指六淫等外邪经皮毛、口鼻侵入时所产生的证候。

2. C　答案分析：某些里证，病邪从里透达于外，称为里邪出表。内热烦躁，继而汗出热解，烦躁亦减，都是病邪由里出表的表现。

3. C　答案分析：上热下寒证是指病人在同一时间内，上部表现为热，下部表现为寒的证候。胸中烦热、口臭、牙龈肿痛属上热特点；腹痛喜暖喜按，大便溏泄属下寒证特征，故此为上焦有热而中焦有寒的上热下寒证。

4. B　答案分析：表寒里热证是指寒在表而热在里的证候。发热恶寒，头身痛，无汗属表寒证特点；口渴，烦躁，尿黄属里热证特征。

5. C　答案分析：真热假寒证即内有真热而外现假寒的证候。该病人手足厥冷、脉沉为假寒之象，是由于内热炽盛，阳气郁闭，不能外达所致。脉数有力，口渴喜冷饮，便干尿赤，舌红苔黄等内热表现才是疾病的本质。

6. B　答案分析：实证是指邪气亢盛所表现的证候。五心烦热为虚证的临床表现。

7. D　答案分析：虚实辨证是辨别邪正盛衰的两个纲领。虚指正气不足，实指邪气盛实。通过虚实辨证可以掌握患者邪正盛衰情况，为扶正和祛邪治疗原则的确立提供治疗依据。

8. A　答案分析：虚证是指人体正气不足所表现的证候。脉沉有力为实证的临床表现。

9. D　答案分析：疾病本质属虚证，但又出现一些类似实证的现象，称为真虚假实证。腹部胀满、脉弦等属于类似实证的现象，但腹满时有缓解、按之痛减不似实证之腹满不减、拒按。其原因是机体正气虚弱，布化无力所致。

10. C　答案分析：阳虚证的主要临床表现有面色淡白或㿠白或萎黄，精神萎靡，身倦乏力，形寒肢冷，自汗，舌淡胖嫩，脉虚等。

11. E　答案分析：虚热证的临床表现有形体消瘦，口燥咽干，颧红，午后潮热，五心烦热，或骨蒸，或劳热，盗汗，舌红绛少苔或无苔，脉细数。

12. B　答案分析：阳证以亢奋、躁动、功能亢进、红赤、分泌物黏稠等为主要特点。呼吸微弱属阴证的临床表现。

13. C　答案分析：发热恶寒交替出现属半表半里证。

14. D　答案分析：实证是指邪气亢盛所表现的证候。脉细数属虚证的临床表现。

15. B　答案分析：表虚证以发热、恶风、汗出、脉浮无力为辨证要点。

（二）A_2 型题

1. B　答案分析：表证是指六淫等外邪经皮毛、口鼻侵入时所产生的证候。其临床表现有恶寒（或恶风）发热，头身疼痛，鼻塞流涕，咽喉痒痛，咳嗽，舌苔薄白，脉浮。

2. A　答案分析：实热证的临床表现有恶热喜凉，面红目赤，口渴喜冷饮，烦躁不安，或神昏谵语，腹胀满痛拒按，大便秘结，尿少色黄，舌红苔黄燥，脉洪、滑、数、实等。

3. C　答案分析：上热下寒证是指病人在同一时间内，上部表现为热，下部表现为寒的证候。如既见胸中烦热、口臭、牙龈肿痛等上热证，同时又见腹痛喜暖喜按、大便溏泄之下寒证。此为上焦有热而中焦有寒的上热下寒证。

（三）B_1 型题

1. D　答案分析：实寒证的临床表现为恶寒喜暖，面色苍白，四肢欠温，腹冷痛拒按，大便溏泄或冷秘，或咳喘痰鸣，口淡多涎，小便清长，脉迟有力或沉紧。

2. B　答案分析：虚热证的临床表现为形体消瘦，口燥咽干，颧红，午后潮热，五心烦热，或骨蒸，或劳热，盗汗，舌红绛少苔或无苔，脉细数。

3. A　答案分析：表虚证的临床表现为发热，恶风，头项强痛，汗出，脉浮无力。

4. B　答案分析：表实证的临床表现为恶寒，发热，无汗，头身疼痛，脉浮有力。

5. D　答案分析：表寒里热证指寒在表而热在里的证候，常见恶寒发热、头身痛、无汗、烦躁、口渴、尿黄、脉浮紧。

6. C　答案分析：表热里寒证指热在表而寒在里的证候。发热恶寒、头痛咳嗽、咽喉肿痛属表热证，大便溏泄、四肢不温、小便清长属里寒证。

（四）X 型题

1. A、E　答案分析：表证的临床表现有恶寒（或恶风）发热，头身疼痛，鼻塞流涕，咽喉痒痛，咳嗽，舌苔薄白，脉浮。

2. A、B　答案分析：里邪出表多反映邪气渐退，病势减轻。

3. A、D、E　答案分析：里证的成因大致有四种情况：一是表邪内传入里，侵犯脏腑而成；二是外邪直接侵犯脏腑所致；三是情志内伤、饮食劳倦等因素损伤脏腑，使脏腑功能失调，气血阴阳逆乱而致病；四是病理产物性病因所引起的疾病。

4. B、E　答案分析：热证的表现常见的有：恶热喜冷，口渴喜冷饮，面红目赤，烦躁不宁，痰、涕黄稠，大便干，尿少色黄，舌红苔黄而干，脉数等。

5. A、B、C　答案分析：寒证以恶寒喜暖、面色㿠白、口淡不渴、分泌物及排泄物清稀、舌苔白滑等症状为辨证依据。热证以恶热喜凉、面红、渴喜冷饮、尿少色黄、舌红苔黄脉数等症状为辨证依据。

6. A、D、E　答案分析：形体虚弱、精神萎靡不振、声低息微、痛处喜按、舌淡嫩无苔或少苔、脉象虚弱无力者属虚证。形体壮实、精神亢奋、声高息粗、痛处拒按、舌质苍老、舌苔厚腻、脉实有力者属实证。

二、词语解释

1. 八纲辨证是指在掌握四诊收集的资料基础上，根据病位的浅深、疾病性质的寒热、正邪斗争的盛衰、疾病类别的阴阳等，运用八纲理论进行分析的辨证方法。

2. 表证是指六淫等外邪经皮毛、口鼻侵入时所产生的证候。多见于外感病的初期，具有起病急、病程短的特点。

3. 寒证是指感受寒邪，或机体阴盛、阳虚所表现的证候。多因外感寒邪，或因内伤久病，阳气耗伤，或过食寒凉生冷，阴寒内盛所致。寒证包括表寒、里寒、虚寒、实寒等。

4. 在同一病人身上，既有寒证，又有热证，寒热交错同时出现者，称为寒热错杂。常见的有上热下寒、上寒下热、表寒里热、表热里寒等。

5. 真寒假热即内有真寒而外现假热的证候。

6. 疾病本质属实证，大实之中反见虚羸的现象，称为真实假虚。

三、填空题

1. 表里辨证
2. 脏腑气血阴阳
3. 内传入里
4. 寒热辨证

5. 卫气被郁

6. 邪正盛衰

7. 虚实真假

8. 里证寒证虚证

9. 八纲辨证

四、简答题

1. 答：辨证就是在中医基础理论指导下，将四诊（望、闻、问、切）所收集的各种症状、体征等临床资料进行分析、综合，对疾病当前的病理本质做出判断，并概括为具体证名的诊断过程。

2. 答：表里出入有表邪入里和里邪出表两种情况。表邪入里说明病势加重，里邪出表多反映邪气渐退，病势减轻。掌握表里出入的变化，对于推断疾病的发展及转归，具有重要意义。

3. 答：热证是指感受热邪，或机体阴虚、阳亢所表现的证候。多因外感热邪，或寒邪入里化热；或七情过激，郁而化热；或饮食不节，积蓄为热；或房室劳伤，劫夺阴精，阴虚内热等所致。热证包括表热、里热、实热、虚热等。

4. 答：寒证热证的鉴别：辨别寒证与热证，不能孤立地根据某一症状作判断，应对疾病的全部表现进行综合观察。若病人恶寒喜暖、口不渴、面色㿠白、四肢逆冷、大便稀溏、小便清长、舌淡苔白滑、脉迟或紧，则属寒证。若病人恶热喜凉、渴喜冷饮、面色红赤、四肢灼热、大便干结、尿少色黄、舌红苔黄、脉数，则属热证。

5. 答：虚证是指人体正气不足所表现的证候。多因先天不足和后天失调所致，但以后天失调为主，如情志内伤，饮食失调，劳逸过度，房室不节，产育过多，久病失治等原因，损伤人体正气均可成为虚证。虚证包括精、气、血、阴、阳、津液不足，以及脏腑各种不同的虚损。

6. 答：各种虚证的表现不尽一致，常见的有：面色淡白或㿠白或萎黄，精神萎靡，身倦乏力，形寒肢冷，自汗，大便稀溏或滑脱，小便清长或失禁，舌淡胖嫩，脉虚、沉迟无力或弱，或形体消瘦，颧红，五心烦热，盗汗，潮热，舌红少苔或无苔，脉细数无力。

7. 答：实证是指邪气亢盛所表现的证候。实证形成的原因主要有二：一是六淫或疫疠之邪侵入人体，正邪剧争所致；二是脏腑功能失调，代谢障碍，气机阻滞，水湿痰饮内停，瘀血内阻，或宿食、虫积等停滞体内所致。由于外邪性质与致病的病理产物不同，故临床表现各异。

8. 答：虚证与实证，由于虚损之部位和邪气的性质各异，故症状极为复杂。同样的症状，可能是虚证，也可能是实证，如腹痛、腹胀、便秘、恶寒等在虚证和实证中均可出现。因此必须通过望形体、舌象、闻声息、问病史、按胸腹、脉象等诊察手段进行全面分析。若病人形体虚弱、精神萎靡不振、声低息微、痛处喜按、舌淡嫩无苔或少苔、脉象虚弱无力者属虚证。若病人形体壮实、精神亢奋、声高息粗、痛处拒按、舌质苍老、舌苔厚腻、脉实有力者属实证。

9. 答：实寒证的临床表现有：恶寒喜暖，面色苍白，四肢欠温，腹冷痛拒按，大便溏泄或冷秘，或咳喘痰鸣，口淡多涎，小便清长，脉迟有力或沉紧。辨证要点：①本证以寒邪直中脏腑，阳气被遏为主要病机。②以突出的寒象，以及冷痛拒按、脉迟有力或沉紧等邪盛特征为辨证依据。

五、论述题

1. 答：八纲辨证是从各种辨证方法的个性中概括出来的共性，是各种辨证的纲领。在诊断疾病过程中，起着执简驭繁、提纲挈领的作用，适用于临床各科。尽管疾病的表现错综复杂，但可用八纲加以归纳和概括。如疾病的类别，可分为阴证与阳证；病位的浅深，可分为表证与里证；疾病的性质，可分为寒证与热证；邪正的盛衰，邪盛为实证，正虚为虚证。运用八纲辨证就能将各种复杂的临床表现，归纳为阴阳、表里、寒热、虚实四对纲领性证候，从而找出疾病的关键，掌握其要领，确定其类型，预决其趋势，为治疗指出方向。其中阴阳两纲又可以概括其他六纲，即表、热、实证为阳证；里、寒、虚证为阴证，故阴阳又是八纲中的总纲。

2. 答：八纲辨证是互相联系而又不可分割的，如辨表里应与寒、热、虚、实相联系，辨寒热应与表、里、虚、实相联系，辨虚实又应与寒、热、表、里相联系。疾病的变化往往不是单纯的，常常是表里、寒热、虚实夹杂在一起，如表里同病、虚实夹杂、寒热错杂等。在一定的条件下，疾病的阴阳表里寒热虚实证候之间还可以出现相互转化，如表邪入里、里邪透表、寒证转热、热证转寒、实证转虚、因虚致实等。当疾病发展到一定阶段，还可以出现一些与疾病性质相反的假象，如寒热真假、虚实真假等。阴证阳证也是如此，阴中有阳，阳中有阴，疾病可以由阳入阴，由阴出阳，又可从阳转阴，从阴转阳。因此不仅要掌握各类证候的特点，还要注意其相互间的相兼、夹杂、转化、真假等关系。

3. 答：表寒里热证：指寒在表而热在里的证候。多见于素有内热，又外感风寒；或外寒入里化热而表寒未解的病证。由于里热所在部位不同，故各类表寒里热的临床表现不尽一致，常见的有：恶寒发热、头身痛、无汗、烦躁、口渴、尿黄、脉浮紧。

4. 答：辨别寒热之真假，除了解疾病的全过程外，主要从以下两方面来体察。首先，假象多出现在四肢、皮肤和面色等方面，而脏腑、气血阴阳等方面的内在表现则能如实反映疾病的本质。故辨证时应以里证、舌象、脉象等作为诊断的依据。如舌质的淡白与红绛、润与燥、口渴与否、脉之有力与否、小便清长与色黄量少等。其次，假象与真象的面赤和肢冷是有区别的。例如假热的面赤仅在颧颊上，颜色浅红而娇嫩，浮露于皮肤，时隐时现；真热的面赤是满面通红。再如肢冷，假寒之肢冷却反不欲近衣被，并伴有胸腹炽热，按之灼手；真寒的肢冷可并见身体踡卧，欲加衣被。

5. 答：表虚证与表实证的鉴别：前者以风邪袭表，营卫不和，腠理疏松，或素体虚亏为主要病机，后者以外寒侵袭，正邪相争，腠理密闭为主要病机；前者以发热、恶风、汗出、脉浮无力为辨证依据，后者以恶寒、发热、无汗、脉浮有力为辨证依据；前者以汗出、脉浮无力为特点，后者以无汗、脉浮有力为特点。

6. 答：不同的疾病，表现出来的阳性证候不尽相同，常见的有：恶寒发热，或壮热，面红目赤，心烦，躁动不安，或神昏谵语，呼吸气粗为快，语声高亢，喘促痰鸣，痰、涕黄稠，口渴喜冷饮，大便秘结或热结旁流，尿少色黄而涩痛，舌红绛起芒刺，苔黄、灰黑而干，脉实、洪、数、浮、滑等。

第二节　气血津液阴阳病辨证

习题

一、选择题

（一）A_1 型题

1. 病人头晕目眩，少气懒言，倦怠乏力，腹泻，腹部坠胀，脱肛，舌淡苔白，脉弱，属于下列哪一证候(　　)

A. 气虚证　　B. 气血两虚证
C. 气逆证　　D. 气陷证
E. 气滞证

2. 病人胸胁胀闷或走窜疼痛，性情急躁，胁下痞块，刺痛拒按，入夜甚，舌紫暗或有瘀斑，脉弦涩，属于下列哪一证候(　　)

A. 气滞证　　B. 气滞血瘀证
C. 气虚血瘀证　　D. 血瘀证
E. 血寒证

3. 气陷证发生的主要原因是(　　)

A. 情志不遂
B. 外感六淫
C. 气虚证进一步发展
D. 久病体虚
E. 气逆证进一步发展

4. 下列各项气机失调的证候中，属于实证的是(　　)

A. 气脱　　B. 气逆
C. 气虚　　D. 气不固
E. 气陷

5. 下列哪项不是血虚证形成的原因(　　)

A. 失血过多
B. 生血不足
C. 思虑过度，暗耗阴血
D. 虫积肠道，耗吸营养
E. 气机不畅，升降失调

6. 血瘀证的主要脉症是(　　)

A. 各种出血症状，脉数
B. 痛如针刺，痛有定处，脉涩
C. 面色萎黄，脉虚而细
D. 少气懒言，身倦乏力，脉虚无力
E. 胀闷疼痛，脉弦

7. 下列哪项不是血虚证的表现(　　)

A. 头晕目花　　B. 两颧潮红
C. 心悸失眠　　D. 手足麻木
E. 面白少华

8. 水液代谢失常与下列哪项关系最密切(　　)

A. 肺脾肾　　B. 肝脾肾
C. 肾、膀胱　　D. 心肾胃
E. 脾胃肠

9. 痰证最常见的临床表现是(　　)

A. 胸闷头晕目眩
B. 舌苔白腻或滑
C. 咳喘咯痰
D. 神昏或癫狂
E. 心悸肢肿

10. 下列各项中，不属于导致气随津脱证原因的是(　　)

A. 大吐　　B. 大泻
C. 高热　　D. 过食辛燥
E. 大汗

11. 下列哪项不属于气虚证的表现(　　)

A. 畏寒肢冷　　B. 神疲乏力
C. 少气懒言　　D. 脉虚无力
E. 舌质淡嫩

12. 阳虚证最主要的表现是(　　)

A. 口不渴　　B. 大便稀溏

C. 畏寒肢冷　　D. 面色淡白

E. 无汗或少汗

13. 阴虚证的主要机理是(　　)

A. 阴液亏虚，虚热内生

B. 阴盛则寒

C. 阳气亏损，温煦功能减退

D. 阳盛则热

E. 阴液不足，阳气虚衰

14. 病人面色苍白，冷汗淋漓，四肢厥冷，呼吸微弱，精神疲惫，神情淡漠，甚至昏迷，舌淡润，脉微欲绝。证属(　　)

A. 亡阴证　　B. 亡阳证

C. 阴阳两虚证　　D. 阴虚证

E. 阳虚证

15. 病人形体消瘦，午后潮热，五心烦热，或骨蒸劳热，颧红盗汗，大便干燥，尿少色黄，舌红绛少苔或无苔，脉细数。证属(　　)

A. 阳虚证　　B. 阳盛证

C. 阴虚证　　D. 阴阳两虚证

E. 亡阴证

(二) A_2 型题

1. 病人胸胁脘腹胀闷、疼痛，症状时轻时重，部位常不固定，或窜痛、攻痛，嗳气或矢气后胀痛减轻，舌淡红，脉弦。其证属(　　)

A. 血瘀证　　B. 气滞证

C. 气滞血瘀证　　D. 气逆证

E. 气虚血瘀证

2. 病人神倦乏力，少气懒言，自汗，胸胁刺痛固定不移，拒按，或胁下痞块，或肢体瘫痪，半身不遂，舌淡紫，或紫斑，脉涩。其证属(　　)

A. 气滞血瘀证　　B. 气虚血瘀证

C. 血瘀证　　D. 气虚证

E. 气血两虚证

3. 病人畏寒肢冷，神倦乏力，少气懒言，口燥咽干，自汗或盗汗，低热，消瘦，失眠，尿少水肿，溲清便溏，面色淡白或颧红，脉沉迟无力或虚数。其证属(　　)

A. 阴阳两虚证　　B. 阴虚证

C. 阳虚证　　D. 亡阳证

E. 亡阴证

(三) B_1 型题

A. 气滞证　　B. 气逆证

C. 气闭证　　D. 血寒证

E. 血瘀证

1. 病人饮冰啤酒后，脘腹痞胀不适，呃声频作，嗳气，舌象无异，脉弦。其证属(　　)

2. 病人冬季双手受寒，入水则瘙痒，麻木作痛，拘急不灵活，肢凉肤白，得温症减，舌淡紫苔白滑，脉沉迟或涩。证属(　　)

A. 气血两虚证

B. 气滞血瘀证

C. 气虚血瘀证

D. 气不摄血证

E. 气随津脱证

3. 头晕目眩，少气懒言，乏力自汗，心悸失眠，面色淡白或萎黄，唇爪甲淡白，舌淡嫩，脉细弱。证属(　　)

4. 胸胁胀满，或走窜疼痛，性情急躁，胁下痞块，刺痛拒按，入夜更甚，或妇女痛经，经色紫暗，夹有瘀块，舌紫暗或有瘀斑，脉弦涩。其证属(　　)

A. 阴盛证　　B. 阳虚证

C. 阴虚证　　D. 亡阳证

E. 亡阴证

5. 恶寒，形寒肢冷，脘腹冷痛喜暖，口淡不渴，溲清，苔白，脉紧或迟。其证属(　　)

6. 面色㿠白，少气懒言，畏寒肢冷，精神萎靡，口淡不渴，喜热饮，小便清长，大便溏泄，舌淡胖，苔白滑，脉沉弱。其证属(　　)

(四) X 型题

1. 阳虚证常见的症状是( )

A. 脉沉紧　B. 面色㿠白

C. 畏寒肢冷　D. 少气懒言

E. 小便清长

2. 气逆证常见于下列哪些脏腑的病变( )

A. 肝　B. 胃　C. 脾

D. 心　E. 肺

3. 血瘀证的主要表现是( )

A. 瘰疬　B. 痛如针刺

C. 痛有定处　D. 皮肤紫斑

E. 脉涩

4. 亡阴证与亡阳证的鉴别要点是( )

A. 汗的冷热　B. 肌肤的冷热

C. 渴与不渴　D. 病之新久

E. 痛处是否拒按

5. 气滞证的疼痛特点是( )

A. 攻痛　B. 胀痛

C. 窜痛　D. 刺痛

E. 隐痛

6. 临床常见的津液亏虚证有( )

A. 肺燥津伤　B. 肾虚津伤

C. 脾虚液亏　D. 胃燥津伤

E. 肠燥津伤

二、词语解释

1. 气虚证
2. 血虚证
3. 阳虚证
4. 亡阳证
5. 气滞血瘀证
6. 气血两虚证

三、填空题

1. 气陷证是指气虚无力升举而反________所表现的证候。

2. 气逆证是指气机________，脏腑之气上逆所表现的证候。

3. 津液不足证是指体内的津液不足，脏腑组织官窍失其濡养所表现的证候，属________证。

4. 饮证常由外邪侵袭，或________等脏腑机能衰退或障碍等原因所引起。

5. 气虚血瘀证是指气虚不足，推动血行无力，以致________所表现的证候。

6. 气随津脱证常由高热、大汗耗伤津液，或严重________所引起。

7. 阴盛证是指阴气偏盛，脏腑机能障碍或减退，________过盛所表现的证候。

8. 阴阳两虚证以阴液不足和________并见为主要病机。

9. 亡阴证是指机体阴液突然大量________，而致全身机能严重衰竭所表现的危重证候。

四、简答题

1. 气虚证的辨证要点是什么？
2. 气陷证的主要临床表现有哪些？
3. 何谓血虚证？临床表现有哪些？
4. 何谓血热证？其临床表现如何？
5. 何谓痰证？其临床表现如何？
6. 试比较气虚血瘀证和气滞血瘀证的临床表现有何异同？
7. 何谓气不摄血证？其临床表现如何？
8. 阴虚证的辨证要点是什么？
9. 临床上如何鉴别亡阴证和亡阳证？

五、论述题

1. 试述气血两虚、气不摄血、气随血脱证的临床表现。

2. 简述阳水、阴水的含义及其辨证要点。

3. 试述饮证及其临床表现。

4. 简述津亏血瘀证的常见病因及临床

表现。

5. 简述阳盛证的含义、常见病因及临床表现。

6. 试述阴阳两虚证的常见病因及临床表现。

答案

一、选择题

（一）A_1 型题

1. D　答案分析：气陷证是指气虚无力升举而反下陷所表现的证候。临床表现为久泻久痢，腹部有坠胀感，或便意频频，或脱肛，子宫脱垂，肾、胃下垂，伴见头晕目眩，少气懒言，倦怠乏力，舌淡苔白，脉弱。

2. B　答案分析：气滞血瘀证是指气机阻滞而致血行瘀阻所表现的证候。其临床表现为胸胁胀满或走窜疼痛，性情急躁，胁下痞块，刺痛拒按，入夜更甚，或妇女痛经，经色紫暗，夹有瘀块，舌紫暗或有瘀斑，脉弦涩。

3. C　答案分析：气陷证常由气虚证进一步发展而来。

4. D　答案分析：气滞、气逆多属于实证。

5. E　答案分析：气机不畅，升降失调是形成气逆的原因。

6. B　答案分析：血瘀证以痛如针刺，痛有定处，肿块固定，出血色紫有块，皮肤紫斑，唇舌，指甲青紫，脉涩为主要辨证依据。

7. B　答案分析：血虚证面色淡白无华或萎黄，两颧潮红不属血虚证的表现。

8. A　答案分析：水液停聚证是指肺、脾、肾对水液的输布排泄功能失调，以致水液排出减少而停聚于体内所表现的多种证候。

9. C　答案分析：痰证最常见的临床表现为咳喘咯痰。

10. D　答案分析：气随津脱证常由高热、大汗耗伤津液，或严重吐泻所引起。

11. A　答案分析：畏寒肢冷为阳虚证的表现。

12. C　答案分析：阳虚证以阳气亏损，温煦功能减退为主要病机，故阳虚证最主要的表现是畏寒肢冷。

13. A　答案分析：阴虚证以阴液亏虚，虚热内生为主要病机。

14. B　答案分析：亡阳证的临床表现为面色苍白，冷汗淋漓，四肢厥冷，呼吸微弱，精神疲惫，神情淡漠，甚至昏迷，舌淡润，脉微欲绝。

15. C　答案分析：阴虚证的临床表现为形体消瘦，午后潮热，五心烦热，或骨蒸劳热，颧红盗汗，大便干燥，尿少色黄，舌红绛少苔或无苔，脉细数。

（二）A_2 型题

1. B　答案分析：气滞证是指人体某一内脏，或某一部位气机阻滞，运行不畅所表现的证候，临床表现为胸胁脘腹等处胀闷、疼痛，症状时轻时重，部位常不固定，可为窜痛、攻痛，嗳气或矢气后胀痛减轻，舌淡红，脉弦。

2. B　答案分析：气虚血瘀证是指气虚不足，推动血行无力，以致血行瘀阻所表现的证候。临床表现为神倦乏力，少气懒言，自汗，胸胁刺痛固定不移，拒按，或胁下痞块，或肢体瘫痪，半身不遂，舌淡紫，或有紫斑，脉涩。

3. A　答案分析：阴阳两虚证是指阴虚与阳虚症状并见所表现的证候。临床表现为畏寒肢冷，神倦乏力，少气懒言，口燥咽干，自汗或盗汗，低热，消瘦，失眠，尿少水肿，溲清便溏，面色淡白或颧红，脉沉迟无力或虚数。

（三）B_1 型题

1. B　答案分析：气逆证是指气机升降失常，脏腑之气上逆所表现的证候。多由于饮冷而致胃气上逆，出现脘腹痞胀不适，呃声频作，嗳气等症状。

2. D　答案分析：血寒证是指寒邪客于血脉，凝滞气机，血液运行不畅所表现的证候。手部瘙痒，麻木疼痛，拘急不灵活，肢凉肤白，得温则减，舌淡紫苔白滑，脉沉迟或涩均为血寒证的表现。

3. A　答案分析：气血两虚证是指气虚与血虚同时存在所表现的证候。临床表现为头晕目眩，少气懒言，乏力自汗，心悸失眠，面色淡白或萎黄，唇爪甲淡白，舌淡嫩，脉细弱。

4. B　答案分析：气滞血瘀证是指气机阻滞而致血行瘀阻所表现的证候。临床表现为胸胁胀满或走窜疼痛，性情急躁，胁下痞块，刺痛拒按，入夜更甚，或妇女痛经，经色紫暗，夹有瘀块，舌紫暗或有瘀斑，脉弦涩。

5. A　答案分析：阴盛证是指阴气偏盛，脏腑机能障碍或减退，阴寒之邪过盛所表现的证候。临床表现为恶寒，或形寒肢冷，喜暖，口淡不渴，或脘腹冷痛，溲清，便溏，或痰液清稀，水肿，苔白，脉紧或迟。

6. B　答案分析：阳虚证是指机体阳气亏损，温煦功能减退所表现的证候。临床表现为面色皖白，少气懒言，畏寒肢冷，精神萎靡，口淡不渴，或喜热饮，小便清长，大便溏泄，或浮肿，小便不利，舌淡胖苔白滑，脉沉弱。

（四）X 型题

1. B、C、D、E　答案分析：阳虚证的临床表现为面色皖白，少气懒言，畏寒肢冷，精神萎靡，口淡不渴，或喜热饮，小便清长，大便溏泄，或浮肿，小便不利，舌淡胖苔白滑，脉沉弱。

2. A、B、E　答案分析：气逆证以肺、胃、肝的气机上逆为主。

3. B、C、D、E　答案分析：血瘀证以痛如针刺，痛有定处，肿块固定，出血色紫有块，皮肤紫斑，唇舌、指甲青紫，脉涩为主要辨证依据。

4. A、B、C　答案分析：亡阴证与亡阳证以汗的冷热，肌肤的冷热，渴与不渴，面色赤与苍白等为鉴别要点。

5. A、B、C　答案分析：气滞证以胀痛、窜痛、攻痛为主要疼痛特点。

6. A、D、E　答案分析：津液亏虚证以肺、胃、大肠津液不足为多见。临床上多见的有肺燥津伤、胃燥津伤、肠燥津伤等证。

二、词语解释

1. 气虚证是指元（真）气不足，气的功能减退，脏腑组织机能活动减弱所表现的证候。常因久病体虚，或劳累过度伤气所引起。

2. 血虚证是指血液亏虚，脏腑经络、形体官窍失其濡养所表现的证候。常由失血过多，或生血不足，或思虑过度，暗耗阴血所引起。

3. 阳虚证是指机体阳气亏损，温煦功能减退所表现的证候。常由久病耗伤阳气或感受阴寒之邪日久伤阳等引起。

4. 亡阳证是指机体阳气突然脱失，而致全身机能严重衰竭所表现的危重证候。常由邪盛，正不敌邪，或大汗、大出血以致阳气暴脱所引起。

5. 气滞血瘀证是指气机阻滞而致血行瘀阻所表现的证候。常由情志不遂，闪挫外伤，或寒邪内阻等所引起。

6. 气血两虚证是指气虚与血虚同时存在所表现的证候。常由久病不愈，气虚不能生血，或血虚无以化气所引起。

三、填空题

1. 下陷
2. 升降失常
3. 内燥
4. 肺脾肾
5. 血行瘀阻
6. 吐泻
7. 阴寒之邪
8. 阳气虚弱
9. 消耗或丢失

四、简答题

1. 答：①本证以元气不足，功能减退为主要病机。②以少气懒言，身倦乏力，自汗出，舌淡苔白，脉虚无力等为其辨证依据。③可兼见头晕目眩，面色淡白，劳累后症状加重等症状。

2. 答：气陷证的主要临床表现为久泻久痢，腹部有坠胀感，或便意频频，或脱肛，子宫脱垂，肾、胃下垂，伴见头晕目眩，少气懒言，倦怠乏力，舌淡苔白，脉弱。

3. 答：血虚证是指血液亏虚，脏腑经络、形体官窍失其濡养所表现的证候。常由失血过多，或生血不足，或思虑过度，暗耗阴血所引起。临床表现为面色淡白无华或萎黄，口唇、爪甲色淡，头晕目眩，或心悸，失眠，多梦，或手足拘挛麻木，或妇女月经量少色淡，或月经后期，或经闭。舌淡苔白，脉细。

4. 答：血热证是指血分有热，灼伤脉络，迫血妄行所表现的证候，即血分的热证。常由外感火热邪气，或情志过极，化火生热，伤及血分所引起。临床表现为咳血，吐血，衄血，尿血，便血，妇女月经提前，量多，或崩漏，或局部疮疡红肿热痛，或伴身热，口渴，心烦，甚则躁狂，舌质红绛，脉数。

5. 答：痰证是指水液停聚，质地稠厚，停聚于脏腑、经络、组织之间所表现的证候。常由外感六淫，内伤七情，导致脏腑功能失调，水液代谢失常所引起。临床表现为咳喘咯痰，胸闷，脘痞不舒，纳呆恶心，呕吐痰涎，头晕目眩，神昏癫狂，喉中痰鸣，肢体麻木，半身不遂，瘰疬瘿瘤，乳癖，喉中异物感等。舌苔白腻或黄腻，脉滑。

6. 答：两证均有胸胁刺痛拒按，舌暗或见紫斑，脉涩等血瘀的症状。但气滞血瘀证的疼痛兼有胀闷，走窜作痛，并见性情急躁，胁下痞块，经闭或痛经，舌质紫暗等气滞的症状。而气虚血瘀证的疼痛以痛处不移为特点，并兼有面色淡白，身倦乏力，少气懒言，自汗，舌淡紫，脉沉等气虚的症状。

7. 答：气不摄血证是指气虚固摄血液功能减弱所表现的证候。常由久病体弱，劳倦过度或气的生成不足所引起。临床表现为吐血，便血，衄血，皮下出血，或妇女月经量多，崩漏，伴见神疲乏力，少气懒言，自汗，头晕目眩，面色淡白或萎黄，舌淡白，脉细弱。

8. 答：①本证以阴液亏虚，虚热内生为主要病机。②以午后潮热，五心烦热，颧红盗汗，尿少色黄，舌红绛少苔，脉细数等虚热症状为辨证依据。③有形体消瘦，口咽干燥，大便干燥等阴液不足之症。

9. 答：亡阴证与亡阳证的鉴别：亡阴证的特点为汗热味咸，肌肤温热，喘息烦躁，渴喜冷饮，面舌色红，脉细数；亡阳证则表现为汗冷味淡，肌肤逆冷，气息微弱，口不渴，面色苍白，舌淡而润，脉微欲绝。

五、论述题

1. 答：①气血两虚证的临床表现是头晕目眩，少气懒言，乏力自汗，心悸失眠，面色淡白或萎黄，唇爪甲淡白，舌淡嫩，脉细弱。②气不摄血证的临床表现是吐血，便血，衄血，皮下出血，或妇女月经量多，崩漏，伴见神疲乏力，少气懒言，自汗，头晕目眩，面色淡白或萎黄，舌淡白，脉细弱。③气随血脱证的临床表现是大量出血，继而突然出现面色苍白，大汗淋漓，四肢厥冷，呼吸喘促或微弱，神昏，脉微欲绝。

2. 答：阳水：水肿性质属实者，称为阳水。常由外感风湿邪气，或水湿浸淫等所引起。其辨证要点为：①本证以外感邪气，致使水湿停聚，泛溢肌肤为主要病机。②以发病急、来势猛，水肿先从眼睑头面开始，上半身肿甚为辨证依据。③常以邪犯肺、脾为多见，故可兼见肺失宣降之发热，恶风寒，咽喉肿痛，以及脾失健运的纳呆，身困等症状。

阴水：水肿性质属虚者，称为阴水。常由病久正虚，劳倦内伤，脾肾阳虚所引起。其辨证要点为：①本证以劳倦、久病伤正，脾肾虚衰，水湿停聚为主要病机。②以发病慢，来势徐，病程较长，水肿先从足部开始，腰以下肿甚并伴有寒象为辨证依据。③以脾肾两伤，阳不化水为多见，故可兼腹胀，纳呆，便溏，肢困的脾阳不足之症，及腰膝冷痛，畏寒，肢冷等肾阳虚衰的症状。

3. 答：饮证是指水饮停聚，质地清稀，停聚于脏腑组织之间所表现的证候。常由外邪侵袭，或肺脾肾等脏腑机能衰退或障碍等原因所引起。临床表现为咳嗽气喘，胸闷，痰液清稀，量多色白，倚息不得平卧；或胸胁胀闷作痛，随呼吸、咳嗽、转侧而加剧；或脘痞腹胀，水声辘辘，泛吐清水；或下肢浮肿，身体困重疼痛，舌苔白滑，脉弦。

4. 答：津亏血瘀证是指津液亏损，血液运行不畅所表现的证候。常由高热、吐泻、大汗等使津液大量耗伤，血液亏少而循行滞涩所引起。临床表现为口咽干燥，渴欲饮水，口唇干裂，皮肤干燥，小便短少，大便干燥，肌肤甲错，并有落屑，或斑疹显露，舌质绛紫，或有瘀斑、瘀点。

5. 答：阳盛证是指阳气偏盛，脏腑经络机能亢进，邪热过盛所表现的证候。常由感受阳热之邪，或感受阴寒之邪，从阳化热，或七情内伤，五志过极化火所引起。临床表现为壮热，或持续高热不退，心烦失眠，烦躁，或发狂，口渴喜冷饮，汗出，面红目赤，大便干燥，小便短赤，舌红苔黄，脉数等。

6. 答：阴阳两虚证是指阴虚与阳虚症状并见所表现的证候。常由阴虚证进一步发展损及阳，或阳虚证进一步发展损及阴所引起。临床表现为畏寒肢冷，神疲乏力，少气懒言，口咽干燥，自汗或盗汗，低热，消瘦，失眠，尿少水肿，溲清便溏，面色淡白或颧红，脉沉迟无力或虚数。

第三节　脏腑病辨证

习题

一、选择题

（一）A_1 型题

1. 下述对“脏腑辨证”的认识，不正确的是（　　）

A. 脏腑的生理病理特点是脏腑辨证的依据

B. 八纲辨证是脏腑辨证的基础

C. 脏腑辨证的实质，只是对病位作出判断

D. 以脏腑为纲，辨明病证所在的脏

腑病位

E. 应当分辨脏腑病位上的病因及病理性质

2. 心病的常见症状不包括下列哪项(　　)

A. 心悸怔忡　　B. 心烦失眠
C. 神昏神乱　　D. 咽干喉痛
E. 胸闷心痛

3. 心血虚、心阴虚、心气虚、心阳虚的共有症状是(　　)

A. 失眠　　B. 面白
C. 健忘　　D. 多梦
E. 心悸

4. 以下哪项不是心阳虚证的证候(　　)

A. 面唇青紫　　B. 舌质淡胖
C. 心悸气短　　D. 脉象结代
E. 心胸灼痛

5. 心悸与下列哪项同见对诊断心阴虚证有意义(　　)

A. 失眠　　B. 面白
C. 健忘　　D. 头晕
E. 舌红少苔

6. 心阳暴脱证的主要症状是(　　)

A. 肢厥脉微　　B. 舌质淡胖
C. 面色苍白　　D. 心胸闷痛
E. 脉象结代

7. 心血虚证与心阴虚证的共有症状是(　　)

A. 心烦　　B. 舌淡
C. 盗汗　　D. 失眠
E. 脉细数

8. 心气虚证与心阳虚证主要的共见症是(　　)

A. 面白神疲　　B. 脉细无力
C. 舌质淡白　　D. 形寒肢冷
E. 心悸气短

9. 精神抑郁，表情淡漠，神识痴呆，举止失常，舌苔白腻者，宜诊断为(　　)

A. 痰蒙心神证
B. 风痰上扰证
C. 肝气郁结证
D. 痰火扰神证
E. 热扰心神证

10. 小便赤涩灼痛，兼面赤口渴，心烦不寐，尿道灼热，舌红脉数。宜诊断为(　　)

A. 心火亢盛证
B. 膀胱湿热证
C. 小肠实热证
D. 阴虚火旺证
E. 下焦湿热证

11. 心阳虚证和心阳暴脱证的鉴别要点是(　　)

A. 面白神疲
B. 有无肢厥脉微
C. 是否舌质淡白
D. 有无心悸怔忡
E. 有无形寒畏冷

12. 下列何证常见心悸，面色淡白，失眠健忘，舌淡脉细(　　)

A. 心气虚证　　B. 心阴虚证
C. 心脾两虚证　　D. 心血虚证
E. 心阳虚证

13. 下列除哪一项外，都是心脉痹阻证的常见原因(　　)

A. 正气不足　　B. 阴寒
C. 热盛　　D. 瘀血
E. 气滞

14. 下列哪项是心热下移小肠的主要表现(　　)

A. 口舌生疮
B. 面赤口渴
C. 小便赤色灼痛
D. 心烦失眠
E. 大便秘结

15. 下列哪项是心火上炎的主要临床表现(　　)

A. 面赤口渴　B. 尿道灼痛

C. 神昏谵语　D. 口舌生疮

E. 心悸失眠

16. 烦躁不宁，打人毁物，胡言乱语，哭笑无常。应诊断为(　　)

A. 肝阳上亢证

B. 痰迷心窍证

C. 心血瘀阻证

D. 痰火扰神证

E. 肝气横逆证

17. 诊断肺病的主要依据是(　　)

A. 胸闷　B. 少气

C. 自汗　D. 咳喘

E. 水肿

18. 肺气虚证的咳喘特点是(　　)

A. 咳喘痰多，色白清稀

B. 咳喘胸闷，喉中痰鸣

C. 咳喘痰少，不易咳出

D. 咳喘痰多，痰黏易咯

E. 咳喘无力，声低气短

19. 咳喘无力，少气短息，吐痰清稀，自汗，舌淡脉弱。应诊断为(　　)

A. 肺气虚证

B. 肾不纳气证

C. 肺气阴两虚证

D. 心肺气虚证

E. 脾肺气虚证

20. 咳喘痰少，痰中带血，颧红盗汗，口燥咽干。应诊断为(　　)

A. 热邪犯肺证

B. 肺肾阴虚证

C. 肺阴虚证

D. 燥邪犯肺证

E. 肝火犯肺证

21. 下列何证不具有表卫症状(　　)

A. 风寒束肺证

B. 风热犯肺证

C. 寒痰阻肺症

D. 风热证

E. 燥邪犯肺证

22. 咳嗽，咯痰清稀，喉痒，微有发热恶寒，舌苔薄白，脉浮紧。应诊断为(　　)

A. 风寒束肺证

B. 风热犯肺证

C. 卫分证

D. 寒饮停肺证

E. 寒痰阻肺证

23. 恶风发热，口干咽燥，咳痰少而黏，不易咳出。应诊断为(　　)

A. 燥邪犯肺证

B. 肺热炽盛证

C. 肺阴虚证

D. 风热犯肺证

E. 风热犯表证

24. 干咳少痰，难咯，口干咽燥，颧红潮热，舌红少苔，脉细数。应诊断为(　　)

A. 燥邪犯肺证

B. 肺肾阴虚证

C. 肺阴虚证

D. 肝火犯肺证

E. 肺热炽盛证

25. 寒痰阻肺证应无下列何症(　　)

A. 痰稀色白　B. 舌苔白滑

C. 脉象弦数　D. 恶寒肢冷

E. 咳嗽气喘

26. 下列何症是肺阴虚证与燥邪犯肺证的鉴别要点(　　)

A. 痰量的多少

B. 有无五心烦热

C. 舌色的红淡

D. 吐痰的难易

E. 有无口干咽燥

27. 下列何证常见壮热大渴，咳喘气粗，尿短赤，舌红苔黄，脉数等症(　　)

A. 痰热蕴肺证

B. 风热犯肺证

C. 热邪壅肺证

D. 里热炽盛证

E. 燥邪犯肺证

28. 下列何证可见咳喘胸闷，痰多色白而黏，痰易咳出，舌淡苔白腻，脉滑等症(　　)

A. 痰湿阻肺证

B. 寒痰阻肺证

C. 上焦病证

D. 风寒束肺证

E. 热扰胸膈证

29. 寒痰阻肺证的临床表现不包括哪项(　　)

A. 恶寒发热　　B. 舌苔薄白

C. 脉象濡缓　　D. 咳出胸闷

E. 痰黏易咯

30. 燥邪犯肺证与阴虚证不能共见的临床表现是(　　)

A. 颧红盗汗　　B. 痰中带血

C. 口干咽燥　　D. 干咳少痰

E. 胸部疼痛

31. 肺阴虚证与燥邪犯肺证的鉴别要点是(　　)

A. 咳痰的难易

B. 有无胸痛咳血

C. 有无恶寒发热

D. 痰量的多少

E. 是否口干咽燥

32. 下列哪项是肺热壅盛证的病机特点(　　)

A. 邪热犯表，肺卫失宣

B. 邪热犯肺，卫气被遏

C. 邪热犯肺，肺失清肃

D. 邪热犯肺，卫气失和

E. 邪热犯肺，营卫不和

33. 形成肺阴虚证的原因，不包括下列哪项(　　)

A. 燥热伤肺　　B. 痰浊壅肺

C. 热病之后　　D. 痨虫蚀肺

E. 久咳不愈

34. 脾病的常见临床表现不包括下列哪项(　　)

A. 嗳气　　B. 出血

C. 腹胀　　D. 便溏

E. 内脏下垂

35. 脾气虚、脾阳虚、脾气下陷、脾不统血证的共同见症是(　　)

A. 畏寒肢冷

B. 食少便溏

C. 便血衄血，月经量多

D. 腹部疼痛，喜温喜按

E. 脘腹重坠，食后益甚

36. 食少纳呆，腹胀便溏，神疲乏力，舌淡脉弱。宜诊断为(　　)

A. 寒湿困脾证

B. 脾阳虚证

C. 脾气下陷证

D. 肝郁脾虚证

E. 脾气虚证

37. 脾病虚证的基础证型是(　　)

A. 脾不统血证

B. 脾气虚证

C. 脾胃气虚证

D. 脾虚气陷证

E. 脾阳虚证

38. 下列哪项症状不属脾虚气陷证(　　)

A. 脘腹重坠　　B. 头晕目眩

C. 小便浑浊　　D. 久泻不止

E. 滑精早泄

39. 下列何证表现为纳呆脘痞，呕恶身重，身热起伏，尿黄便溏，苔黄腻(　　)

A. 肝胆湿热证
B. 大肠湿热证
C. 脾胃湿热证
D. 膀胱湿热证
E. 邪伏少阳证

40. 下列哪项不属脾阳虚证(　)
A. 形寒肢冷　B. 月经淋漓
C. 久泄不止　D. 浮肿少尿
E. 带下清稀

41. 下列何证不易由脾气虚证发展而成(　　)
A. 脾胃湿热证
B. 脾不统血证
C. 脾阳虚证
D. 心脾两虚证
E. 脾气下陷证

42. 下列哪项对鉴别寒湿困脾证与脾胃湿热证有意义(　　)
A. 有无脘腹痞胀
B. 有无纳呆呕恶
C. 黄疸鲜明或晦暗
D. 是否腹胀便溏
E. 是否肢体困重

43. 下列除哪项外，都可见之于脾不统血证(　　)
A. 面淡白或萎黄
B. 舌淡脉细无力
C. 牙龈肿痛出血
D. 皮肤出现紫斑
E. 神疲气短乏力

44. 脾阳虚证不可能出现的症状是(　　)
A. 尿少肢体浮肿
B. 大便溏结不调
C. 食少腹痛腹胀
D. 形寒肢冷喜温
E. 舌淡胖苔白滑

45. 脾气虚证与脾阳虚证的鉴别要点是(　　)
A. 有无肢体浮肿
B. 有无食少便溏
C. 有无身倦乏力
D. 有无形寒肢冷
E. 有无腹胀腹痛

46. 食滞胃肠证的诊断依据主要是(　　)
A. 大便秘结　B. 矢气则痛减
C. 便臭如败卵　D. 恶心呕吐
E. 苔腻、脉数

47. 下列何证较少出现眩晕症状(　　)
A. 肝阴虚证　B. 肝气郁结证
C. 肝阳上亢证　D. 肝血虚证
E. 肝肾阴虚证

48. 寒滞肝脉证的临床特点是(　　)
A. 头晕目眩，胸胁胀闷
B. 少腹冷痛，睾丸坠胀
C. 形寒肢冷，舌苔薄白
D. 阴囊湿疹，外阴瘙痒
E. 脘腹冷痛，得温则减

49. 胁肋胀痛，厌食口苦，舌红苔黄腻。宜诊断为(　　)
A. 脾胃湿热证
B. 胆郁痰扰证
C. 少阳病证
D. 肝胆湿热证
E. 肝气郁结证

50. 肝阴虚证的胁痛主要诊断依据是(　　)
A. 脉象弦数　B. 烦热盗汗
C. 便干尿黄　D. 头晕目眩
E. 急躁易怒

51. 肝阳上亢证的眩晕主要诊断依据是(　　)
A. 急躁易怒，口苦口干
B. 头目胀痛，舌红苔黄
C. 耳鸣耳聋，恶梦纷纭

D. 口咽干燥，潮热盗汗

E. 腰膝痠软，头重足轻

52. 下列哪项不属于肝气郁结证(　　)

A. 情志抑郁　　B. 咽部异物感

C. 胸胁胀痛　　D. 视物模糊

E. 经来腹胀痛

53. 下列哪项不是肝阳上亢证与肝火上炎证的共见症状(　　)

A. 失眠多梦　　B. 急躁易怒

C. 胁肋灼痛　　D. 面红目赤

E. 头晕头痛

54. 下列哪项不是肝病的常见症状(　　)

A. 急躁易怒　　B. 少腹胀痛

C. 纳呆便溏　　D. 月经不调

E. 眩晕肢颤

55. 某妇人屡次滑胎，此次妊娠期中，症见腰膝痠软，神疲无力，舌淡苔白。宜诊断为(　　)

A. 脾气下陷证

B. 肾精不足证

C. 气血亏虚证

D. 肾阳虚证

E. 肾气不固证

56. 下列哪项对诊断肾阳虚证有意义(　　)

A. 大便稀溏，排便不爽

B. 下肢水肿，按之凹陷

C. 滑精早泄，小便频多

D. 精冷不育，腰膝痠软

E. 形寒肢冷，面白神疲

57. 某女，月经淋漓不断、色红，伴头晕耳鸣，烦热，腰膝痠软，脉细数无力。宜诊断为(　　)

A. 肝阴虚证　　B. 血热证

C. 肾阴虚证　　D. 心肾不交证

E. 肝肾阴虚证

58. 某女，尿血三日，尿频灼涩疼痛，舌红苔黄。宜诊断为(　　)

A. 心火下移证

B. 膀胱湿热证

C. 湿热下注证

D. 血热证

E. 中焦湿热证

59. 下列哪项对诊断心肝血虚证有意义(　　)

A. 手足震颤，头晕目眩

B. 心悸健忘，面白舌淡

C. 头晕目眩，月经停闭

D. 视物模糊，爪甲不荣

E. 失眠多梦，肢麻脉细

60. 下列哪项对诊断肺肾阴虚证有意义(　　)

A. 咳嗽痰少，声音嘶哑

B. 腰膝痠软，骨蒸潮热

C. 颧红咽干，月经不调

D. 咳痰带血，遗精盗汗

E. 舌红少苔，脉象细数

（二）A_2 型题

1. 李某，男，3 岁。其母代诉，3 天来常述口痛，拒食饭菜，只喝牛奶，渴喜冷饮，烦躁不安，睡眠不宁，大便 2 日未解，小便短黄。查体：身热，面赤，舌尖红，舌面多处溃烂，舌苔黄，脉数，体温 38.9℃。属于下列何证(　　)

A. 心火亢盛证

B. 痰火扰神证

C. 心阴虚证

D. 小肠实热证

E. 胃热证

2. 贺某，男，41 岁。3 天前汗出当风，次日即见咳嗽，咳痰黄稠，发热微恶风寒，鼻塞流涕，咽喉红肿疼痛，口微渴，少汗，舌尖红，苔薄黄，脉浮数。属于下列何证(　　)

A. 热邪壅肺证

B. 风热犯肺证

C. 肺阴虚证

D. 燥邪犯肺证

E. 肝火犯肺证

3. 周某，女，36 岁。身热恶风，微咳两天，今日咳嗽加剧，痰少而黏，难以咯出，咳剧时胸痛，痰中带有血丝，咽干鼻燥，舌红，苔薄白而干，脉浮数，属于下列何证(　　)

A. 热邪壅肺证

B. 风热犯肺证

C. 肺阴虚证

D. 肺气虚证

E. 燥邪犯肺证

4. 李某，男，56 岁。每于秋冬常发咳喘，前天因天气骤冷，咳喘加重，现症见咳喘气急，喉中痰鸣，胸膈满闷，咯痰清稀量多，面白形寒，四肢不温，舌质淡，苔白滑，脉滑。属于下列何证(　　)

A. 风寒束肺证

B. 肺气虚证

C. 痰湿阻肺证

D. 寒痰阻肺证

E. 肺阴虚证

5. 朱某，女，42 岁。半年来白带量多，绵绵不断。现面色萎黄无华，神倦乏力，少气懒言，食少便溏，下肢轻度浮肿，带下量多色白质稀，无臭味，脉缓。属于下列何证(　　)

A. 肾气不固证

B. 肾阳虚证

C. 脾气虚证

D. 脾气下陷证

E. 脾阳虚证

6. 某男，31 岁。恶寒发热，倦怠乏力，脘闷不饥，厌油腻已有 1 周。前天起面目发黄，尿黄如浓茶。现面目黄色鲜明，脘腹痞闷，呕恶纳呆，厌食油腻，便溏不爽，肢体困重，身热不扬，小便短黄，舌质红，苔黄腻，脉濡数。可诊断为下列何证(　　)

A. 肝胆湿热证

B. 胃阴虚证

C. 脾胃湿热证

D. 胃肠实热证

E. 膀胱湿热证

7. 张某，女，34 岁。因两天前与同事吵架后，胸胁、乳房胀闷痛，善太息，咽喉如梗，食欲不振，纳食少，舌质淡红，苔薄白，脉象弦。可诊断为下列何证(　　)

A. 肝气郁结证

B. 肝火上炎证

C. 肝阴虚证

D. 脾气虚证

E. 胃阴虚证

8. 雷某，女，44 岁。因过食生冷后发生腹泻已 3 天，曾服西药未效，今腹泻加剧，泄泻清稀如水样，口淡不渴，口腻纳呆，乏力身重，苔白腻，脉缓。可诊断为下列何证(　　)

A. 肠虚滑脱证

B. 胃阴虚证

C. 胃寒证

D. 寒湿困脾证

E. 食滞胃肠证

（三）B_1 型题

A. 心阳虚证　　B. 心脉痹阻证

C. 心阴虚证　　D. 心血虚证

E. 心气虚证

1. 心悸怔忡，胸闷气短，舌淡脉虚者。宜诊断为(　　)

2. 心悸怔忡，形寒肢冷，气短心痛者。宜诊断为(　　)

A. 心悸，气短，自汗，脉弱

B. 心悸，气短，畏寒肢冷，脉迟无力

C. 心悸，失眠，面舌色淡白，脉细

D. 心悸，心烦，潮热盗汗，脉细数

E. 心悸，胸痛，舌淡紫暗，脉涩

3. 宜诊断为心脉痹阻证的是(　　)

4. 宜诊断为心阳虚证的是(　　)

A. 肝火犯肺证

B. 痰热壅肺证

C. 肺肾阴虚证

D. 燥邪犯肺证

E. 风热犯肺证

5. 咳嗽痰中带血，盗汗，遗精，口干咽燥，舌红少苔。宜诊断为(　　)

6. 咳血，痰少而黏，发热恶风，口鼻唇干者。宜诊断为(　　)

A. 寒湿困脾证

B. 胃肠实热证

C. 脾肾阳虚证

D. 寒滞胃肠证

E. 脾阳虚证

7. 黎明泄泻，形寒肢冷，面白神疲，脉沉迟无力。宜诊断为(　　)

8. 泄泻清稀，甚至如水样，脘腹痞闷，呕恶，苔白腻。宜诊断为(　　)

A. 肠燥津亏证

B. 胃阴虚证

C. 胃肠实热证

D. 胃腑气滞证

E. 胃热证

9. 便秘，脘腹痞满疼痛，得矢气则减，脉弦者。宜诊断为(　　)

10. 便秘，胃脘灼痛，渴饮，舌红苔黄者。宜诊断为(　　)

A. 肝肾阴虚证

B. 肝阳上亢证

C. 肝火上炎证

D. 胆郁痰扰证

E. 心脾两虚证

11. 头晕眼花，少气乏力，心悸失眠，食少，舌淡。宜诊断为(　　)

12. 眩晕，头目胀痛，面红目赤，急躁易怒，行走飘浮，腰痠，舌红少苔。宜诊断为(　　)

A. 肾气不固证

B. 肾阴虚证

C. 肾阳虚证

D. 心肾不交证

E. 肾精亏损证

13. 临房早泄，腰痠耳鸣，心烦多梦，盗汗，脉细数。宜诊断为(　　)

14. 临房早泄，面白神疲，形寒肢冷，腰痠耳鸣。宜诊断为(　　)

A. 头晕头痛，面红目赤，急躁易怒，便秘尿黄

B. 头痛目眩，惊悸不宁，烦躁不安，舌苔黄腻

C. 头晕而痛，面白神疲，心悸，舌淡脉弱

D. 头痛而晕，少寐，遗精盗汗，舌红少苔

E. 头痛眩晕，面红目赤，急躁易怒，头重脚轻，腰痠，舌红少苔

15. 胆郁痰扰证的临床表现是(　　)

16. 肾阴亏虚证的临床表现是(　　)

A. 胃气虚证　　B. 胃阳虚证

C. 胃寒证　　D. 胃热证

E. 食滞胃脘证

17. 症见胃脘绵绵冷痛，喜温喜按，泛吐清水，口淡食少者。当属何证(　　)

18. 症见胃脘灼痛，消谷善饥，口臭龈烂，渴喜饮冷者。当属何证(　　)

A. 以心悸气短，咳喘无力为主要表现

B. 以心悸失眠，纳差，腹胀，便溏为主要表现

C. 以心悸失眠，头晕，面白无华，肢体麻木，月经量少色淡为主要表现

D. 以心烦不寐，腰脊困痛，夜梦

遗精为主要表现

E. 以心悸怔忡，形寒肢冷，腰冷浮肿为主要表现

19. 心肺气虚证是(　)

20. 心脾两虚证是(　)

(四) X 型题

1. 下列哪些是心血虚证与心阴虚证的共见症(　　)

A. 失眠　B. 心烦

C. 盗汗　D. 心悸

E. 多梦

2. 下列哪些证候可见心悸怔忡(　　)

A. 心肾阳虚证

B. 心脉痹阻证

C. 心肾不交证

D. 心肝血虚证

E. 肾气不固证

3. 形成心脉痹阻的病因病机有哪些(　　)

A. 寒邪凝滞心脉

B. 痰浊阻滞心脉

C. 热邪壅滞心脉

D. 瘀血阻痹心脉

E. 心脉气机阻滞

4. 下列肺病证候中，哪些具有外感卫表症状(　　)

A. 燥邪犯肺证

B. 风寒束肺证

C. 热邪壅肺证

D. 寒痰阻肺证

E. 风热犯肺证

5. 壮热口渴，咳喘气粗，面赤烦躁，舌红苔黄，脉数者，可诊断为下列哪些证(　　)

A. 气分证

B. 风热犯肺证

C. 燥邪犯肺证

D. 上焦病证

E. 热邪壅肺证

6. 阴虚证与燥邪犯肺证的共见症有哪些(　　)

A. 颧红盗汗　B. 干咳少痰

C. 痰中带血　D. 发热恶风

E. 口干咽燥

7. 热邪壅肺证与风热犯肺证的鉴别要点有哪些(　　)

A. 有无咳痰黄稠

B. 脉浮数或滑数

C. 有无发热恶风寒

D. 有无小便短黄

E. 苔薄黄或黄腻

8. 脾气虚证与脾阳虚证的鉴别点有哪些(　　)

A. 浮肿与否

B. 有无食少便溏

C. 腹痛与否

D. 有无形寒肢冷

E. 有无身倦乏力

9. 脾阳虚证与寒湿困脾证的鉴别点有哪些(　　)

A. 有无身目发黄

B. 有无食少腹胀便溏

C. 有无恶心呕吐

D. 有无肢体浮肿

E. 属虚证或属实证

10. 脾气虚证进一步发展，形成的证候有哪些(　　)

A. 湿热蕴脾证

B. 脾不统血证

C. 脾气下陷证

D. 脾阳虚证

E. 寒湿困脾证

11. 下列哪些症状对诊断脾不统血证有意义(　　)

A. 浮肿肢冷　B. 食少便溏

C. 倦怠少气　D. 月经量多

E. 面黄脉弱

12. 胃阴虚证的临床表现有哪些(　　)

A. 口臭　　B. 干呕呃逆

C. 饥不欲食　　D. 脘痞不舒

E. 胃脘隐隐灼痛

13. 胃腑气滞证与食滞胃肠证的共同见症有哪些(　　)

A. 脘腹胀痛　　B. 嗳气呕吐

C. 泻下不爽　　D. 大便秘结

E. 便臭如败卵

14. 肝阳上亢证与肝火上炎证的共见症有哪些(　　)

A. 失眠多梦　　B. 头晕耳鸣

C. 腰膝痠软　　D. 头痛易怒

E. 面红目赤

15. 肝气郁结证进一步发展，可形成哪些证候(　　)

A. 肝阳上亢证

B. 肝火上炎证

C. 肝胆湿热证

D. 肝风内动证

E. 肝阴虚证

16. 热极生风证的临床表现有哪些(　　)

A. 口眼歪斜　　B. 手足抽搐

C. 眩晕欲仆　　D. 舌红少苔

E. 高热神昏

17. 肾阳虚证与肾气不固证的鉴别要点有哪些(　　)

A. 是否夜尿频多

B. 是否阳痿早泄

C. 是否胎动易滑

D. 有无形寒肢冷

E. 有无五更泄泻

18. 下列哪些症状对诊断心脾两虚证有意义(　　)

A. 失眠多梦　　B. 皮下紫斑

C. 心悸怔忡　　D. 舌红少苔

E. 食少乏力

19. 脾胃、肝胆、膀胱、大肠等湿热证的共同表现有哪些(　　)

A. 下痢赤白　　B. 渴不多饮

C. 脘痞呕恶　　D. 外阴瘙痒

E. 舌红苔黄腻，脉濡数

20. 在脏腑兼证中，同具阴虚证的脏腑有哪些(　　)

A. 心肾　　B. 肝肾

C. 肺肾　　D. 心脾

E. 脾肾

二、词语解释

1. 脏腑病辨证
2. 心气虚证
3. 心阳虚证
4. 心阴虚证
5. 肺阴虚证
6. 风热犯肺证
7. 热邪壅肺证
8. 大肠湿热证
9. 脾气下陷证
10. 脾不统血证
11. 寒湿困脾证
12. 脾胃湿热证
13. 胃热证
14. 胃气虚证
15. 胃阴虚证
16. 胃阳虚证
17. 肝血虚证
18. 肝阴虚证
19. 肝气郁结证
20. 肝火炽盛证
21. 肝风内动证
22. 阴虚动风证
23. 血虚生风证
24. 胆郁痰扰证
25. 肾精不足证

26. 肾气不固证

27. 心肾阳虚证

28. 心脾两虚证

29. 肝胃不和证

30. 肝郁脾虚证

31. 脾肾阳虚证

三、填空题

1. 心血虚证是以________及________为主要辨证依据。

2. 心脉痹阻证是以________为辨证依据。

3. 心与其他脏腑的兼证有________和心肺气虚证五者。

4. 小肠实热证以________为主要病机。

5. 心气虚证是以________为辨证依据。

6. 风寒束肺证是以________为主要病机。

7. 肺阴虚证是以为________为辨证依据。

8. 兼有肺虚的脏腑兼证有________三者。

9. 风热犯肺证以________为主症。

10. 热邪壅肺证属里热证，热象________，病程________。

11. 大肠湿热证是指________，以致________所表现的证候。

12. 脾气虚证是以________为辨证依据。

13. 脾气下陷证是以________及________为辨证依据。

14. 寒湿困脾证是以________及________为辨证依据。

15. 脾胃湿热证是以________及________为主要病机。

16. 食滞胃肠证是以________及________为辨证依据。

17. 胃虚寒证的脘痛多为________。胃实寒证的脘痛多为________。

18. 胃阳虚证是以________及________为辨证依据。

19. 肝阳上亢证是指________所表现的证候。

20. 肝气郁结证是以________及________为辨证依据。

21. 肝胆湿热证是以________为主要病机。

22. 胆郁痰扰证是以________及________为辨证依据。

23. 临床常见的肝风内动证有________四型。

24. 肾阴虚证是指________所表现的证候。

25. 肾阳虚证是以________及________并见为辨证依据。

26. 肾不纳气证以________及________为辨证依据。

27. 膀胱湿热证有________及________膀胱病的定位症状。

28. 心肾不交证是以________及________并见为辨证依据。

29. 脾肾阳虚证是以________及________并见为辨证依据。

30. 肝脾不调证是以________及________为辨证依据。

四、简答题

1. 痰蒙心神证与痰火扰神证如何鉴别？

2. 心气虚证与心阳虚证有何异同？

3. 何谓心阳暴脱证？常见临床表现是什么？

4. 心火亢盛证的常见临床表现有哪些？

5. 怎样根据不同的主症而区分心脉痹阻的病因？

6. 痰蒙心神证的常见临床表现有哪些？

7. 风寒犯肺证的临床表现有哪些？

8. 燥邪犯肺证与肺阴虚证有何异同？

9. 风寒束肺证与表寒证有何异同？

10. 风热犯肺证与热邪壅肺证有何异同？

11. 脾气虚证与脾阳虚证的临床表现有何异同？

12. 脾气虚证与脾虚气陷证、脾不统血证的临床表现有何异同？

13. 寒湿困脾证与脾胃湿热证的临床表现有何异同？

14. 脾气虚证与胃气虚证的临床表现有何异同？

15. 胃阴虚证和胃热（火）证的临床表现有何异同？

16. 肝血虚证与心血虚证的临床表现有何异同？

17. 肝阳上亢证与肝火上炎证的临床表现有何异同？

18. 肝胆湿热证的临床表现有哪些？

19. 肝胆湿热证与脾胃湿热证的临床表现有何异同？

20. 胆郁痰扰证的临床表现如何？

21. 热极生风证的常见临床表现有哪些？

22. 肝阳上亢证与肝阳化风证有何区别？

23. 阴虚动风证与血虚生风证有何异同？

24. 肾阳虚证的常见临床表现有哪些？

25. 肾阴虚证与肾精不足证的临床表现有何不同？

26. 心肾阳虚证与心阳虚证的临床表现有何异同？

27. 何谓膀胱湿热证？有何临床表现？

28. 何谓心肾不交证？常见临床表现有哪些？

五、论述题

1. 试述心血虚证和心阴虚证临床表现的异同。

2. 简述风寒犯肺证和风寒表证的含义及辨证要点。

3. 试述风寒犯肺证、风热犯肺证与表寒证、表热证的区别。

4. 试述肺热炽盛证和痰热壅肺证临床表现的区别。

5. 何谓胃阴虚证和胃热证？简述其临床表现的异同。

6. 何谓肝胆湿热证和脾胃湿热证？简述其临床表现的异同。

7. 试述肝阳上亢证与肝阳化风证的区别联系及其临床表现。

8. 试述心虚的脏腑兼证，并列举其辨证要点。

9. 试述肾虚的脏腑兼证，并列举其辨证要点。

10. 简述肾阴虚证与燥邪犯肺证临床表现的异同。

11. 试述肾气虚证与肾气不固证临床表现的异同。

12. 试述脾肺气虚证与肺肾气虚证临床表现的异同。

13. 试述肝肾阴虚证与心肾不交证临床表现的异同。

14. 试述肺肾阴虚证与肝火犯肺证临床表现的异同。

15. 试述肝郁脾虚证与肝胃不和证临床表现的异同。

16. 试述肝火犯肺证与痰热壅肺证临床表现的异同。

17. 试述肺气虚证与寒痰阻肺证临床表现的异同。

18. 某男，61 岁。素体形瘦，颧红，时觉头晕目眩。近半月来，间有手指发麻，眩晕加剧。今日上午，因与他人争吵后，突然跌仆倒地，不省人事，口噤不开，喉中痰鸣，左侧半身不遂，呼吸气粗，面色红赤，舌质红，苔黄腻，脉弦滑而数。请作出证候诊断，并陈述辨证的理由。

19. 何某，男，51岁。胃脘部疼痛，时发时止已半年，近月来胃脘经常隐隐灼痛。体瘦，胃脘隐痛，嘈杂脘痞，饥不欲食，口燥咽干，大便干结，舌红少津，脉细数。请作出证候诊断，并陈述辨证的理由。

20. 某，女，遇事忧郁，情怀不遂，近半年来经前数日感少腹疼痛难忍，曾服中药效不显。症见经前少腹胀痛、拒按，胸胁、乳房作胀，月经量少、淋漓不畅，血色紫暗有块，舌质微暗，边有瘀点，脉沉弦涩。请作出证候诊断，并陈述辨证的理由。

答案

一、选择题

（一）A_1 型题

1. C　答案分析：脏腑辨证的实质，是辨明疾病所在的脏腑部位、病因、性质以及邪正盛衰的一种辨证方法，而不仅仅只是对病位作出判断。

2. D　答案分析：心病的常见症状有心悸怔忡，心痛，心烦，失眠，神昏，神志错乱，口舌生疮等，而咽干喉痛是肺系病的常见症状。

3. E　答案分析：心血虚、心阴虚是指心的阴血物质不足，心失濡养，心神失养，故以心悸，失眠多梦，健忘为主症；心气虚、心阳虚是心阳气虚损，心失温养，鼓动无力所致。故常见心悸或怔忡，气短。故心悸是四者的共有症状。

4. E　答案分析：心阳虚多由心气虚发展而来，故见心悸或怔忡，气短自汗，脉弱或结代等心气虚的定位症状和形寒肢冷、面色㿠白，舌淡胖，苔白滑等虚寒的定性症状，而心胸灼痛见于热证。

5. E　答案分析：心阴虚证以心阴耗损，虚热内扰心神为主要病机，以心悸，心烦，失眠多梦和虚热症状并见为辨证依据，而舌红少苔是虚热证的特有症状。

6. A　答案分析：心阳暴脱证是指心阳衰极，阳气突然外脱所表现的危重证候。在心阳虚证临床表现的基础上，突然冷汗淋漓，四肢厥冷，呼吸微弱，面色苍白，或心痛剧烈，口唇青紫，神志昏糊，或昏迷不醒，舌淡紫，脉微欲绝，故肢厥脉微是心阳暴脱证的主要症状。

7. D　答案分析：心血虚证以心血不足，心神失养为主要病机，以心悸，失眠多梦，健忘和血虚症状并见为辨证依据；心阴虚证以心阴耗损，虚热内扰心神为主要病机，以心悸，心烦，失眠多梦和虚热症状并见为辨证依据。故失眠为两者的共有症状。

8. E　答案分析：心阳虚多由心气虚发展而来，故见心悸或怔忡，气短自汗，脉弱或结代等心气虚的定位症状，又有形寒肢冷，面色㿠白，舌淡胖，苔白滑等虚寒的心阳虚特有症，故心悸气短是两证主要的共见症。

9. A　答案分析：精神抑郁，表情淡漠，神识痴呆，举止失常，舌苔白腻者，多由感受痰浊之邪，痰浊内盛，蒙闭心神所致，此系痰蒙心神证。

10. C　答案分析：心与小肠相表里，若心火亢盛，下移小肠，可见小便赤涩灼痛，尿道灼热，兼面赤口渴，心烦不寐，舌红脉数，以小肠实热和血虚症状并见为辨证依据。而舌红脉数为实热证的舌脉。

11. B　答案分析：心阳暴脱证常由心阳虚证进一步发展而来，证候危重，常与亡阳症状并见，故有无肢厥脉微，具有鉴别意义。

12. D　答案分析：面色淡白为血虚之象，心悸，失眠健忘为心神失养之症，故心血虚证，心神失养，面失濡润，可见上述诸症。

13. C　答案分析：心脉痹阻证是指各种致病因素导致心脉痹阻不通，血行不畅所表现的证候。常由正气不足，瘀血、痰浊、阴寒、气滞等因素阻痹心脉所引起。

14. C　答案分析：心与小肠相为表里，心火内炽，可以下移小肠，热灼津伤而见小便赤色灼痛，故小便赤色灼痛是心热下移小肠的主要表现。

15. D　答案分析：舌为心之苗，心火内炽可上炎灼舌，而见口舌生疮。

16. D　答案分析：以上诸症均系神志异常的表现，且属于实证，多由痰火搏结，扰乱心神所致，故属于痰火扰神证。

17. D　答案分析：肺的病变主要反映在肺系呼吸功能活动减退，水液代谢输布失常，常见症状有咳嗽，气喘，吐痰，胸痛，咯血，声音嘶哑，鼻塞流涕和水肿，尤以咳喘为多见。

18. E　答案分析：肺气虚证是指肺气不足而致功能活动减弱所表现的证候，以咳喘无力、吐痰清稀和气虚症状并见为辨证依据，咳喘无力，声低气短是肺气虚证咳喘的特点。

19. A　答案分析：上述诸症为呼吸功能减弱的肺病的定位症状，无呼多吸少、动则尤甚的肾不纳气证，无干咳无痰、烦热、盗汗等肺气阴两虚证，亦无心悸、咳喘等心肺气虚证，以及食少便溏、咳喘短气的脾肺气虚证，故为肺气虚证。

20. C　答案分析：咳喘痰少，痰中带血，病位在肺，颧红盗汗，口燥咽干为阴虚证的表现，而无腰膝瘦软、遗精等肾阴虚证候，故为肺阴虚证。

21. C　答案分析：风、热、寒、燥等外邪袭肺，均可引起外感表证，出现卫表症状，而寒痰阻肺证多为寒邪与痰浊交并，壅滞于肺所致，为里证而无卫表症状。

22. A　答案分析：风寒束肺证与表寒证的鉴别：两证虽然都属外感病证，但主兼症状有别。风寒束肺证以咳嗽，痰稀色白，或胸闷气喘为主症；表寒证以恶寒，发热，脉浮为主症，而咳嗽等肺系症状为次或缺无。

23. A　答案分析：燥邪犯肺证与肺阴虚证的鉴别：两者虽然都有肺系失于滋润的干咳无痰，或痰少而黏，口咽干燥，痰中带血等干涩症状，但燥邪犯肺证属于外感病证，有外感表证的特点；肺阴虚证属内伤虚证，有阴虚内热的特点。本题有恶风发热的表证，故为燥邪犯肺证。

24. C　答案分析：从上述诸症来看，病位在肺，且有颧红潮热，舌红少苔等阴虚症状，故诊断为肺阴虚证。

25. C　答案分析：寒痰阻肺证以寒痰交阻，壅滞于肺为主要病机，以咳喘痰多突然发作和寒象并见为辨证依据，而脉象弦数多见热证，故寒痰阻肺证中不应出现。

26. B　答案分析：燥邪犯肺证与肺阴虚证的鉴别：两者虽然都有肺系失于滋润的干咳无痰，或痰少而黏，口咽干燥，痰中带血等干涩症状。但燥邪犯肺证属于外感病证，兼有外感表证特点；肺阴虚证属内伤虚证，有阴虚内热的特点。阴虚内热可见五心烦热，故为鉴别点。

27. C　答案分析：咳喘气粗为肺系病症，壮热渴饮、尿短赤，舌红苔黄，脉数为热邪炽盛，内壅于肺为本证的病机，故应为热邪壅肺证。

28. A　答案分析：痰湿阻肺证以痰湿阻塞于肺，肺气上逆为主要病机，表现为咳喘胸闷，痰多色白而黏，痰易咳出，舌淡苔白腻，脉滑的肺病的定位症状。

29. A　答案分析：寒痰阻肺证是指寒邪与痰浊交并，壅滞于肺所表现的证候，属于里证，一般不见恶寒发热的表证的症状。

30. A　答案分析：燥邪犯肺证属于外感病证，可见干咳无痰，或少痰、痰黏难咯，甚则胸痛，痰中带血等肺病的症状，而颧红盗汗是阴虚内热的特点，故不能共见。

31. C　答案分析：燥邪犯肺证属于外感病证，兼有外感表证特点，而肺阴虚证属内伤虚证，且有阴虚内热的特点，故有无恶寒发热是两者的鉴别点。

32. C　答案分析：肺热壅盛证是以热邪炽盛，内壅于肺为主要病机，故邪热犯肺，肺失清肃是其病机的特点。

33. B　答案分析：肺阴虚证常由久咳伤阴，痨虫袭肺，燥热伤肺，热病之后伤津等所引起的，痰浊壅肺一般不会引起肺阴虚证。

34. A　答案分析：脾的病变常见症状有腹胀腹痛，泄泻或便溏，浮肿，出血，肢体倦怠，嗳气等为胃病常见的症状。

35. B　答案分析：脾阳虚、脾气下陷、脾不统血三证都是在脾气虚的基础上发展而来的，故脾气虚，运化无力导致的食少便溏是它们的共见症状。

36. E　答案分析：脾气虚证以纳少，腹胀，便溏等脾病和肢体倦怠，少气懒言，面色萎黄无华，舌淡苔白，脉缓弱等气虚证并见为辨证依据。

37. B　答案分析：脾不统血证、脾胃气虚证、脾虚气陷证、脾阳虚证四证都是在脾气虚证的基础上发展而来的，脾气虚证是脾病虚证的基础证型。

38. E　答案分析：脾虚气陷证可见有纳少，肢体倦怠，声低懒言，头晕目眩，舌淡苔白，脉弱等脾气虚证及胃下垂，子宫脱垂，脱肛等内脏下垂症状，以及便意频数，或久泄不止，小便如米泔等气陷特征。而滑精早泄是肾病的常见症状。

39. C　答案分析：纳呆脘痞，呕恶身重，则知病在脾胃，身热起伏，尿黄便溏，苔黄腻，则知内有湿热，故判断为脾胃湿热证。

40. B　答案分析：脾阳虚证以脾气不足和虚寒性症状并见为辨证依据，而月经淋漓是脾不统血的出血症状。

41. A　答案分析：脾不统血证、脾阳虚证、心脾两虚证、中气下陷证都是在脾气虚的基础上发展而成的，皆为虚证，而脾胃湿热证为实证，常由感受湿热邪气，或过食肥甘，积湿化热所引起。

42. C　答案分析：两证都属中焦的实性证候，都具有湿盛的特征，区别在于脾胃湿热证为热性证候，黄疸色鲜明，寒湿困脾证则以湿盛为主，为寒性证候，黄疸色晦暗。

43. C　答案分析：脾不统血证以出血和脾气虚症状并见为辨证依据，为虚证，而牙龈肿痛的出血为实证，可见于胃热证。

44. B　答案分析：脾阳虚证有腹胀纳少，大便稀溏，肢体困倦，或周身浮肿，小便不利或白带量多清稀等脾病的证候，以及腹痛喜温喜按，畏寒肢冷，舌淡胖，苔白滑，脉沉迟无力等虚寒的证候。

45. D　答案分析：脾气虚，水湿不运，泛溢肌肤，可见浮肿，但脾气虚未伤及阳气，无形寒肢冷。故形寒肢冷是鉴别点。

46. C　答案分析：食滞胃肠证饮食停滞，胃肠失调为主要病机，泻下物臭如败卵为食伤于肠，传导失常的表现。

47. B　答案分析：以上诸证唯有肝气郁结证少见眩晕症状，因肝气郁结证以肝失疏泄，气机郁滞为主要病机，以胸胁、少腹胀痛或窜痛、脉弦为辨证依据。

48. B　答案分析：寒滞肝脉证以寒邪

凝滞肝脉为主要病机。以少腹、睾丸、阴囊坠胀冷痛为辨证依据。

49. D　答案分析：湿热蕴结肝胆，疏泄失常，可导致上述诸症。

50. B　答案分析：以肝阴不足，虚热内扰为主要病机，以筋脉、头目失养和阴虚虚热症状并见为辨证依据。烦热盗汗为虚热症状。

51. E　答案分析：肝阳上亢证以头目眩晕胀痛，腰膝痠软，头重脚轻，病程较长为辨证依据。

52. D　答案分析：肝气郁结证是指肝失疏泄，气机郁滞所表现的证候。视物模糊为肝血虚证的表现。

53. C　答案分析：肝火上炎证以肝经循行部位实火炽盛为辨证依据；肝阳上亢证以头目眩晕胀痛，腰膝痠软，头重脚轻，病程较长为辨证依据。胁肋灼痛为肝胆湿热证的表现。

54. C　答案分析：纳呆便溏多为脾不运化的表现，而肝病少见此症状。

55. E　答案分析：肾气不固证多以肾气不足，固摄无力为主要病机，表现为腰膝痠软，神疲乏力，女子带下清稀、胎动易滑等肾病定位症状。

56. D　答案分析：肾阳虚证以性和生殖机能减退与畏寒肢冷，腰膝痠冷等虚寒之象并见为辨证依据。

57. C　答案分析：肾阴虚证以肾阴亏虚，虚热内生为主要病机。以肾的常见症状和虚热之象并见为辨证依据。该病的症状一派肾阴亏虚和阴虚内热之象。

58. B　答案分析：尿急，尿痛，尿频和湿热症状并见为膀胱湿热蕴结的辨证依据。

59. E　答案分析：心肝血虚证以血液不足，肝失所养为主要病机。其中“心悸健忘，面白舌淡”为心血虚，“视物模糊，爪甲不荣”为肝血虚，而“失眠多梦，肢麻脉细”是心肝血虚证的表现，故选 E。

60. D　答案分析：肺肾阴虚证以肺肾两脏阴液不足，虚热内扰为主要病机，故以肺肾常见症状与虚热之象并见为辨证依据。遗精盗汗为典型的阴虚表现。

（二）A_2 型题

1. A　答案分析：本病从临床主诉口痛，舌尖红，舌面多处溃烂可以推测心经有热而出现了苦恼不安，睡眠不宁的心病常见症状，渴喜冷饮，身热，面赤，大便 2 日未解，小便短黄等为一派实热证的表现，故推断为心火亢盛证。

2. B　答案分析：本证因有咳嗽，咳痰黄稠肺热之症，和发热微恶风寒，舌尖红，苔薄黄，脉浮数的风热在表的症状，故诊断为风热犯肺证。

3. E　答案分析：本病有咳嗽，痰少而黏，难以咯出，咳剧时胸痛，痰中带有血丝等一派燥热之邪侵袭于肺的表现，同时具有身热恶风，脉浮数的表证之象，故可诊断为燥邪犯肺证。

4. D　答案分析：本病为素有痰疾，复感寒邪，多因天气骤冷，咳喘加重，寒与痰交阻于肺，出现咳喘气急，喉中痰鸣，胸膈满闷的肺病的定位症状，和咯痰清稀量多，面白形寒，四肢不温等里寒证的定性表现，故诊断为寒痰阻肺证。

5. C　答案分析：本证为一派脾气不足，脾失健运的表现，脾不运化水谷则见面色萎黄无华，神倦乏力，少气懒言，食少便溏等症；脾不运化水湿，则见下肢轻度浮肿，带下量多色白质稀等症，故诊断为脾气虚证。

6. C　答案分析：脘腹痞闷，肢体困重，小便短黄，便溏不爽，呕恶纳呆，厌食油腻等为湿热蕴结于脾胃的定位症状，面目黄色鲜明，身热不扬，舌质红，苔黄腻，脉濡数等，为湿热蕴蒸的定性症状，两者结合诊断为脾胃湿热证。

7. A　答案分析：情志刺激，肝失疏泄，气机郁滞可见胸胁、乳房胀闷痛，善太息，咽喉如梗等肝病定位症状；肝气犯胃，胃气不降，则见食欲不振，纳食减少，故诊断为肝气郁结证。

8. D　答案分析：过食生冷，损伤脾胃，寒湿内盛，中阳困阻，则导致脾失健运的腹泻，泄泻清稀如水样，和乏力身重，舌苔白腻，脉缓等寒湿偏盛的症状，故诊断为寒湿困脾证。

（三）B_1 型题

1. E　答案分析：心气虚证的临床表现可见心悸怔忡，胸闷等心病的定位症状和气短，舌淡，脉虚等气虚症状。

2. A　答案分析：心阳虚证以心气虚的心悸怔忡，气短症状和形寒肢冷，心痛等寒象并见为辨证依据。

3. E　答案分析：因为心悸怔忡，心胸憋闷疼痛以及舌质紫暗有瘀斑，脉涩或结、代是心脉痹阻证的主要辨证依据。

4. B　答案分析：因为心阳虚证是以心阳虚衰，虚寒内生为主要病机，故见心悸或怔忡，气短，自汗，脉弱或结代等症状。

5. C　答案分析：肺肾阴虚证以肺肾不足的咳嗽痰中带血，盗汗，遗精，及口干咽燥，舌红少苔的虚热之象并见为辨证依据。

6. D　答案分析：燥邪犯肺证由燥邪袭肺，肺卫受伤出现的发热恶风，咳血症状，和干燥少津的口鼻唇干、痰少而黏症状并见为诊断依据。

7. C　答案分析：形寒肢冷，面白神疲，脉沉迟无力等症均为虚寒之表现，而黎明泄泻，为肾阳不足之症，面白神疲又可见之于脾阳虚，故诊断为脾肾阳虚证。

8. A　答案分析：泻下清稀，甚如水样，脘腹痞闷，呕恶，苔白腻等症为脾运失健和寒湿阻于脾胃的症状，故诊断为寒湿困脾证。

9. D　答案分析：胃气壅滞，和降失常，会出现便秘，脘腹痞满疼痛，得矢气则减之特征，脉弦为有积滞之脉象，故诊断为胃腑气滞证。

10. E　答案分析：便秘，渴饮，舌红苔黄等症为一派实火内炽的热证之象，与胃脘灼痛症状并见，故诊断为胃热证。

11. E　答案分析：少气乏力，食少，舌淡为脾气虚之表现，头晕眼花，心悸失眠为心气虚的症状，故此病症为心脾两虚证。

12. B　答案分析：眩晕，头目胀痛，面红目赤，急躁易怒，行走飘浮等症皆为肝阳上亢之表现，腰痠，舌红少苔又为肾阴不足之表现，故此证应为肾阴不足，不能制约肝阳，而导致的肝阳上亢证。

13. D　答案分析：临房早泄，腰痠耳鸣为肾阴虚之象，心烦多梦为心阳偏亢，盗汗，脉细数为阴虚之表现，故诊断为肾阴不足，心火偏亢的心肾不交证。

14. C　答案分析：临房早泄，腰痠耳鸣为肾虚的表现，与面白神疲，形寒肢冷的寒象并见，故属肾阳虚证。

15. B　答案分析：胆郁痰扰证以痰热内扰，胆气郁滞不畅为主要病机。以惊悸心烦失眠，眩晕，舌苔黄腻为辨证依据。具有胆怯易惊，或惊悸不宁，胸胁闷胀等胆病定位症状。

16. D　答案分析：肾阴亏虚证以肾阴亏虚，虚热内生为主要病机。以肾的常见症状和虚热之象并见为辨证依据。遗精盗汗，舌红少苔为典型的肾阴虚之表现。

17. B　答案分析：因为胃阳虚证是以胃阳不足，失于和调为主要病机，故见胃脘绵绵作痛，喜温喜按，泛吐清水，口淡不渴，食少脘痞诸症。

18. D　答案分析：因为胃热（火）证

是以火热炽盛，胃失和降为主要病机，故见胃脘灼痛，消谷善饥，口臭，齿龈红肿溃烂，口渴喜冷饮等症。

19. A　答案分析：因为心肺气虚证是以心肺之气不足，两脏的功能减退为主要病机，因而该证以心气不足，鼓动无力的心悸，以及肺气不足，咳喘无力为其主要临床表现。

20. B　答案分析：因为心脾两虚证是以心血不足，脾气虚弱为主要病机，故该证以心血不足心神失养的心悸失眠，以及脾气虚，运化无力的纳差，腹胀，便溏等为其主要表现。

（四）X 型题

1. A、D、E　答案分析：心血虚证与心阴虚证的共同病机是心的阴血不足或耗损，使心神失养，故同见心悸，失眠，多梦症状。

2. A、B、C、D　答案分析：心悸怔忡为心失所养所致，是心的定位症状。

3. A、B、D、E　答案分析：心脉痹阻证常由正气不足，瘀血、痰浊、阴寒、气滞等因素所致。

4. A、B、E　答案分析：风热犯肺、风寒束肺、燥邪犯肺三证均为感受外邪所致，分别以风热、寒、燥邪侵袭于肺，肺卫受伤为主要病机，故可出现外感卫表症状。

5. A、D、E　答案分析：气分证、上焦病证、热邪壅肺证三者均可见热邪炽盛，内壅于肺的病理变化，故可出现上述症状。

6. B、C、E　答案分析：肺阴虚证与燥邪犯肺证都有肺系失于滋润的病理变化，故均可出现干咳少痰，痰中带血，口干咽燥的症状。

7. B、C　答案分析：热邪壅肺证属里热证，故见壮热，脉滑数症状；风热犯肺证多兼有表证，故有恶风寒，脉浮数的症状。

8. A、C、D　答案分析：脾阳虚证由脾气虚证进一步发展而来，并有腹痛，畏寒肢冷，浮肿等虚寒特征。

9. A、C、E　答案分析：脾阳虚证与寒湿困脾证都有内寒之象，但前者属虚，后者属实。

10. B、C、D　答案分析：脾不统血证、脾气下陷证、脾阳虚证均是在脾气虚的基础上发展而来，分别出现出血，内脏下垂，畏寒肢冷等症状。

11. B、C、D、E　答案分析：脾不统血证是在脾气虚证的基础上发展而来，故兼有脾气虚的食少便溏，倦怠少气，和脾不统血的出血，月经量多，面黄脉弱症状。

12. B、C、D、E　答案分析：胃阴虚证以胃失和降的干呕呃逆，脘痞不舒和阴虚之象，胃脘隐隐灼痛，饥不欲食症状并见为辨证依据。

13. A、B　答案分析：胃腑气滞证与食滞胃肠证均为胃肠失调，胃失和降所致，故出现脘腹胀痛，嗳气呕吐的症状。

14. A、B、D、E　答案分析：肝阳上亢证与肝火上炎证都有肝火旺盛的表现，故均可出现头部和心神的变化，见失眠多梦，头晕耳鸣，头痛易怒，面红目赤等症状。

15. A、B、D、E　答案分析：肝气郁结证是指肝失疏泄，气机郁滞所表现的证候。气机郁滞日久，气郁化火，会进一步发展为肝阳上亢证、肝火上炎证、肝风内动证和肝阴虚证。

16. B、E　答案分析：热极生风证以高热和动风之象并见为辨证依据，故可出现高热神昏，手足抽搐的症状。

17. B、C、D、E　答案分析：肾阳虚证以肾阳亏虚，温煦，气化失权为主要病机，故见阳痿，形寒肢冷，五更泄泻；肾气不固证以肾气不足，固摄无力为主要病机，故出现早泄、胎动易滑的症状。

18. A、C、E　答案分析：心脾两虚证以心血不足，脾气虚弱为主要病机，故出现失眠多梦，心悸怔忡等心神失养和食少乏力的脾不运化症状。

19. B、E　答案分析：热邪煎熬津液，可致口渴，舌红苔黄，脉数；又兼湿邪，故表现为渴而不多饮；湿性黏腻，故见腻苔，滑脉。

20. A、B、C　答案分析：肺肾、肝肾、心肾分别为母子关系，具有相生、相及的关系，故常相互影响同具阴虚证。

二、词语解释

1. 脏腑病辨证是指运用脏腑经络、气血津液阴阳及病因的相关理论，分析四诊所搜集的症状、体征等资料，以辨明疾病所在的脏腑部位、病因、性质以及邪正盛衰的一种辨证方法（简言之，即以脏腑的相关理论为依据，辨别脏腑疾病证候的辨证方法）。

2. 心气虚证是指心气不足，鼓动无力所表现的证候。

3. 心阳虚证是指心阳虚衰，失其温养，虚寒内生所表现的证候。

4. 心阴虚证是指心阴耗损，虚热内扰所表现的证候。

5. 肺阴虚证是指肺阴亏耗，虚热内扰，肺失清肃所表现的证候。

6. 风热犯肺证是指风热之邪侵袭肺卫所表现的证候。

7. 热邪壅肺证是指热邪炽盛，内壅于肺所表现的证候。

8. 大肠湿热证是指湿热邪气阻滞大肠，以致大肠传导失司所表现的证候。

9. 脾气下陷证是指脾虚无力升举，反而下陷所表现的证候，又称中气下陷证。

10. 脾不统血证是指脾气不足，统血无权，血逸出脉外所表现的证候。

11. 寒湿困脾证是指寒湿内盛，中阳受困所表现的证候。

12. 脾胃湿热证是指湿热内蕴中焦所表现的证候，又称中焦湿热或湿热蕴阻脾胃证。

13. 胃热证是指胃中火热炽盛，胃的功能失常所表现的证候。

14. 胃气虚证是指胃气不足，受纳、腐熟功能减弱，以致胃失和降所表现的证候。

15. 胃阴虚证是指胃阴不足，胃失濡润、和降所表现的证候。

16. 胃阳虚证是指胃阳不足，虚寒内生，以致胃气失和所表现的证候，又称胃虚寒证。

17. 肝血虚证是指肝血不足，所属组织器官失养所表现的证候。

18. 肝阴虚证是指肝阴不足，虚热内扰所表现的证候。

19. 肝气郁结证是指肝失疏泄，气机郁滞所表现的证候。

20. 肝火炽盛证是指肝经火盛，气火上逆所表现的以火热炽盛于上为特征的证候。

21. 肝风内动证是指以眩晕欲仆，抽搐，震颤等“动摇不定”症状为主要特征的一类证候。

22. 阴虚动风证是指阴液亏虚，筋脉失养所表现的动风证候。

23. 血虚生风证是指血液亏虚，筋脉失养所表现的动风证候。

24. 胆郁痰扰证是指胆气郁滞，痰热内扰所表现的证候。

25. 肾精不足证是指肾精亏虚，生殖和生长发育机能低下所表现的证候。

26. 肾气不固证是指肾气不足，封藏固摄功能失职所表现的证候。

27. 心肾阳虚证是指心肾阳气虚衰，气化无力，阴寒内盛所表现的证候。

28. 心脾两虚证是指心血不足，脾气虚弱所表现的证候。

29. 肝胃不和证是指肝气郁滞，横逆犯胃，胃失和降所表现的以脘胁胀痛为主症的证候。

30. 肝郁脾虚证是指肝失疏泄，脾失健运所表现的以胸胁胀痛，腹胀便溏等为主症的证候。

31. 脾肾阳虚证是指脾肾两脏阳气虚衰，以泄泻或水肿为主要表现的证候。

三、填空题

1. 心悸，失眠多梦，健忘；血虚症状
2. 心悸怔忡，心胸憋闷疼痛
3. 心肾不交证，心脾两虚证，心肝血虚证，心肾阳虚证
4. 心火炽盛，下移小肠
5. 心悸，气虚症状并见
6. 风寒外袭，肺卫失宣
7. 干咳无痰或痰少而黏，虚热症状并见
8. 心肺气虚证，肺肾气虚证，肺肾阴虚证
9. 咳嗽，痰稠色黄，或咽喉肿痛
10. 明显；长
11. 湿热邪气阻滞大肠；大肠传导失司
12. 纳少，腹胀，便溏，气虚症状并见
13. 脾气虚；下陷症状
14. 脾运失健；寒湿中阻并见
15. 湿热蕴阻中焦；脾胃失常
16. 脘腹胀满疼痛；呕吐酸腐食臭
17. 隐痛，喜温喜按；剧痛，拒按
18. 胃失和降；虚寒症状并见
19. 肝肾阴虚，阴不制阳，肝阳偏亢
20. 情志抑郁，胸胁、少腹胀痛或窜痛；脉弦
21. 湿热蕴结肝胆，疏泄失常
22. 惊悸心烦失眠，眩晕；苔黄腻
23. 肝阳化风，热极生风，阴虚动风，血虚生风
24. 肾阴亏虚，失于濡润，虚热内生
25. 性与生殖机能减退，畏寒肢冷；腰膝痠冷等虚寒之象
26. 久病咳喘，呼多吸少；动则喘甚
27. 尿频，尿急，尿道灼热，尿血；尿有砂石等
28. 心烦不寐，遗精，腰膝痠软；虚热症状
29. 泻痢浮肿，腰膝冷痛；虚寒症状
30. 胸胁胀满，腹痛肠鸣，纳呆便溏；脉弦

四、简答题

1. 答：两证都以精神、情志失常为主症，都有痰盛的症状，都属心的实证。但痰蒙心神证多表现为癫，或痫，无明显热象；痰火扰神证多表现为狂，且热象突出。

2. 答：心气虚证与心阳虚证，均以心的机能衰退为病理基础，故两者都有心悸气短，神疲乏力，舌淡脉虚等心气不足，机能衰减的症状。心阳虚证是在心气虚的基础上又见胸痛，形寒肢冷，面色㿠白，舌胖或紫暗，脉弱或结代等阳虚失温的表现。

3. 答：是指心阳衰极，阳气突然外脱所表现的危重证候。常由心阳虚证进一步发展而来，或因痰瘀阻塞心脉所致。临床表现多在心阳虚证的基础上，突然冷汗淋漓，四肢厥冷，呼吸微弱，面色苍白，或心痛剧烈，口唇青紫，神志昏糊，或昏迷不醒，舌淡紫，脉微欲绝。

4. 答：常见临床表现为心烦，失眠，甚则狂躁谵语，或口舌生疮，或吐血，衄血，伴发热，口渴喜冷，尿少色黄或灼痛，大便秘结，面色红赤，舌尖红赤，舌苔黄，脉数有力。

5. 答：刺痛，舌暗或有青紫斑点，脉细涩或结代者，为瘀阻心脉；闷痛，身重困倦，舌苔白腻，脉沉滑或沉涩者，为痰阻心

脉；剧痛，得温痛减，形寒肢冷，舌淡苔白，脉沉迟或沉紧者，为寒凝心脉；胀痛，伴胁胀，善太息，舌淡红，脉弦者，为心脉气滞。

6. 答：痰蒙心神证的常见临床表现有神志模糊，精神抑郁，表情淡漠，神志痴呆，举止失常；或突然仆倒，不省人事，四肢抽搐，目睛上视，口吐涎沫，喉中痰鸣，伴见面色晦滞，胸脘满闷，呕恶，舌苔白腻，脉滑。

7. 答：风寒犯肺证以肺部症状咳嗽、痰液清稀，和风寒在表的恶寒，微有发热，鼻塞流清涕，或身痛无汗，舌苔薄白，脉浮紧等表寒证之象并见为其临床表现。

8. 答：①燥邪犯肺证与肺阴虚证均有肺失于滋润的干咳无痰，或痰少而黏，或痰中带血，口咽干燥，痰中带血等干燥症状。②燥邪犯肺证为外燥侵袭，肺津耗伤所致，燥象明显，兼有发热恶寒等外感表证症状，多发生于秋季，病程较短。③肺阴虚证为肺阴亏耗，虚热内生所致，以五心烦热，潮热盗汗，两颧红赤，舌红少津，脉象细数等阴虚见症为特征，发病无明显季节性，且病程较长。

9. 答：①风寒束肺证与表寒证两证虽然都属外感病证，但主兼症状有别。②风寒束肺证以咳嗽，痰稀色白，胸闷气喘为主症。③表寒证以恶寒，发热，脉浮为主症，而咳嗽等肺部症状为次症或缺无。

10. 答：①风热犯肺证与热邪壅肺证两者都属肺的热证，都有咳嗽，痰稠色黄，舌红苔黄，脉数等症状。②风热犯肺证兼有表证，有发热，微恶风寒，口微渴，脉浮数等症，且病程短；③热邪壅肺证属里热证，且热象明显，有壮热，口渴饮冷，烦躁不安，脉滑数等症，且病程长。

11. 答：①脾气虚证与脾阳虚证均为脾病常见的证候，均有纳少，腹胀，便溏等脾失健运的症状。②脾气虚证以气虚兼纳呆，腹胀为主症。③脾阳虚证较前者重，有腹痛绵绵，喜温喜按，畏寒肢冷，浮肿，舌淡胖，苔白滑，脉沉迟无力等阳虚寒象特征。

12. 答：①脾气虚证、脾虚气陷证、脾不统血证三证均以脾气亏虚，运化机能减退为病理基础，故均有纳呆，腹胀，便溏，神疲乏力，舌淡，脉弱等脾气虚的共同症状。②脾气下陷证是因脾气亏虚而致升举无力，故见脘腹坠胀，肛门重坠，脏器下垂等表现。③脾不统血证因脾气亏虚而致统摄无权，故常见便血，尿血，肌衄，鼻衄，或月经过多，崩漏等出血症状。

13. 答：①寒湿困脾证与脾胃湿热证的病因均有湿邪内犯，病位均在中焦脾胃，病机均为脾胃纳运、升降失职，故都可见脘闷，纳呆呕恶，大便溏泄，肢体困重，舌苔黏腻等症状。②前者为寒与湿邪困阻脾胃，寒湿内盛之象明显，以湿盛为主，可见舌胖苔白腻，脉濡缓等症状。③后者为热与湿邪内蕴中焦，湿热之象明显，可见身热，舌红苔黄腻，脉濡数等热象特征。

14. 答：脾气虚证与胃气虚证两者常相兼并见。然脾气虚证的病变主要是脾虚健运失职，以纳呆，便溏，水肿为特点；胃气虚证以受纳腐熟功能减弱，胃失和降为主，以胃脘隐痛，食欲不振，食难消化，嗳气，或呕恶为特征。

15. 答：胃阴虚证和胃热（火）证两者皆可见胃脘灼痛，便秘，尿少，脉数等症。但前者为虚热，病势较缓，多为久病，病程长，以隐隐灼痛，食欲不振，干呕呃逆，伴有阴津亏损之症为特点；后者为实热，病势较急，痛势较剧，多为新病，病程短，以灼痛拒按，饥不欲食，食欲旺盛，消谷善饥，胃火上炎，口臭，或牙龈肿痛溃烂，伴实火内炽之症为特点。

16. 答：肝血虚证与心血虚证的共同见

症为面色淡白无华，或萎黄，口唇、舌、眼睑、爪甲淡白，头晕眼花，脉细弱。心血虚证有心神失养的表现，症见心悸，失眠多梦，健忘；肝血虚证若目失所养，则症见目眩，视物模糊或夜盲；若筋失所养，则症见肢体麻木，关节拘急不利，手足震颤等；若血海空虚不充，在妇女则常表现为月经量少色淡或闭经。

17. 答：①肝阳上亢证与肝火上炎证皆可见气火亢逆的表现，头面部症状均较突出，多见头目胀痛，眩晕耳鸣，面红目赤，急躁易怒，失眠多梦等症。②但前者上实下虚证属虚实夹杂，并可见腰膝痠软，头重脚轻，舌红少津，脉弦细数等阴亏之象；③后者病情属实，常见胁肋灼痛，口渴喜饮，大便秘结，小便短黄，舌红苔黄，脉弦数等实火炽盛之症。

18. 答：肝胆湿热证常见临床表现有胁肋灼热胀痛，厌食口苦，泛恶呕吐，大便不调，小便短赤，舌红苔黄腻，脉弦数或滑数。或寒热往来，身目发黄；或阴部瘙痒；或带下色黄臭秽。

19. 答：①肝胆湿热证与脾胃湿热证病因病性均属湿热，可见身热不扬，渴不多饮，小便短赤，舌红，苔黄腻，脉濡数，或身目发黄等症。②前者病位在肝胆，以胁肋灼热胀痛，口苦，阴部瘙痒，带下色黄臭秽等肝胆疏泄失常等表现为特点；湿热郁阻肝胆，易犯脾胃，故可有厌食腹胀，泛恶呕吐等脾胃升降、纳运失司等表现。③后者病位在脾胃，以脘腹痞闷，纳呆腹胀，恶心呕吐，便溏不爽等脾胃纳运失司、升降失常的表现为证候特点。

20. 答：胆郁痰扰证的临床表现有胆怯易惊，惊悸不宁，失眠多梦，烦躁不安，胸胁闷胀，头晕目眩，口苦，恶心，呕吐，舌苔黄腻，脉弦数或滑数。

21. 答：热极生风证的常见临床表现有①高热，舌红绛，苔黄燥，脉弦数等里热炽盛症；②烦躁不安，或躁扰如狂，或神志昏迷等热扰心神症；③手足抽搐，颈项强直，两目上视，甚则角弓反张，牙关紧闭等热甚动风症。

22. 答：肝阳上亢证与肝阳化风证的区别为：肝阳上亢证以肝气升发太过，血随气逆，亢扰于上，上盛下虚为基本病理变化，故以眩晕耳鸣，头目胀痛，面红目赤，急躁易怒，腰膝痠软，头重脚轻等为主症；肝阳化风证为肝阳上亢的进一步发展，除有肝阳上亢证外，还具有动风的表现，如：眩晕欲仆，头摇，肢体震颤，手足麻木，步履不正，甚或突然昏倒，不省人事，口眼歪斜，半身不遂等。

23. 答：阴虚动风证与血虚生风证皆属肝风内动的证候，均为肝的阴血亏乏，筋脉失养所致，均属虚证。但前者为阴津亏虚，以手足蠕动伴有阴虚内热症状为主，多见于热病后期，或内伤久病阴亏；后者为血液亏虚，以手足震颤，肌肉跳动，肢体麻木，关节拘急伴有血虚见症为特征，多见于急、慢性失血，或内伤久病，营血亏虚。

24. 答：肾阳虚证的常见临床表现有腰膝痠冷疼痛，畏寒肢冷，尤以下肢为甚，面色㿠白，或黧黑，神疲乏力，小便清长或夜尿多；或男子阳痿，精冷不育；或女子宫寒不孕，或性欲减退；或大便久泄不止，或五更泄泻；或浮肿（腰以下为甚），按之凹陷不起，甚则腹部胀满，心悸久喘，舌淡胖苔白滑，脉沉迟无力。

25. 答：①肾阴虚证与肾精不足证同为肾病虚证。②肾阴虚证是指肾阴亏虚，失于濡润，虚热内生所表现的证候。必具阴虚内热的表现，症见男子遗精，早泄，女子经少或经闭，或崩漏，兼见五心烦热，颧红盗汗，舌红无苔，脉细数。③肾精不足证则表现为生殖机能异常，见男子精少不育，女子不孕，性机能低下；或小儿生长发育迟缓，成人早衰等。

26. 答：两者均属虚寒性质，都有阳虚证候，心悸怔忡同为辨证依据之一。但心肾阳虚证在心阳虚证的基础上可出现水湿内停的症状，表现为肢体浮肿，小便不利。

27. 答：膀胱湿热证是指湿热蕴结膀胱，气化不利所表现的以小便异常为主症的一类证候。表现为尿频，尿急，尿道灼痛，小便短赤，或浑浊、或尿血，或有砂石等小便异常的症状；并伴有小腹胀痛，或腰部胀痛以及舌红，苔黄腻，脉滑数等湿热征象。

28. 答：心肾不交证是指心肾水火既济失调所表现的证候。常由思虑太过，久病伤阴，或房事不节伤肾所引起。常见临床表现为心烦不寐，心悸不安，口舌生疮，腰膝痠软，遗精心烦热，潮热盗汗，舌红无苔，脉细数；可兼见腰膝痠困发凉。

五、论述题

1. 答：心血虚和心阴虚证均具有心悸、失眠、多梦等心神、心动异常症状。区别在于：心血虚证有面色无华，唇舌淡白，脉细弱等血虚失养见症；心阴虚证则有颧红潮热，五心烦热，舌红少津，脉细数等阴虚内热见症。

2. 答：风寒犯肺证是指风寒袭表犯肺，肺卫失宣所表现的证候。风寒表证是风寒袭表，卫气失和所表现的证候。风寒犯肺证以咳嗽为主症，兼有轻微表证，或无明显表证；风寒表证则以恶寒发热，无汗，苔薄白，脉浮紧等表寒证为主，兼轻微咳嗽，或无咳嗽。

3. 答：表寒证与表热证的病位主要在肌表，临床表现以恶寒发热，头身痛，鼻塞，喷嚏等症状为主，咳嗽或有或无，有亦比较轻微；风寒犯肺证与风热犯肺证，病位主要在肺部，临床表现以咳嗽为主症，兼有恶寒发热等，但表证症状一般较轻。

4. 答：肺热炽盛证和痰热壅肺证均有咳嗽，气喘等肺失清肃之症。二证的不同点在于：肺热炽盛证具有发热，鼻翼煽动，便秘尿赤，舌红苔黄，脉数等里热炽盛之象；痰热壅肺证在以上表现基础上更见咯痰量多，黄稠，喉间痰鸣，或咳吐脓血腥臭痰，苔黄腻等痰热内盛之象。

5. 答：胃阴虚证是指胃阴不足，胃失濡润，和降失职所反映的证候。胃热证是由于胃火炽盛，和降失职所表现的证候。二证均具有胃脘疼痛等胃气失和之症。胃阴虚证有胃脘隐痛，饥不欲食，胃中嘈杂，或脘痞不舒，干呕呃逆等和降失职之症及口燥咽干，舌红少津，脉细数无力等阴虚表现；胃热证则有胃脘灼痛拒按，消谷善饥，口臭及大便秘结，小便尿黄，牙龈红肿溃烂，齿衄，舌红苔黄，脉滑数有力等火热内炽症状。

6. 答：肝胆湿热证是湿热蕴结肝胆，疏泄失职所表现的证候。脾胃湿热证是湿热蕴结中焦，脾胃纳运失职，升降失调所表现的证候。二证病变均涉及肝胆、脾胃而见发黄，纳呆，腹胀，便溏，呕恶等症，并均具有舌红苔黄腻等湿热内蕴见症。二证的不同点为：肝胆湿热证以胁肋胀痛，寒热往来，阴部瘙痒，睾丸肿胀热疼，带下色黄臭秽，脉弦数等疏泄失职及肝胆经脉循行部位上的症状为主；脾胃湿热证则以脘腹痞闷，纳呆呕恶，大便溏泄不爽，肢体困重等脾胃纳运，升降失调为主要表现。

7. 答：肝阳上亢证是肝肾阴虚，阴不制阳，肝阳偏亢所表现的证候。肝阳化风证是肝阳升发太过，亢逆无制所表现的动风证候。二证均属虚实错杂证（上实下虚），肝阳化风证多由肝阳上亢证进一步发展而成，病机上有一定联系。肝阳上亢证主要表现为眩晕耳鸣，头目胀痛，面红目赤，失眠多梦，急躁易怒，腰膝痠软，头重脚轻，舌红少津，脉弦细数等；肝阳化风证表现为眩晕欲仆，肢颤项强，语言謇涩，手足麻木，步履不正，或突然昏仆，不省人事，口眼歪斜，半身不遂，舌强不语，喉间痰鸣，舌红，苔白或腻，脉弦细有力等。

8. 答：心虚的脏腑兼证有心肾不交、心肾阳虚、心肺气虚、心脾两虚、心肝血虚证。①心肾不交证：多见惊悸失眠，多梦遗精，腰膝痠软，伴见阴虚之象。②心肾阳虚证：多见心悸怔忡，肢体浮肿，伴见虚寒之象。③心肺气虚证：多见心悸，咳喘，伴见气虚证候。④心脾两虚证：多见心悸失眠，食少腹胀，慢性出血，伴见气血亏虚证候。⑤心肝血虚证：见神志、目、筋、爪甲等失养征象，伴见血虚证候。

9. 答：肾虚的脏腑兼证有心肾不交证、心肾阳虚证、肺肾气虚证、肺肾阴虚证、肝肾阴虚证、脾肾阳虚证。①心肾不交证：多为心烦不寐，多梦遗精，腰膝痠软和虚热症状并见。②心肾阳虚证：表现为心悸怔忡，肢体浮肿，伴见虚寒之象。③肺肾气虚证：表现为久咳久喘，呼多吸少，动则益甚，伴肺肾气虚证候。④肺肾阴虚证：表现为咳嗽少痰，腰膝痠软，遗精，伴见虚热之象。⑤肝肾阴虚证：表现为腰膝痠软，胁痛，眩晕耳鸣，遗精，伴见虚热之象。⑥脾肾阳虚证：表现为腰腹冷痛，久泄久痢，浮肿，伴见虚寒之象。

10. 答：肾阴虚证与燥邪犯肺证均表现有咳嗽痰少，痰黏难咯，口燥咽干，或痰中带血。但前者属“内燥”，肺肾阴液亏虚，虚火内扰，必兼阴虚内热证候，如潮热，盗汗，颧红，舌红少苔，脉细数，以及腰膝痠软，男子遗精，女子月经不调等；后者属“外燥”，为外界燥邪侵犯肺卫，肺津耗伤，一般兼有表证，如发热，恶寒，脉浮等。

11. 答：肾气虚证与肾气不固证均有腰膝痠软，耳鸣失聪，少气懒言，神疲乏力，舌淡脉弱等气虚症状，为其共见证候。但前者有肺肾降纳无权，气不归元的症状，如喘息短气，呼多吸少，动则喘息尤甚；后者有肾失封藏固摄的症状，如：小便频数而清，夜尿频多，尿后余沥不尽，小便失禁，遗尿，男子滑精，早泄，女子月经淋漓不尽，带下清稀量多，胎动易滑等。

12. 答：脾肺气虚证与肺肾气虚证均有少气懒言，神疲乏力，舌淡脉弱等气虚症状；并均有肺气虚的症状如久咳不止、气短而喘、吐痰清稀量多等。但前者有脾气虚，健运失职症状，如食欲不振，腹胀便溏等；后者有肾气虚，降纳无权，气不归元症状，如呼多吸少，动则喘息尤甚，并具有腰膝痠软，耳鸣失聪等。

13. 答：肝肾阴虚证与心肾不交证均有肾阴亏虚阴虚火旺之症，如：腰膝痠软，头晕，耳鸣，健忘，遗精等；但前者伴有肝阴虚症状，如胁部隐隐灼痛，眩晕等；后者具有心火偏亢，扰乱心神之症，如心烦少寐，惊悸多梦等。

14. 答：肺肾阴虚证与肝火犯肺证的共见症状为咳嗽或咳血。但前者属虚火，虚火灼肺，故见咳嗽痰少，或痰中带血，或声音嘶哑；后者为实火，肝经气火上逆犯肺，故表现为咳嗽阵作，痰黄黏稠，甚则咳血；前者具有阴虚火旺征象及腰膝痠软，男子遗精，女子月经不调等肾阴虚之症，后者具有肝经实火内炽之症，表现为胸胁灼痛，急躁易怒，头胀头晕，面红目赤，烦热口苦，舌红，苔薄黄，脉象弦数。

15. 答：肝郁脾虚证与肝胃不和证都有肝失疏泄，气机不利之症，如胸胁胀痛或窜痛，善太息，情志抑郁或急躁易怒。但前者具有脾失健运之症，如纳呆腹胀，便溏不爽，或腹痛欲泻，泻后痛减，或大便溏结不调；后者具有胃失和降之症，如胃脘胀满疼痛，呃逆嗳气，吞酸嘈杂，食纳减少。

16. 答：肝火犯肺证与痰热壅肺证均属实热证候。热邪犯肺，则肺失清肃，故咳嗽，吐痰，痰稠色黄等为其共见症状。但前者以肝经实火内炽为主，症见胸胁灼痛，头胀头晕，面红目赤，急躁易怒，烦热口苦，脉弦数，伴见咳嗽阵作，或咳血；后者为痰热互结，症见痰稠量多，气喘息粗，甚则鼻翼煽动，或喉中痰鸣，或咳吐脓血腥臭痰。

17. 答：肺气虚证与寒痰阻肺证均可见咳嗽,吐痰清稀色白而量多。但前者性质属虚,以“气虚”为证候特点,具有肺气虚和脾气虚的见症,表现为久咳不止,气短而喘,食欲不振,腹胀便溏,面浮肢肿,苔白滑;后者性质一般属实,以“痰阻”为证候特点,症见咳嗽痰多,痰质黏稠,或清稀色白,量多易咯,胸闷,或喘息痰鸣,及形寒肢冷,舌淡,苔白腻或白滑,脉濡缓或滑等。

18. 答：病人素体肝肾阴虚，阴不制阳，肝阳偏亢，因情绪激动，引发肝风为病。肝风挟痰浊蒙蔽清窍，故见突然昏仆，不省人事，口噤不开。风痰横窜经络，故见口眼歪斜，半身不遂。呼吸息粗，面色红赤，喉间痰鸣，舌红苔黄腻，均为痰热内扰所致。诊断为肝阳化风证。

19. 答：胃脘经常隐隐灼痛，嘈杂脘痞，饥不欲食为胃阴不足，纳降失常的表现，口燥咽干，大便干结，舌红少津，脉细数等为阴虚之象。故诊断为胃阴虚证。

20. 答：本病因抑郁、情志不遂而致肝失疏泄，肝气郁结。肝失疏泄，气机不利，故见经前少腹胀痛，拒按，胸胁、乳房作胀；气滞血瘀，冲任失调，故见月经量少，淋漓不畅，经血紫暗有块；舌质微暗，边有瘀点，脉沉弦涩，均为肝郁气滞、血行不畅之征。故诊断为肝气郁结证。

第四节　外感病辨证

习题

一、选择题

（一）A_1 型题

1. 创立“六经辨证”的医家是(　　)
   A. 张机　　B. 王叔和
   C. 成无己　　D. 王冰
   E. 张景岳

2. 下列各项中，属太阳病主症主脉的是(　　)
   A. 恶寒发热，头痛脉浮
   B. 头身疼痛，恶寒无汗
   C. 头项强痛，恶寒脉浮
   D. 恶寒发热，汗出脉浮
   E. 恶寒发热，无汗脉紧

3. 太阳中风证的主要病机是(　　)
   A. 寒邪袭表，卫阳被遏，营阴郁滞
   B. 风邪袭表，腠理不固，营卫失和
   C. 风寒袭表，营卫不和，正邪交争
   D. 风寒束表，腠理闭塞，肺气失宣
   E. 风寒束表，卫强营弱，肺气上逆

4. 阳明病以“胃家实”为主要病机。“胃家实”是指(　　)
   A. 胃肠实证热证
   B. 胃肠邪气盛实
   C. 胃肠燥实证
   D. 胃肠燥热亢盛
   E. 胃肠热证

5. 下列各项中对于阳明经证与阳明腑证具有鉴别意义的是(　　)
   A. 腹满的轻重
   B. 有无神志变化

C. 是否发热

D. 有无燥屎内结

E. 汗出的多少

6. 太阴病证的主要机理是(　　)

A. 气机不利，胃肠热结

B. 心肾阳虚，阴寒内盛

C. 脾阳虚衰，寒湿内停

D. 枢机不利，邪结少阳

E. 邪传脏腑，里热炽盛

7. 在六经传变中，太阳病证不愈，直入少阳经，称为(　　)

A. 越经传　　B. 循经传

C. 直中　　D. 表里传

E. 并病

8. 营分证的病机特点是(　　)

A. 热在营阴，阴液耗伤

B. 营阴受损，心神被扰

C. 热在心营，引动肝风

D. 热在心肝，伤血动风

E. 热伤营阴，耗伤精血

9. 创立三焦辨证的医学家是(　　)

A. 叶天士　　B. 吴瑭

C. 刘河间　　D. 薛生白

E. 王孟英

10. 三焦辨证中逆传心包证的主要病机是(　　)

A. 邪犯肺卫，肺失宣降

B. 邪传心包，闭阻心窍

C. 邪传心包，胃肠热结

D. 营阴受损，心神被扰

E. 邪入营血，热盛伤阴

(二) A_2 型题

1. 病人身大热，汗大出，口大渴，面赤，气粗似喘，心烦躁扰，舌苔黄燥，脉洪大。其证属(　　)

A. 阳明腑证　　B. 阳明经证

C. 太阳腑证　　D. 少阳腑证

E. 少阳经证

2. 病人寒热往来，胸胁苦满，口苦，咽干，目眩，心烦喜呕，默默不欲饮食，或目赤，耳聋，腹痛，胁下痞硬，或心悸，小便不利，舌淡红或舌尖红，脉弦。其证属(　　)

A. 少阳腑证　　B. 阳明腑证

C. 少阳经证　　D. 阳明经证

E. 太阳腑证

(三) B_1 型题

A. 外感病邪不经三阳经传变，而直接侵犯三阴经

B. 两经或三经病证同时出现

C. 伤寒病一经病证未解，又出现另一经的病证

D. 相隔一经或两经传

E. 表里两经之间的传变

1. 六经辨证中的“合病”是指(　　)

2. 六经辨证中的“并病”是指(　　)

A. 血分实热证

B. 血分虚热证

C. 营分证

D. 气分证

E. 卫分证

3. 身热夜甚，出血，动风，神昏谵语，斑疹紫黑及舌质深绛。其证属(　　)

4. 低热，暮热早凉，五心烦热，神疲欲寐，耳聋，形瘦，脉虚细。其证属(　　)

(四) X 型题

1. 少阴寒化证的临床表现是(　　)

A. 无热恶寒　　B. 精神萎靡

C. 四肢厥冷　　D. 下利清谷

E. 小便清长

2. 少阳腑证的主要临床表现是(　　)

A. 寒热往来

B. 胸胁苦满

C. 呕吐不止

D. 大便秘结或热结旁流

E. 默默不欲饮食

3. 在卫气营血辨证中，卫分证的表现是(　)

A. 发热，微恶风寒

B. 舌边尖红

C. 脉数有力

D. 恶热，舌红，苔黄

E. 脉浮数

4. 卫气营血辨证中，营分证的辨证特点是(　)

A. 身热夜甚

B. 心烦或神昏谵语

C. 斑疹隐隐

D. 暮热早凉

E. 舌红绛，脉细数

二、词语解释

1. 太阳中风证
2. 阳明腑证
3. 营分证
4. 上焦病证

三、填空题

1. 六经的常见证候有太阳病证、阳明病证、少阳病证、________、________、厥阴病证。

2. 太阳蓄水证是指太阳经证不解，病邪循经入腑，________所表现的证候。

3. 少阳腑证是指少阳气机不利，________所表现的证候。

4. 阳明经证以邪热充斥阳明，肠道________为主要病机。

5. 血分证是指温热病邪深入营血，病变累及________、________、________三脏，以致耗血、动血、动风所表现的一类证候。

6. 中焦病证是指温热病邪侵犯中焦脾胃所表现的证候。主要包括________和足太阴脾经的病证。

四、简答题

1. 如何鉴别太阳中风证和太阳伤寒证？

2. 阳明腑证的辨证要点是什么？

3. 太阴病证与阳明病证均有腹部胀满而痛，临床怎样鉴别？

4. 厥阴病证的辨证要点是什么？

5. 血分实热证和血分虚热证的主要机理是什么？

6. 什么是中焦病证？如何分型？

五、论述题

1. 简述六经辨证的含义及其临床意义。

2. 简述少阴病的含义以及少阴寒化证和少阴热化证各自的临床表现。

3. 简述卫分证的含义及其临床表现特征。

4. 试述下焦病证的含义和各类型的临床表现。

答案

一、选择题

(一) A_1 型题

1. A　答案分析：六经辨证是东汉末年张机在《素问·热论》的基础上创立的。

2. C　答案分析：太阳病证是指外邪侵袭体表，邪正交争于人体浅表部位所表现的证候。以恶寒，头项强痛，脉浮为主要临床表现。

3. B　答案分析：太阳中风证以风邪袭表，腠理不固，营卫失和为主要病机。

4. A　答案分析：阳明病以胃家实为主要病机，即指胃肠的实证、热证。

5. D　答案分析：阳明经证以邪热充斥阳明，肠道无燥屎内结为主要病机。阳明腑证以阳明热盛，燥屎内结，腑气不通为主要病机。

6. C　答案分析：太阴病证以脾阳虚衰，寒湿内停为主要病机。

7. A　答案分析：越经传是指相隔一经或两经相传。如太阳病证不愈，直入少阳经，引起少阳病证。多由病邪偏盛，正气不足所致。

8. B　答案分析：营分证以邪热传里，营阴受损，心神被扰为主要病机。

9. B　答案分析：三焦辨证是清代医家吴瑭创立的一种温热病辨证方法。

10. B　答案分析：逆传心包证以邪传心包，闭阻心窍为主要病机。

（二）A_2 型题

1. B　答案分析：阳明经证是指邪热亢盛，弥漫全身，充斥阳明之经，肠道尚无燥屎内结的证候。临床表现为身大热，汗大出，口大渴，面赤，气粗似喘，心烦躁扰，舌苔黄燥，脉洪大。

2. C　答案分析：少阳经证是指邪犯少阳，胆火上炎，枢机不运，经气不利，邪结胁下少阳胆经所表现的证候。临床表现为寒热往来，胸胁苦满，口苦，咽干，目眩，心烦喜呕，默默不欲饮食，或目赤，耳聋，腹痛，胁下痞硬；或心下悸，小便不利，舌淡红或舌尖红，脉弦。

（三）B_1 型题

1. B　答案分析：两经或三经病证同时出现，称为合病。如太阳阳明合病，太阳太阴合病，三阳合病等。

2. C　答案分析：伤寒病一经病证未解，又出现另一经的病证称为并病。如太阴少阴并病，太阳阳明并病等。

3. A　答案分析：血分实热证是指温热病邪深入营血，血分实热内炽，或血分热毒极盛所致，以耗血、动血、动风、瘀血内阻为主要特征的实热证候。以身热夜甚，出血，动风，神昏谵语，斑疹紫黑及舌质深绛为辨证依据。

4. B　答案分析：血分虚热证是指温热病邪深入营血，热盛伤阴所导致的以阴虚内热和虚风内动为主要表现的虚热证候。临床表现为低热，暮热早凉，五心烦热，神疲欲寐，耳聋，形瘦，脉虚细。

（四）X 型题

1. A、B、C、D、E　答案分析：少阴寒化证是指心肾阳气衰微，病邪入内，邪从寒化，阴寒独盛所表现的全身性虚寒证候，为少阴病中较为多见的证候。临床表现为无热恶寒，但欲寐，四肢厥冷，精神萎靡，下利清谷，小便清长，口不渴或渴欲热饮，欲吐不吐，或食入即吐，舌淡苔白，脉微细，或身热而反不恶寒。

2. A、B、C、D　答案分析：少阳腑证是指少阳气机不利，胃肠结热所表现的证候。临床以寒热往来，胸胁苦满，呕吐不止，大便秘结或热结旁流，苔黄，脉弦有力为辨证依据。

3. A、B、E　答案分析：卫分证是指温热病邪初袭肺卫，正邪交争于肌表，卫气卫外功能失调，肺失宣降所表现的证候。临床表现为发热，微恶风寒，头痛，无汗或少汗，口微渴，咳嗽，或咽喉肿痛，舌边尖红，苔薄白或薄黄，脉浮数。

4. A、B、C、E　答案分析：营分证是指温热病邪内陷心营，导致营阴受损，心神被扰所表现的证候。以身热夜甚，心烦或神昏谵语，斑疹隐隐，舌红绛，脉细数为辨证依据。

二、词语解释

1. 太阳中风证是指以风邪为主的外邪侵犯太阳经脉，导致卫强营弱所表现的证候。

2. 阳明腑证是指邪热内盛阳明，热烁

津液，邪热与肠中糟粕相搏，燥屎内结所表现的证候。

3. 营分证是指温热病邪内陷心营，导致营阴受损，心神被扰所表现的证候。

4. 上焦病证是指温热病邪侵袭上焦肺和心包所表现的证候。主要包括手太阴肺和手厥阴心包经的病变。

三、填空题

1. 太阴病证、少阴病证
2. 膀胱气化不行
3. 胃肠结热
4. 无燥屎内结
5. 心、肝、肾
6. 手足阳明

四、简答题

1. 答：太阳中风证和太阳伤寒证的鉴别要点是：太阳中风证为感受风邪，表现出恶风、汗出、脉浮缓的表虚证症状；太阳伤寒证为感受寒邪，表现出恶寒，无汗，脉浮紧的表实证。

2. 答：阳明腑证的辨证要点：①本证以阳明热盛，燥屎内结，腑气不通为主要病机。②以大便秘结，腹胀满硬痛，拒按，舌苔黄厚干燥，脉沉实为辨证依据。③可兼有身热日晡尤甚，汗出，口渴，舌红苔黄燥等实热证的症状。

3. 答：太阴与阳明病证都具有腹部胀满而痛，其鉴别要点为：阳明腹满痛而拒按，大便燥结，为里实热证；太阴腹满痛则时发时止，喜温喜按，下利清谷或便溏，属里虚寒证。

4. 答：厥阴病证的辨证要点：①本证以上热下寒，厥热胜复为主要病机。②以四肢厥冷与发热相互演变为辨证依据。③阳并于上则上热，故可见口渴，气上冲心，心中疼热等症；阴并于下则下寒，故可见饥不欲食，食则呕吐或吐蛔，四肢厥冷等症状。

5. 答：血分实热证以血分实热内炽，热盛动风，耗血，动血，瘀血内阻为主要病机。血分虚热证以阴虚内热和虚风内动为主要病机。

6. 答：中焦病证是指温热病邪侵犯中焦脾胃所表现的证候。脾与胃同居中焦，互为表里，阳明主燥，太阴主湿，若邪从燥化，则导致阳明燥热证；若邪从湿化，则成为太阴湿热证。

五、论述题

1. 答：六经辨证是东汉末年张机在《素问·热论》的基础上，将伤寒病的传变特点进行了分析、归纳，创立出的一种适用于外感病的辨证方法。伤寒六经辨证以太阳、阳明、少阳、太阴、少阴、厥阴来划分外感病的不同发展阶段，是一个概括邪正、阴阳、气血、脏腑、经络、气化等，以及治法、方药在内的综合性的临床辨证论治理论体系，是《伤寒论》中辨证的纲领，不局限于论治外感热病，也适用于某些内伤杂病。

2. 答：少阴病证是指病邪侵入少阴，损及心肾，阳气虚衰，阴血耗伤，导致全身性阴阳衰惫所表现的证候。少阴病为外感病发展过程的后期阶段，病情多属危重。

少阴寒化证是指心肾阳气衰微，病邪入内，邪从寒化，阴寒独盛所表现的全身性虚寒证候，为少阴病中较为多见的证候。临床表现为无热恶寒，但欲寐，四肢厥冷，精神萎靡，下利清谷，小便清长，口不渴或渴欲热饮，欲吐不吐，或食入即吐，舌淡苔白，脉微细，或身热而反不恶寒。

少阴热化证是指肾水亏虚，心火独亢，邪从热化，阴虚阳亢所表现的证候。临床表现为心烦不得眠，口燥咽干，舌尖红，或舌绛少苔，脉细数。

3. 答：卫分证是指温热病邪初袭肺卫，正邪交争于肌表，卫气卫外功能失调，肺失宣降所表现的证候。多见于温热病初起阶段，因肺主气，属卫，外合皮毛，故卫分证常伴有肺经病变。临床表现为发热，微恶风寒，头痛，无汗或少汗，口微渴，咳嗽，或咽喉肿痛，舌边尖红，苔薄白或薄黄，脉浮数。

4. 答：下焦病证是指温热病邪侵犯下焦，劫伤肝肾之阴，导致虚热内扰和虚风内动的证候，主要是足少阴肾和足厥阴肝经的病变。下焦病证多因温热之邪久羁中焦，或阳明燥热，烁劫下焦肝肾之阴，使真阴不足，肝肾两伤，故常见真阴不足证和阴虚风动证。

真阴不足证的临床表现为身热，颧红，手足心热，口燥咽干，心烦不寐，神倦，舌红绛，脉虚或细数。

阴虚风动证的临床表现为手足蠕动或瘛疭，肌肉瞤动，肢厥，心中憺憺大动，舌绛少苔，脉虚或细数，甚或时时欲脱。

第十章　养生·防治·康复

习题

一、选择题

（一）A_1 型题

1. “春夏养阳，秋冬养阴”是遵循养生基本原则中的（　　）

A. 延缓衰老　　B. 顺应自然

C. 预防疾病　　D. 形神兼养

E. 动静结合

2. 下列除哪项外，均属养形的养生方法（　　）

A. 调理饮食　　B. 起卧有时

C. 节制房事　　D. 修德养性

E. 劳逸结合

3. 调神必须以下列哪项为首务（　　）

A. 健脑　　B. 补脾

C. 养心　　D. 调肝

E. 益肾

4. 养生的基本原则中，重在调养的内脏是（　　）

A. 心肾　　B. 心脾

C. 肝肾　　D. 肝心

E. 肾脾

5. “治未病”是指（　　）

A. 防止疾病的发生和发展

B. 外避病邪和既病防变

C. 未病先防和早期诊治

D. 未病先防和既病防变

E. 调养正气和控制病传

6. 下列除哪项外，均为调养正气的方法（　　）

A. 加强锻炼　　B. 外避病邪

C. 起居有常　　D. 调摄精神

E. 饮食有节

7. “见肝之病，知肝传脾，当先实脾”的治法属于（　　）

A. 控制疾病传变

B. 提高抗邪能力

C. 避免病邪侵入

D. 早期诊断治疗

E. 防止疾病发生

8. 中医治疗疾病的根本原则是（　　）

A. 调整阴阳　　B. 治病求本

C. 标本先后　　D. 调理脏腑

E. 扶正祛邪

9. 下列属于从治法的是（　　）

A. 实则泻之　　B. 标本兼治

C. 热因热用　　D. 阳病治阴

E. 用寒远寒

10. 以下适宜于“塞因塞用”治法的病症是（　　）

A. 食积腹泻　　B. 血瘀崩漏

C. 气滞腹胀　　D. 脾虚泄泻

E. 阴虚便秘

11. 康复医疗中的养形方法是重在（　　）

A. 调整阴阳　　B. 补益精血

C. 疏通气血　　D. 调理脏腑

E. 扶正祛邪

12. 在内外结合的康复疗法中，对于病在脏腑者，应给予（　　）

A. 内治

B. 外治

C. 内治为主，配合外治

D. 外治为主，配合内治

E. 内治与外治并重

13. 康复病人的临床表现大多属(　　)

A. 实证

B. 虚实错杂证

C. 虚证或实中夹虚证

D. 虚中夹实证

E. 虚证或虚中夹实证

14. 利用环境因素来促进疾病康复的方法称为(　　)

A. 运动康复　　B. 自疗康复

C. 怡情康复　　D. 自然康复

E. 治疗康复

15. 泉水疗法属于(　　)

A. 自然康复　　B. 治疗康复

C. 药物康复　　D. 运动康复

E. 怡情康复

(二) A_2 型题

1. 病人出现大量腹水，呼吸喘促，大小便不利等急重症状，应采用下列哪种治则(　　)

A. 虚则补之　　B. 标本兼治

C. 通因通用　　D. 急则治标

E. 缓则治本

2. 病人出现四肢厥冷，下利清谷，脉微欲绝以及身热不恶寒，口渴面赤，脉大等症，应采用的治法是(　　)

A. 热者寒之　　B. 急则治标

C. 热因热用　　D. 通因通用

E. 实则泻之

3. 病人渴喜冷饮，烦躁不安，便干尿黄，舌红苔黄，同时又见四肢厥冷，脉沉等症，应采用的治法是(　　)

A. 虚则补之　　B. 急则治标

C. 塞因塞用　　D. 寒者热之

E. 寒因寒用

(三) B_1 型题

A. 扶正

B. 祛邪

C. 扶正与祛邪兼用

D. 先祛邪后扶正

E. 先扶正后祛邪

1. 瘀血所致的崩漏，若正气尚能耐攻，治疗时可(　　)

2. 虫积日久，正虚较甚者，治疗时应(　　)

A. 表热证　　B. 虚热证

C. 假热证　　D. 里热证

E. 实热证

3. 阳中求阴的治法用于治疗(　　)

4. 热因热用的治法用于治疗(　　)

A. 虚寒证慎用寒凉药

B. 冬季慎用寒凉药

C. 假寒证慎用寒凉药

D. 北方慎用寒凉药

E. 阳虚体质者慎用寒凉药

5. 属于因人制宜的是(　　)

6. 属于因时制宜的是(　　)

(四) X 型题

1. 与衰老之迟早相关的因素有(　　)

A. 自然环境　　B. 先天禀赋

C. 精神刺激　　D. 饮食起居

E. 社会因素

2. 养生的基本原则，大体归纳为(　　)

A. 顺应自然　　B. 动静结合

C. 延缓衰老　　D. 形神兼养

E. 调养脾肾

3. 既病防变主要包括(　　)

A. 早期诊断　　B. 控制病传

C. 早期治疗　　D. 加强锻炼

E. 调养脾肾

4. 中医学的治疗原则有(　　)

A. 标本先后

B. 因人、因时、因地制宜

C. 正治反治

D. 扶正祛邪

E. 调整阴阳

5. 下列属于逆治法的是( )

A. 寒因寒用　B. 虚则补之

C. 热者寒之　D. 通因通用

E. 实则泻之

6. 康复的基本原则包括( )

A. 内外结合　B. 药食结合

C. 针推结合　D. 形神结合

E. 自然康复与治疗康复结合

二、词语解释

1. 治未病
2. 治病求本
3. 正治
4. 反治
5. 寒因寒用
6. 塞因塞用
7. 通因通用
8. 因人制宜

三、填空题

1. 养生的重要意义，主要包括增强体质、预防疾病及________三方面。

2. 治未病包括________和________两方面内容。

3. 既病防变包括________和________两方面内容。

4. 当标病与本病错杂并重时，可采取________的治疗原则。

5. 在补阳时适当配用补阴药，以此来促进阳气的化生，这称为________。

6. 寒性病证出现寒象，用温热性质的方药进行治疗，这称为________。

7. 根据不同季节的气候特点，来制定适宜的治法和方药，这称为________。

四、简答题

1. 如何认识“形神兼养”的养生原则？

2. 为何养生要重在调养脾肾？

3. 怎样理解“阴中求阳”、“阳中求阴”的治法？

4. 何谓正治？常用的正治法有哪些？

5. 何谓反治？常用的反治法有哪些？

6. 如何理解“用寒远寒”、“用热远热”等治疗戒律？

7. 康复的基本原则有哪些？

8. 常用的康复方法有哪些？

9. 何谓自然康复法？常见的自然康复法有哪几种？

五、论述题

1. 试述养生的重要意义。

2. 简述未病先防的具体措施。

3. 简述既病防变的防治措施。

4. 试述扶正祛邪治则在临床上的具体运用。

5. 试述标本先后在临床上的运用原则。

6. 试述因人、因时、因地制宜的治疗原则。

答案

一、选择题

(一) A_1 型题

1. B　答案分析：人体阴阳气血的运行与四时气候的变化密切相关，故“春夏养阳，秋冬养阴”是顺应自然，根据四时气候的变化而进行的养生方法。

2. D　答案分析：修德养性属于调神的方法。

3. C　答案分析：由于心为五脏六腑之大主，精神之所舍，故调神必须以养心为首务。

4. E　答案分析：由于肾为先天之本，是生命活动的根基；脾为后天之本，为气血生化之源，故养生保健，调养脏腑，应以脾肾为先。

5. D　答案分析：治未病是中医学的预防思想，包括未病先防和既病防变两方面内容。

6. B　答案分析：外避病邪是防止邪气侵害的方法，不属调养正气的范畴。

7. A　答案分析：由于肝病容易传脾，故治肝时，预先配合健脾和胃之法，使脾气旺盛不受邪，以控制和防止疾病的传变。

8. B　答案分析：中医治则理论体系中最高层次的治疗原则就是“治病求本”，其他治则都是治病求本的具体体现。

9. C　答案分析：热因热用，是指用温热性质的方药治疗具有假热现象的病证，属反治法，也即从治法。

10. E　答案分析：由于肠腑阴液不足而导致的便秘，是具有闭塞不通症状的虚证，故宜用“塞因塞用”的治法以补开塞。

11. B　答案分析：精血是人体生命活动的重要物质基础，有大补形体的功用。

12. C　答案分析：脏腑病变重在内，故主要用内治法调整脏腑阴阳气血，恢复和改善脏腑组织的功能活动，若再配合外治法疏通阴阳气血，则疗效更佳。

13. E　答案分析：康复病人多为慢性病者、老年病者等，往往病程较长，正气久耗而虚弱，或因正虚而无力驱逐余邪，故常常表现出虚证或虚中夹实证。

14. D　答案分析：自然康复法，亦称环境康复法，是指充分利用自然环境所提供的各种有利因素，以促进疾病的痊愈和身心康复的一类方法。

15. A　答案分析：泉水疗法，指饮用泉水或外浴泉水以康复疾病的方法，属于利用自然环境所提供的有利因素，以促进身心康复的方法。

（二）A_2 型题

1. D　答案分析：根据标本的含义，病因为本，症状为标，目前病人出现的标症甚急，已成为疾病现阶段的主要矛盾，故应按照急则治标的原则，用逐水通便之法先治其标，待大小便通利，腹水减轻或消除后，再调理肝脾以治其本。

2. C　答案分析：病人表现的是阴寒内盛，格阳于外的真寒假热证，故应采取热因热用的反治法治疗。

3. E　答案分析：病人表现的是阳热极盛，格阴于外的真热假寒证，故应采取寒因寒用的反治法治疗。

（三）B_1 型题

1. D　答案分析：瘀血所致的崩漏，虽有血虚症状，但瘀血不去，崩漏难止。故在正气虽虚，但尚能耐攻的情况下，应先活血化瘀以祛邪，而后再予养血补虚以扶正。

2. E　答案分析：虫积病人，因病久正气颇衰，若直接驱虫，恐难以耐受，故先用扶正健脾法使正气渐复，然后再予驱虫消积以祛邪。

3. B　答案分析：“阳中求阴”，是指在补阴时适当配用补阳药，以此来促进阴液的化生，所以适宜于治疗虚热证。

4. C　答案分析：热因热用，是指用温热性质的方药治疗具有假热现象的病证，所以适宜于治疗假热证。

5. E　答案分析：阳虚体质者慎用寒凉药，是根据人体质的不同特点，来制定适宜的治法和方药，故属于因人制宜的范畴。

6. B　答案分析：由于冬季气候寒冷，过用寒凉药会损伤阳气，故应慎用寒凉之品。这是根据不同季节的气候特点，来制定适宜的治法和方药。

（四）X 型题

1. A、B、C、D、E　答案分析：社会因素、自然环境、精神刺激、先天禀赋、饮食起居等因素都关系到人的正气的强弱、寿命的长短，故都与衰老之迟早有关。

2. A、B、D、E　答案分析：延缓衰老是养生的重要意义。

3. A、B、C　答案分析：加强锻炼是未病先防，调养脾肾是养生的基本原则。

4. A、B、C、D、E　答案分析：标本先后，因人、因时、因地制宜，正治反治，扶正祛邪，调整阴阳都属于中医学的治疗原则。

5. B、C、E　答案分析：虚则补之、热者寒之和实则泻之，都属治疗用药的性质、作用趋向逆病证表象而治的治疗原则，是正治法，又称为“逆治”。

6. A、B、D、E　答案分析：针灸推拿是常用的康复方法。

二、词语解释

1. 治未病是中医学的预防思想，包括未病先防和既病防变两方面内容。

2. 治病求本，是指治疗疾病时必须寻求出病证的本质，然后针对其本质进行治疗。

3. 正治，指治疗用药的性质、作用趋向逆病证表象而治的一种常用治疗原则，又称为“逆治”。

4. 反治，指所用药物的性质、作用趋向顺从病证的某些表象而治的一种治则，又称为“从治”。

5. 寒因寒用，指用寒凉性质的方药治疗具有假寒现象的病证。

6. 塞因塞用，指用补益的方药治疗具有闭塞不通症状的虚证。

7. 通因通用，指用通利祛邪的方药治疗具有通泄症状的实证。

8. 因人制宜，是根据病人的年龄、性别、体质等不同特点，来制定适宜的治法和方药。

三、填空题

1. 延缓衰老
2. 未病先防；既病防变
3. 早期诊治；控制病传
4. 标本兼治
5. 阴中求阳
6. 寒者热之
7. 因时制宜

四、简答题

1. 答：形，指人体的脏腑身形；神，主要指人的精神活动。形体是生命的基础，形体完备，才能产生正常的精神活动；精神活动是生命的主宰，精神调畅，才能促进脏腑的生理功能。所以，中医养生学非常重视形体和精神的整体调摄，提倡形神兼养。养形，主要是通过调饮食、节劳逸、慎起居、避寒暑、勤锻炼等方法来摄养人体的内脏、肢体、五官九窍及精气血津液等。调神，主要要求人们思想上保持安定清净的状态，不贪欲妄想，做到精神愉快，心情舒畅，尽量减少不良的精神刺激和过度的情绪波动。

2. 答：肾为先天之本，脾为后天之本。肾中精气阴阳的盛衰，与人的生长发育以及衰老过程有着直接的关系，肾气充足，则身体健康，寿命延长；肾气衰少，则体弱多病，寿命短夭。脾有运化功能，水谷精微必须依靠脾的吸收和转输，才能化生气血，营养周身，维持各脏腑的功能活动。所以，人体生命活动的根基是肾，生命活动的重要保证是脾，故养生保健应以调养脾肾为先。

3. 答：由于阴阳双方互为根据，具有互相促进，互相资助的关系。因此临床治疗时，可采用“阴中求阳”、“阳中求阴”的阴阳相济之法以提高疗效。即在补阳时适当配用补阴药，以促进阳气的化生，这称为“阴中求阳”；或在补阴时适当配用补阳药，以促进阴液的化生，这称为“阳中求阴”。

4. 答：正治，是指治疗用药的性质、作用趋向逆病证表象而治的一种常用治疗原则，又称为“逆治”。常用的正治法有四种。一是寒者热之，指寒性病证出现寒象，用温热性质的方药治疗；二是热者寒之，指热性病证出现热象，用寒凉性质的方药治疗；三是虚则补之，指虚性病证出现虚象，用补益扶正的方药治疗；四是实则泻之，指实性病证出现实象，用攻逐祛邪的方药治疗。

5. 答：反治，是指所用药物的性质、作用趋向顺从病证的某些表象而治的一种治则，又称为“从治”。常用的反治法有四种。一是热因热用，指用温热性质的方药治疗具有假热现象的病证；二是寒因寒用，指用寒凉性质的方药治疗具有假寒现象的病证；三是塞因塞用，指用补益的方药治疗具有闭塞不通症状的虚证；四是通因通用，指用通利祛邪的方药治疗具有通泄症状的实证。

6. 答：“用寒远寒”，指用寒凉药要注意避开寒冷的季节；“用热远热”，指用温热药要注意避开炎热的季节，这是因时制宜治则的具体运用。由于春夏季节，气候温热，若过用辛温发散之品，可耗伤气阴；而秋冬季节，气候寒凉，若过用寒凉药物，可损伤阳气，故治疗疾病时必须考虑时令气候的特点，注意治疗宜忌。

7. 答：康复的基本原则有四方面：一是形神结合，指形体保养与精神调摄相结合；二是内外结合，指药物、饮食等内治法与针灸、推拿、药物外用等外治法相结合；三是药食结合，指药物治疗与饮食调养相结合；四是自然康复与治疗康复相结合，如在运用药物、针灸等治疗康复方法的同时，配合空气疗法、日光疗法等，以提高康复医疗的效果。

8. 答：常用的康复方法，有饮食康复，药物康复，针灸推拿康复，气功康复，怡情康复，运动康复，自然康复等几方面。

9. 答：自然康复法，也称环境康复法，是指充分利用自然环境所提供的各种有利因素，以促进疾病的痊愈和身心康复的一类方法。常见的自然康复法有：泉水疗法，即饮用泉水或外浴泉水以康复疾病。日光疗法，是根据日光的生物效应原理，科学地利用日光的照射，以促进机体康复。热砂疗法，是用砂粒盖埋身体，利用砂的温热和按摩作用来促进病体的康复。泥土疗法，是使用天然泥土外敷身体，以达到恢复健康的目的。

五、论述题

1. 答：养生的重要意义主要体现在三方面：一是增强体质。因为体质壮实者，正气充盛而抗邪能力较强；体质虚弱者，正气亏虚而抗邪能力较差。所以可通过饮食营养、生活起居有规律以及劳动锻炼等养生的方法来增强体质。二是预防疾病。疾病对人体健康的危害是明显的，其可以削弱人体的脏腑机能，耗散体内的精气，缩短人的寿命。可通过保养正气、防止邪气侵袭等养生的方法，来预防疾病的发生，维护身体健康。三是延缓衰老。衰老与人的寿命密切相关，而掌握了养生之道，调摄得当，就能够延缓衰老，延长寿命，达到保持身心健康的目的。

2. 答：未病先防，就是在疾病未发生之前，采取各种预防措施，防止疾病的发生。由于疾病的发生关系到正气和邪气两方面，所以未病先防也从这两方面着手。一是调养正气，提高机体抗病能力。如重视精神调养，做到心情舒畅，精神愉快，并尽量避免外界环境对人体的不良刺激；注意饮食起居，做到饮食有节、起居有常、劳逸适度等；还要加强身体锻炼，以增强体质，促使经脉通利，血液畅行，防病祛病。二是外避病邪，防止邪气侵害。如使用药物杀灭病邪，讲究饮食、环境卫生，避免病邪侵袭，防止跌仆、虫咬等各种外伤。

3. 答：既病防变，是指疾病已经发生，则应争取早期诊断，早期治疗，及时控制疾病的传变，防止病情的进一步发展，以达到早日治愈疾病的目的。疾病的发展和演变有一个过程，往往是由表入里，由浅入深，逐步加重，因此在疾病的初期，邪气侵犯的部位较浅，病情较轻，而正气的损害也不甚，机体抗御邪气的能力相对较强，故早期诊治则疗效明显。另外，任何疾病的发展都有一定的规律，如果我们在诊治时，注意其传变规律，掌握治疗的主动权，针对即将要发生的某种病理变化，适时地进行某些预防性的治疗，就可主动而有效地控制住病情的发展。

4. 答：扶正与祛邪，是针对虚证和实证所制定的两个基本治疗原则。扶正，适用于邪气轻微或邪气已除，以正气虚弱为主要矛盾的虚证。祛邪，适用于正气未衰，以邪气亢盛为主要矛盾的实证。对于正虚邪盛的虚实错杂证，可采用扶正与祛邪兼用的原则。如肾阳虚而水饮内停，可扶正兼祛邪，以温补肾阳为主，兼利水湿之邪；如夏季暑热之邪伤津耗气，可祛邪兼扶正，以清热祛暑为主，兼以生津益气。如果虚实错杂证而不适宜扶正与祛邪兼用时，可将扶正与祛邪分先后使用，如瘀血所致的崩漏，虽有血虚症状，但瘀血不去，崩漏难止，故在正气虽虚，但尚能耐攻的情况下，应先祛邪后扶正，先活血化瘀以祛邪，再给予养血补虚以扶正；又如某些虫积病人，因病久正气颇衰，若直接驱虫，恐难以耐受，故应先扶正后祛邪，先健脾益气使正气渐复，然后再予驱虫祛邪。

5. 答：标本先后在临床上的运用原则是：急则治标、缓则治本和标本兼治。急则治标，是指标病或标症甚急，有可能危及病人生命或影响对本病治疗时所采用的治疗原则。如大出血病人，当危及生命时，无论是什么原因导致的出血，都应首先止血，待血止病情缓解后，再根据其出血的病因病机予以治本。缓则治本，是指标病或标症缓而不急时所采用的治疗原则。如肺阴虚所致的咳嗽，肺阴虚为本，咳嗽为标，用滋阴润肺法治疗，待肺阴充足，咳嗽也随之而愈。标本兼治，是指标病与本病错杂并重时采取的治疗原则。如阳热内盛，阴液亏损，出现腹满痛而便结，可采用滋阴与泻下并举的标本兼治法，使正盛邪退而病愈。

6. 答：因人制宜，是根据病人的年龄、性别、体质等不同特点，来制定适宜的治法和方药。如小儿生机旺盛，但气血未充，脏腑娇嫩，治疗时要少用补益，忌投峻攻之剂，用药量宜轻；老人生机减退，气血阴阳亏虚，脏腑功能衰弱，病变多为虚证或虚实夹杂证，所以治疗时要注意扶正，慎用攻逐祛邪法。女子在经、带、胎、产的不同阶段，应掌握用药的宜忌。如月经期慎用破血逐瘀之品，妊娠期禁用慎用峻下、破血、走窜伤胎等药物。又如偏阳盛或阴虚体质者，用药宜寒凉而慎用温热；偏阴盛或阳虚体质者，用药宜温热而慎用寒凉。

因时制宜，是根据不同季节的气候特点，来制定适宜的治法和方药。如春夏季节气候温热，不宜过用辛温发散之品，以免开泄太过耗伤气阴；秋冬季节气候寒凉，应当慎用寒凉药物，以免寒凉太过损伤阳气。此外，暑天治病要注意解暑化湿，秋天治病要注意多用润燥生津之品。

因地制宜，是根据不同地区的地理环境特点，来制定适宜的治法和方药。如西北地区，气候寒冷少雨，病多风寒或凉燥，治宜温热或润燥；东南地区，气候温暖潮湿，病多温热或湿热，治宜清热或化湿。又如同样是外感风寒表证，西北地区可重用辛温解表药，东南地区则选用较轻的辛温解表药治疗。

附 1　中药学专业《中医学基础》（本科）考试命题双向细目表（每套题）

章序	授课学时	选择题			词语解释			填空			简答			论述			小计	合计		
		了解	熟悉	掌握	了解	熟悉	掌握	了解	熟悉	掌握	了解	熟悉	掌握	了解	熟悉	掌握		了解	熟悉	掌握
绪论	4	1	2					1									4	2	2	
第一章	6		3	4			2		1	1			5				16		4	12
第二章	16		2	4					1				5			10	22		3	19
第三章	6			3		2				1							6		2	4
第四章	4			1						1							2			2
第五章	2	1								1							2	1		1
第六章	7	1	2	5			2						5				15	1	2	12
第七章	6		2	3		2						2	3				12		6	6
第八章	13	1	2	1			2			1	2	3					12	3	5	4
第九章	13	1	3							1							5	1	3	1
第十章	3	1		2						1							4	1		3
小计	80	6	16	23		4	6	1	2	7	2	5	18			10	100	9	27	64
合计		45			10			10			25			10			100	100		

备注：

1. 《中医学基础》考试命题双向细目表，是以新世纪全国高等中医院校规划教材《中医学基础》（第二版）及其教学大纲为依据制订的。

2. 根据高等医药院校中药学专业（本科）的学科特点，试题以第 1、2、6 章为重点，以第 2 章为核心而设计命题，所以论述题固定在该章。

3. 选择题、词语解释、填空题均为客观题，是考查学生对本课程中的基本概念、基本理论和基本科学结论理解和掌握的程度，属于应知应会的基础知识，故较均匀地分布于各章。

4. 第 1、2、6、7 章是中药学专业学生后续《中药学》、《方剂学》学习的基础知识，对其学习后期各科有十分重要的作用，故有一定深度的简答题分布于这 4 章之中。

附2　中药学专业本科模拟试卷

（100分为满分，100分钟内完成）

A卷（本科试卷一）

一、选择题

（一） A$_1$ **型题**（每小题1分，共25分。每题由1个题干和5个备选答案组成，其中只有1个答案是正确的，请将正确答案的序码填写在题干后的括号内）

1. 现存最早的药物学专著是(　　)

A.《黄帝内经》

B.《神农本草经》

C.《炮炙论》

D.《本草纲目》

E.《本草图经》

2. 最早由国家政府颁行的药典是(　　)

A.《神农本草经》

B.《炮炙论》

C.《新修本草》

D.《本草纲目》

E.《本草经集注》

3. “寒极生热，热极生寒”体现了阴阳的哪一关系(　　)

A. 阴阳交感

B. 阴阳的对立制约

C. 阴阳的互根互用

D. 阴阳的消长平衡

E. 阴阳的相互转化

4. 人体五官中的舌属“火”，这一归类主要采用下列哪一认识方法(　　)

A. 比较法　B. 取象类比法

C. 推演法　D. 试探法

E. 反证法

5. 按五行生克规律，木的“所不胜”之子是(　　)

A. 木　B. 火　C. 土

D. 金　E. 水

6. “藏象”一词始见于(　　)

A.《素问》　B.《灵枢》

C.《类经》　D.《难经》

E.《伤寒杂病论》

7. “五脏六腑之大主”是指(　　)

A. 肾　B. 肝　C. 心

D. 脾　E. 肺

8. 脾为“气血化生之源”的生理基础是(　　)

A. 脾化生水谷精微

B. 脾主升清

C. 脾主统血

D. 脾为后天之本

E. 脾运化水液

9. 易于感冒是气的什么功能减退之表现(　　)

A. 推动作用　B. 温煦作用

C. 防御作用　D. 气化作用

E. 固摄作用

10. 临证对于自汗的治疗常用补气药物，其组方的理论依据是(　　)

A. 气有推动作用

B. 气有固摄作用

C. 气有温煦作用

D. 津液能载气

E. 津液能化气

11. 循行于上肢内侧后缘的经脉是(　　)

A. 手太阴肺经

B. 手少阴心经

C. 手厥阴心包经

D. 手阳明大肠经

E. 手太阳小肠经

12. 气虚湿盛体质者，受邪后疾病多从(　　)

A. 寒化　　B. 热化

C. 燥化　　D. 湿化

E. 火化

13. 具有“其性开泄，易袭阳位”的六淫之邪是(　　)

A. 风邪　　B. 寒邪

C. 湿邪　　D. 暑邪

E. 火邪

14. 导致“气结”的情志刺激是(　　)

A. 怒　　B. 悲　　C. 忧

D. 喜　　E. 思

15. 下列除哪项之外，均与瘀血致病的症状特点有关(　　)

A. 刺痛

B. 紫绀

C. 脉细涩

D. 出血色淡质稀

E. 舌质紫暗

16. 下列哪一项不属于胎传(　　)

A. 胎黄　　B. 胎寒

C. 胎抽　　D. 疮疹

E. 脐风

17. 原病治愈后再度发作者，是(　　)

A. 卒发　　B. 伏发

C. 徐发　　D. 复发

E. 继发

18. 疾病趋于好转或痊愈的机理是(　　)

A. 邪盛正衰　　B. 正盛邪衰

C. 正虚邪恋　　D. 邪去正虚

E. 邪正相持

19. 病人表现为眩晕、麻木、抽搐、震颤等症状的病机是(　　)

A. 内风　　B. 内寒

C. 内湿　　D. 内燥

E. 内火

20. 在五色主病规律中，凡惊风、寒证、痛证、瘀血者多为(　　)

A. 青色　　B. 赤色

C. 黄色　　D. 白色

E. 黑色

21. 食后腹痛泄泻，兼有面色萎黄而食少者属(　　)

A. 大肠湿热泄泻

B. 伤食泄泻

C. 脾虚泄泻

D. 脾肾阳虚泄泻

E. 肝郁脾虚泄泻

22. 下列哪一症状是鉴别心阴虚证与心血虚证的要点(　　)

A. 心悸　　B. 失眠

C. 午后潮热　　D. 多梦

E. 健忘

23. 胃脘隐隐灼痛，饥不欲食者，证属(　　)

A. 胃气虚证　　B. 胃热证

C. 胃阴虚证　　D. 胃阳虚证

E. 食滞胃脘证

24. “见肝之病，知其传脾，当先实脾”是属(　　)

A. 调养正气　　B. 外避邪气

C. 早期诊治　　D. 控制病传

E. 未病先防

25. 瘀血内停的崩漏，当用下列何种方法治疗(　　)

A. 通因通用　B. 塞因塞用
C. 寒因寒用　D. 热因热用
E. 以补开塞

（二）A_2 型题（每小题 1 分，共 4 分。每小题由 1 个病例摘要的题干和 5 个备选答案组成，选择 1 个正确的答案，并将答案的序码填写在题干后的括号内）

1. 某病人咳嗽，身痛 3 天。3 天前因淋雨后出现咳嗽，头身疼痛，有少量清稀的痰，恶寒，微有发热，舌苔薄白，脉浮紧。该病人所感的邪气是(　　)

A. 风邪　B. 寒邪
C. 温邪　D. 燥邪
E. 风热邪气

2. 某病人的面色淡白，少气懒言，怕冷，手足不温，小便清长，大便不成形，舌淡苔白而润，脉象沉迟无力。该病人症状产生的机理是(　　)

A. 气虚　B. 阳虚
C. 阴虚　D. 津液不足
E. 精亏

3. 某病人患咳嗽、胸痛、低热半年，时有咯血，盗汗，舌红少苔而干，脉象细数。其发热的病机属(　　)

A. 外感发热　B. 阴虚发热
C. 气虚发热　D. 湿温发热
E. 阳明发热

4. 某病人胁肋胀痛灼热，时有恶心，口苦，身目发黄，发热，舌红苔黄腻，脉弦数。其证属(　　)

A. 肝气郁结证　B. 肝火上炎证
C. 肝胆湿热证　D. 脾胃湿热证
E. 肝阳上亢证

（三）B_1 型题（每小题 1 分，共 6 分。本类题先列出 5 个备选答案后提出 2 个试题，每道试题只选一个正确的答案，并将其序码填在题干后的括号内。每个备选答案可以选 1 次，也可选 2 次，也可一次都不选）

A. 实热证　B. 实寒证
C. 虚热证　D. 虚寒证
E. 真寒假热证

1. 阴虚所致的证候是(　　)
2. 阳盛所致的证候是(　　)

A. 心与肺　B. 心与肝
C. 肺与肾　D. 肝与肺
E. 脾与肺

3. 在五脏关系中，与水液代谢和呼吸运动关系密切的是(　　)
4. 在五脏关系中，与气的生成和津液代谢关系密切的脏是(　　)

A. 善行而数变　B. 黏滞重浊
C. 干涩伤津　D. 生风动血
E. 传染性强

5. 属于湿邪致病特点的是(　　)
6. 属于疫气致病特点的是(　　)

（四）X 型题（每小题 1 分，共 10 分。本类题为多项选择题型，每道题由 1 个题干和 5 个备选答案组成。从备选答案中选择 2～5 个符合题意要求的正确答案，并将其序码填写在题干后的括号内。凡多选、少选或错选者均无分）

1. 明清时期对温病学形成和发展作出突出贡献的医家有(　　)

A. 张介宾　B. 吴有性
C. 叶桂　D. 赵献可
E. 吴瑭

2. 阴阳的相对性表现在(　　)

A. 阳制约阴
B. 阴根于阳
C. 阴消阳长
D. 事物的无限可分
E. 阴阳相互转化

3. 下列属于“子盗母气”传变规律的是(　　)

A. 心病及肝　B. 肺病及肾
C. 肝病及肾　D. 肾病及肺

E. 脾病及肝

4. 具有喜润恶燥特性的内脏有(　　)

A. 胆　B. 肺　C. 脾

D. 胃　E. 肾

5. 津液代谢过程与哪些脏腑密切相关(　　)

A. 肺　B. 脾　C. 肾

D. 肝　E. 心

6. 七情致病最易损伤的内脏是(　　)

A. 心　B. 肺　C. 脾

D. 肝　E. 肾

7. 下列哪些病机属于“气机失调”(　　)

A. 气虚　B. 气滞

C. 气陷　D. 气闭

E. 气逆

8. 下列哪些脉象均可见之于虚证(　　)

A. 紧脉　B. 促脉

C. 缓脉　D. 代脉

E. 弦脉

9. 脾气下陷证可见到下列哪些症状(　　)

A. 腹部坠胀　B. 内脏下垂

C. 头晕目眩　D. 少气乏力

E. 脉虚或弱

10. 在养生学中，属于“养形”的有(　　)

A. 修性怡神　B. 听音乐

C. 调饮食　D. 节劳逸

E. 勤锻炼

二、词语解释

(每小题 2 分，共 10 分)

1. 阴阳交感
2. 津血同源
3. 辨证求因
4. 内生五邪
5. 假神

三、填空题

(每小题 1 空 1 分，共 10 分)

1. 中医理论体系有诸多特征，其中________两个方面是最基本的特点。

2. 唐朝王冰用________方法治疗阴虚所致的虚热证。

3. 五行中火的“所胜”之母是________。

4. 脾与肾的关系主要表现在________两个方面。

5. 血对气的关系主要表现在________两个方面。

6. 湿邪的黏滞性表现在症状的黏腻和________两个方面。

7. 气和津液关系失调的病机主要有________两个方面。

8. 小儿在病理上具有________的特点。

9. 表证是以________为辨证的依据。

10. 治未病包括________两个方面内容。

四、简答题

(每小题 5 分，共 25 分)

1. 何谓五行相生？其顺序是什么？关系是什么？举例说明。

2. 女子胞的主要功能是什么？其影响因素有哪些？

3. 何谓疫气？疫气有何性质和致病特点？

4. 何谓火热内生？其主要病机有哪些？

5. 诊脉有何临床意义？

五、论述题

(1 题，10 分)

以脾胃关系为例，论述称脾胃为后天之本的道理。

B卷（本科试卷二）

一、选择题

（一）A_1型题（每小题1分，共25分。每小题由1个题干和5个备选答案组成，其中只有1个答案是符合题干要求的，请将正确答案的序码填写在题干后的括号内）

1. 集汉以前药物学研究之大成的著作是(　　)

A.《神农本草经》
B.《黄帝内经》
C.《难经》
D.《新修本草》
E.《本草纲目》

2. 第一部由政府颁行的处方规范著作是(　　)

A.《太平圣惠方》
B.《太平惠民和剂局方》
C.《普济方》
D.《千金要方》
E.《医方集解》

3. 属阳的味是(　　)

A. 酸　B. 辛　C. 苦
D. 咸　E. 涩

4. 五脏中的脾属土，主要采用的是下列何种方法归类的(　　)

A. 取象类比法　B. 推演络绎法
C. 以表知里法　D. 试探法
E. 反证法

5. 佐金平木法的适应证是(　　)

A. 肝旺脾虚证　B. 肝火犯肺证
C. 心肝火热证　D. 脾肾阳虚证
E. 心肾不变证

6. 肺主气的核心功能是(　　)

A. 主气的生成　B. 主呼吸
C. 调节气机　D. 主宣发
E. 助心行血

7. 能调节女子月经、排卵和男子泄精功能的是(　　)

A. 心肾　B. 肝肾
C. 脾肾　D. 肺肾
E. 肝肺

8. 下列哪一脏与血液循行没有直接的关系(　　)

A. 心　B. 肺　C. 肾
D. 脾　E. 肝

9. 循行于后背正中线并过头顶的经脉是(　　)

A. 足太阳膀胱经
B. 督脉
C. 冲脉
D. 任脉
E. 足少阳胆经

10. 被称为“血海”的经脉是(　　)

A. 督脉　B. 冲脉
C. 任脉　D. 带脉
E. 跷脉

11. 具有推动人体生长发育功能的气是(　　)

A. 元气　B. 宗气
C. 卫气　D. 营气
E. 精气

12. 体质是指人体的(　　)

A. 身体素质　B. 心理素质
C. 身心特性　D. 遗传特质
E. 形态特征

13. 六淫中最易“生风动血”的是(　　)

A. 风邪　B. 寒邪

C. 湿邪　　D. 暑邪

E. 火邪

14. 瘀血形成之后可致疼痛，其特点为(　　)

A. 胀痛　　B. 重痛

C. 灼痛　　D. 掣痛

E. 刺痛

15. 结石阻滞不通的临床表现为(　　)

A. 隐痛　　B. 绞痛

C. 空痛　　D. 灼痛

E. 冷痛

16. 在阴阳失调病机中，阴阳偏衰以哪脏为关键(　　)

A. 心　B. 肝　C. 脾

D. 肺　E. 肾

17. 气在局部发生阻滞不畅时，称为(　　)

A. 气闭　　B. 气滞

C. 气逆　　D. 气陷

E. 气脱

18. 下列哪项不属于“风气内动”病机(　　)

A. 风邪外袭　　B. 热极生风

C. 肝阳化风　　D. 血虚生风

E. 阴虚风动

19. 阳虚久病，突发喷嚏连连，多为(　　)

A. 阳气回复　　B. 新感外邪

C. 阳气衰败　　D. 阳气亡失

E. 虚阳上越

20. 寸口位于(　　)

A. 头侧太阳穴处

B. 颈部人迎处

C. 手腕掌后桡动脉搏动处

D. 腹股沟动脉处

E. 脚背趺阳脉处

21. 下列哪一项是气虚证和血虚证都可见到的临床表现(　　)

A. 月经量少色淡

B. 倦怠乏力自汗

C. 手足麻木拘挛

D. 面色淡白，头晕目眩

E. 脉细

22. 咳嗽，痰稠色黄，伴有发热恶风的症状，可以辨属下列何证(　　)

A. 风寒束肺证

B. 肺气虚证

C. 风热犯肺证

D. 热邪壅肺证

E. 痰湿阻肺证

23. 病人两经或三经的病证同时出现者，属于(　　)

A. 传经　　B. 直中

C. 合病　　D. 并病

E. 越经传

24. 以下适宜于“塞因塞用”治法的病症是(　　)

A. 食积腹泻　　B. 血瘀崩漏

C. 气滞腹胀　　D. 脾虚泄泻

E. 阴虚便秘

25. “寒者热之”之法的适应证是(　　)

A. 实热证　　B. 实寒证

C. 虚热证　　D. 虚寒证

E. 真热假寒证

(二) A_2 型题（每小题1分，共4分。试题由1个简要病历作为题干和5个备选答案组成。从5个备选答案中选择1个最佳答案，并将其序码填写在题干后的括号内）

1. 病人高热3天，体温在39℃～40℃之间波动，面红耳赤，烦躁不安，口渴喜冷饮，呼吸气促，尿少色黄，大便干燥，脉舌红苔黄而干，脉洪数。其病机是(　　)

A. 阴偏盛　　B. 阳偏盛

C. 阳胜则阴病　　D. 阴胜则阳病

E. 阳损及阴

2. 某患儿3岁，阵发性腹痛月余，面色萎黄，略显消瘦，有时喜食生米、茶叶等异物。其腹痛的原因可能是(　　)

A. 寒犯肠胃　　B. 内伤饮食
C. 肠道蛔虫　　D. 瘀血阻滞
E. 脾肾阳虚

3. 病人罗某，臀部疮疡5日，查见局部红肿高突、灼痛，根盘紧缩，按之边硬顶软。其疮疡属(　　)

A. 阳证有脓　　B. 阳证无脓
C. 阴证有脓　　D. 阴证无脓
E. 疮疡即将内陷

4. 某病人发热，微恶风寒，头痛2天，有少量汗出，口微渴，咽喉肿痛，舌边尖红，舌黄薄黄，脉象浮数。其证属(　　)

A. 卫分证　　B. 气分证
C. 营分证　　D. 血分实热证
E. 血分虚热证

（三）B_1型题（每小题1分，共6分。本型题先有5个备选答案后出2个试题，每个备选答案可选1次，也可选两次，也可一次不选。将所选答案的序码填写在题干后的括号内）

A. 酸　　B. 苦　　C. 涩
D. 辛　　E. 咸

1. 药味阴阳属性划分，属阳的味是(　　)

2. 药味五行属性归类时，属于“水”的味是(　　)

A. 心　　B. 肺　　C. 脾
D. 肝　　E. 肾

3. 在呼吸运动中，“气之主”是(　　)

4. 在呼吸运动中，“气之根”是(　　)

A. 风邪　　B. 寒邪
C. 湿邪　　D. 燥邪
E. 火邪

5. 具有干涩伤津特征的邪气是(　　)

6. 最易引起疮疡的邪气是(　　)

（四）X型题（每小题1分，共10分。各小题由1个题干和5个备选答案组成，从备选答案中选择2～5个正确答案，并将其序码填写在题干后的括号内。凡多选、少选、错选者均无分）

1. 在中药学发展中贡献突出的医家有(　　)

A. 张机　　B. 陶弘景
C. 苏敬　　D. 唐慎微
E. 李时珍

2. 根据阴阳对立制约原理确定的治法是(　　)

A. 热者寒之　　B. 阴中求阳
C. 阴病治阳　　D. 寒者热之
E. 阳中求阴

3. 根据五行生克乘侮规律，属于“反向相克致病”的有(　　)

A. 肝病及脾　　B. 肝病及肺
C. 脾病及肾　　D. 肺病及肝
E. 心病及肾

4. 肝疏泄气机促进脾胃消化功能的生理基础是(　　)

A. 协助脾升胃降
B. 调畅精神情志
C. 调理气血
D. 分泌及排泄胆汁
E. 影响水液代谢

5. 卫气的生理功能有(　　)

A. 温煦作用
B. 控制汗孔开阖
C. 卫外御邪
D. 助肺呼吸
E. 化血作用

6. 六淫中属阳的邪气是(　　)

A. 风邪　　B. 寒邪
C. 湿邪　　D. 暑邪

E. 火邪

7. “津伤化燥”病机最易发生的内脏是(　　)

A. 肺　B. 脾　C. 胃

D. 大肠　E. 小肠

8. 正常脉象的特点是(　　)

A. 不浮不沉　B. 节律整齐

C. 有胃气　D. 有神气

E. 有根

9. 下列哪些症状可见于食滞胃脘证(　　)

A. 胃脘刺痛　B. 厌食嗳腐

C. 泻下臭秽　D. 舌苔厚腻

E. 齿龈红肿

10. 下列属于逆治法的有(　　)

A. 塞因塞用　B. 虚则补之

C. 热者寒之　D. 通因通用

E. 实则泻之

二、词语解释

(每小题 2 分，共 10 分)

1. 五行相生
2. 体质
3. 痰饮
4. 正气
5. 癃闭

三、填空题

(每小题 1 分，共 10 分)

1.《本草纲目》采用________法将收载的药物分为 16 部 62 类。

2. 中医学将人体具有________作用的物质及其功能规定为阳。

3. 五行学说对事物进行属性归类主要有________两种方法。

4. 经络是________的总称。

5. 体质是通过人体________的差异性表现出来的。

6. 先天性致病因素包括________两个方面。

7. 实的病机是指以________为矛盾主要方面的病理状态。

8. 了解病人食欲食量变化，对判断其________及疾病预后有重要的意义。

9. 热证是指感受热邪，或机体________所表现的证候。

10. 因时制宜，是根据________来制订适宜的治法、选用适宜药物的方法。

四、简答题

(每小题 5 分，共 25 分)

1. 用阴阳学说解释病理有哪些主要内容？

2. 藏象学说的基本特点是什么？体现在哪几方面？

3. 何谓七情？七情致病特点是什么？

4. 何谓发病？发病的主要类型及影响因素有哪些？

5. 何谓失眠？如何鉴别不同原因所致的失眠？

五、论述题

(1 题，10 分)

简述气的生理功能及其意义。

答案

A 卷（本科试卷一）

一、选择题

(一) A_1 型题

1. B	2. C	3. E	4. C	5. E
6. A	7. C	8. A	9. C	10. B
11. B	12. D	13. A	14. E	15. D
16. E	17. D	18. B	19. A	20. A

21. C　22. C　23. C　24. D　25. A

（二）A_2 型题

1. B　2. B　3. B　4. C

（三）B_1 型题

1. C　2. A　3. C　4. E　5. B

6. E

（四）X 型题

1. B、C、E　2. D、E

3. A、C、D　4. B、D

5. A、B、C、D　6. A、C、D

7. B、C、D、E　8. B、C、D

9. A、B、C、D、E　10. C、D、E

二、词语解释

1. 阴阳交感指阴阳二气在运动中，相互影响，相互交流，并由此产生各种相应的变化和反应。

2. 津血同源指血和津液均来源于脾胃消化吸收的水谷精微，在其循行、输布的过程中，血中的津液渗出于脉外成为津液，脉外的津液经孙络渗入脉内，成为血液。

3. 所谓辨证求因是以疾病的临床表现为依据，通过对疾病症状和体征的综合分析来推求致病因素。

4. “内生五邪”指在疾病的发展过程中，由于脏腑阴阳失调，气血津液代谢异常所产生的类似风、寒、湿、燥、热（火）五种外邪致病特征的病理变化。

5. 假神指垂危病人出现精神暂时好转的假象。

三、填空题

1. 整体观念；辨证论治

2. 壮水之主，以制阳光（阳病治阴）

3. 土

4. 先后天相互滋生和水液代谢

5. 血能化气和血能载气

6. 病程缠绵难愈

7. 津停气阻和气随津脱

8. 发病较快、传变迅速、变化较多、易虚易实

9. 恶寒发热并见、苔薄白、脉浮

10. 未病先防和既病防变

四、简答题

1. 答：五行相生是指木、火、土、金、水之间存在着有序的递相资生、助长和促进的关系。五行相生的顺序是：木生火，火生土，土生金，金生水，水生木。五行相生关系中，任何一行都存在着“生我”和“我生”两方面的关系，即“母子”关系。如水生木，木生火，火生土，其中木是火之“母”，水之“子”；火是木之子，土之母。

2. 答：女子胞的主要功能是主持月经和孕育胎儿，其功能的发挥是一个由多因素参与的复杂的生理过程，主要影响因素有：心、肝、脾、肾及冲任二脉。

3. 答：疫气泛指一类具有强烈传染性和致病性的外感病邪。其致病特点：传染性强，易于流行；特异性强，症状相似；发病急骤，病情危笃。

4 答：火热内生指由于阳盛有余，或阴虚阳亢，或五志化火等而致的火自内扰，机能亢奋的病理状态。其主要病机有：阳气过盛化火，邪郁化火，五志过极化火，阴虚火旺等。

5. 答：医生通过切脉，可以根据病人脉象的变化，了解与掌握疾病的病理机制，探求病在何脏何经，属寒属热，在表在里，为虚为实，以及疾病的进退预后。

五、论述题

答：（要点）脾与胃同居中焦，经脉相互络属，构成表里配合关系，同司饮食物的消化、吸收和精微物质的转输，但性能上各有不同。脾主运化，胃主受纳；脾主升清，

胃主降浊；脾喜燥而恶湿，胃喜润而恶燥。脾与胃纳运相得，升降相因，燥湿相济，密切合作，共同完成对饮食物的消化、吸收，以及精微物质的转输，从而为气血的化生提供了物质来源，维持着生命活动的正常进行。病理情况下，脾胃病变常相互影响，并进一步导致多种疾病的发生，正如李东垣所说："内伤脾胃，百病由生。"因而脾与胃被同称为"后天之本"、"气血化生之源"。

B卷（本科试卷二）

一、选择题

（一）A_1 型题

1. A　2. B　3. B　4. A　5. B
6. B　7. B　8. C　9. B　10. B
11. A　12. C　13. E　14. E　15. B
16. E　17. B　18. A　19. A　20. C
21. D　22. C　23. C　24. E　25. B

（二）A_2 型题

1. C　2. C　3. A　4. A

（三）B_1 型题

1. D　2. E　3. B　4. E　5. D
6. E

（四）X型题

1. B、C、D、E　2. A、C、D
3. B、E　4. A、D
5. A、B、C　6. A、D、E
7. A、C、D　8. A、B、C、D、E
9. B、C、D　10. B、C、E

二、词语解释

1. 五行相生是指木、火、土、金、水之间存在着有序的递相资生、助长和促进的关系。

2. 体质是指人类个体在生命过程中，由遗传性和获得性因素所决定的表现在形态结构、生理机能和心理活动上综合的相对稳定的固有特性。

3. 痰饮是机体水液代谢障碍所形成的病理产物，属于继发性病因。

4. 正气泛指人体的各种物质结构（脏腑、经络、精气血津液等），是产生生理机能、抗病能力和康复能力的物质基础。

5. 小便不畅，点滴而出者为"癃"；小便不通，点滴不出者为"闭"，统称为"癃闭"。

三、填空题

1. 自然分类
2. 温煦、推动、兴奋
3. 取象比类法和推演络绎法
4. 经脉和络脉
5. 形态、机能和心理活动
6. 遗传因素和胎传因素
7. 邪气充盛，正气未衰，以邪盛
8. 脾胃功能的强弱
9. 阴虚、阳亢
10. 不同季节的气候特点

四、简答题

1. 答：用阴阳学说解释病理主要有四方面内容：阴阳偏盛，阴阳偏衰，阴阳互损，阴阳转化。此外还有阴阳格拒和阴阳亡失的病理变化。

2. 答：藏象学说的基本特点是以五脏为中心的整体观，主要体现在：①以五脏为中心，通过经络将人体的六腑、五官九窍、形体等组织联结为一个有机的整体。②五脏与精神情志活动密切相关。③五脏与环境的统一性。它反映了人体结构与功能、物质与代谢、局部与整体、人体与环境的统一，体现了从外知内，以象测脏的思维方法。

3. 答：七情即喜、怒、忧、思、悲、恐、惊七种正常的情志活动。七情致病特点：①直接伤及内脏：由于人体内脏分别具